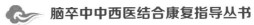

脑卒中中西医结合康复指导丛书

丛书主编◎夏文广

脑卒中运动障碍
中西医结合康复指导

主编◎华 强 李 哲

U0232754

长江出版传媒
Changjiang Publishing & Media

湖北科学技术出版社
HUBEI SCIENCE & TECHNOLOGY PRESS

图书在版编目(CIP)数据

脑卒中运动障碍中西医结合康复指导/华强,李哲主编.—武汉:湖北科学技术出版社,2021.7

(脑卒中中西医结合康复指导丛书/夏文广主编)

ISBN 978-7-5706-1327-4

Ⅰ.①脑… Ⅱ.①华… ②李… Ⅲ.①脑血管疾病－运动障碍－中西医结合－康复 Ⅳ.①R743.309

中国版本图书馆 CIP 数据核字(2021)第 049483 号

策　　　划:冯友仁

责任编辑:程玉珊　徐　丹　　　　　　　　　　　　封面设计:喻　杨

出版发行:湖北科学技术出版社　　　　　　　电话:027－87679468

地　　　址:武汉市雄楚大街 268 号　　　　　邮编:430070

　　　　　　(湖北出版文化城 B 座 13—14 层)

网　　　址:http://www.hbstp.com.cn

印　　　刷:武汉首壹印务有限公司　　　　　　　　　　邮编:430013

| 700×1000 | 1/16 | 19 印张 | 350 千字 |

2021 年 7 月第 1 版　　　　　　　　　　　　2021 年 7 月第 1 次印刷

定价:68.00 元

脑卒中中西医结合康复指导丛书

丛书编委会

丛书主编　夏文广（湖北省中西医结合医院）

丛书编委（按姓氏笔画排序）

马　艳（武汉市中西医结合医院）

乐　琳（郑州大学第五附属医院）

华　强（湖北中医药大学附属新华医院）

李　哲（郑州大学第五附属医院）

李　婧（湖北中医药大学附属新华医院）

宋振华（中南大学湘雅医学院附属海口医院）

张文娟（武汉市中心医院）

张　伟（湖北中医药大学附属新华医院）

张阳普（湖北中医药大学附属新华医院）

张凌杰（湖北省中西医结合医院）

张　璇（湖北省中西医结合医院）

林夏妃（中南大学湘雅医学院附属海口医院）

郑婵娟（湖北省中西医结合医院）

龚　瑜（湖北省中西医结合医院）

韩　冻（湖北省中西医结合医院）

魏　全（四川大学华西医院）

《脑卒中运动障碍中西医结合康复指导》

编 委 会

主 编 华　强（湖北中医药大学附属新华医院）

李　哲（郑州大学第五附属医院）

副主编 张　伟（湖北中医药大学附属新华医院）

乐　琳（郑州大学第五附属医院）

编　委（以姓氏笔画为序）

王文强（湖北省中西医结合医院）

申利坊（郑州大学第五附属医院）

刘付星（湖北省中西医结合医院）

许　菁（湖北中西医结合康复临床医学研究中心）

李永恒（湖北省中西医结合医院）

李　敏（湖北省中西医结合医院）

杨文裕（郑州大学第五附属医院）

陈　琴（湖北省中西医结合医院）

范家宏（郑州大学第五附属医院）

赵　静（郑州大学第五附属医院）

秦国斌（郑州大学第五附属医院）

寇佳宁（郑州大学第五附属医院）

序　言

　　脑卒中具有高发病率、高死亡率、高致残率、高复发率及高经济负担的特点。《中国卒中报告（2019）》指出我国整体脑卒中终生发病风险为 39.9%，位居全球首位。随着医疗技术水平的发展，危重症脑卒中患者的救治率显著提高，但仍有 70%～80% 的患者遗留不同程度的功能障碍，给患者家庭及社会带来沉重的负担，且随着人口老龄化加速，这种趋势将不断加深。虽然现代康复治疗技术发展日新月异，但仍不能满足临床医疗的需求，脑卒中后各种功能障碍仍是神经康复研究的难点和热点。如何优化康复评估及治疗方案，针对脑卒中后运动、吞咽、言语及认知等功能障碍，给予早期、规范及全程的康复干预，提高患者的日常生活能力和生存质量，是我们医者孜孜不倦的追求。

　　中医学治疗脑卒中有几千年的历史，从《内经》到《伤寒论》，从唐宋以前的"外风"、金元明时期的"内风"争鸣，到清代以后的"内外风"并重，无数医家经过大量的临床实践和钻研，对脑卒中病因病机认识不断深入，治疗方法、方药也日渐丰富。因此，采用现代康复理念和新技术治疗脑卒中的同时，我们也应深入挖掘中医药历史宝库，不断传承和创新中医康复技术，加快中西医融合，建设有中国特色的中西医结合脑卒中康复体系，最大限度地减轻患者的功能障碍，有助于全民健康。

　　基于以上目的，湖北省中西医结合医院康复医学中心学术带头人夏文广教授积极组织编写了"脑卒中中西医结合康复指导丛书"，本套丛书共包括 4 个分册：《脑卒中运动障碍中西医结合康复指导》《脑卒中吞咽障碍中西医结合康复指导》《脑卒中言语障碍中西医结合康复指导》及《脑卒中认知障碍中西医结合康复指导》。参编者均为长期奋战在中西医结合康复医学领域一线的专家，他们将自己多年的临床实践经验一一呈现给大家，对脑卒中中西医结合康复治疗策略及脑卒中的全程康复管理进行了深入探讨，并详细阐述中西医结合康复研究的最新进展和未来发展的方向，内容深入浅出，既有理论深度，又有极强的可操作性，力求完美展示具有我国特色的脑卒中康复路径，并对脑卒中后不同功能障碍的康复进行规范和指导。

　　本系列丛书以不同的功能障碍为切入点，内容翔实、可靠，配有丰富的图片，有助于中西医结合康复技术在全国推广和应用，有助于推进和完善脑卒中三级康复医疗体系建立，响应国家"健康中国 2030"规划纲要，实现"人人享有健康，人人享有康复"。在浩如烟海的书籍中推荐这套丛书给康复医学科、神经内科、神经外科、针灸科、推拿科的医生、护士、治疗师及其他基层医务工作者学习、参考，虽然它在写作风格上不太一致，有些地方表述不尽完善，存在小的瑕疵，但总的说来，该系列丛书能够快速提升脑卒中中西医结合康复诊治能力和水平，拓宽康复视野。

中国工程院院士

天津中医药大学名誉校长

2021 年 3 月

前　言

　　我国现有脑卒中患者 600 万～700 万人，约 450 万患者有不同程度劳动能力丧失，生活不能自理，15％～30％的人留有严重的残疾，其中主要是由于运动功能障碍导致。国家用于治疗脑卒中患者的费用超过 100 亿元，加上各种间接经济损失，每年此病支出接近 200 亿元。及时确诊，早期治疗和康复训练，充分发挥中西医结合康复治疗在脑卒中运动康复中的重要作用，能明显提高脑卒中治愈率，提高患者运动功能，减少致残率。脑卒中后进行针对性、规范化的中西医结合康复治疗能够加速患者的康复进程，减轻运动功能残疾程度，提高患者日常生活能力和生活质量。

　　为促进脑卒中后运动康复相关理论知识和技术的普及与提高，本书分为 13 章，系统地介绍了脑卒中运动障碍康复诊疗过程中的神经康复基础理论、功能评定方法和临床康复治疗技术，既有现代康复治疗理论与技术，也包括了中医传统疗法在脑卒中康复中的应用，内容实用性强，深入浅出，具有很强的操作性，可作为广大康复工作者、其他相关临床学科医务人员和患者及家属的参考。

　　参加本书编写的作者长期从事临床神经康复工作，具有丰富的临床经验和扎实的专业理论基础，在编写过程中，查阅了大量的国内外相关文献，保证了本书的质量。本书在编写过程中得到了湖北科学技术出版社和参编作者所在单位的大力支持，在此表示衷心的感谢。由于时间仓促，参编的作者较多，书中介绍的内容可能不能全面反映国内外脑卒中运动障碍康复方面的所有进展，恳请读者批评指正！

编者

2021 年 1 月

目　　录

第一章 脑卒中康复临床医疗概述

第一节 脑卒中的临床基础

脑卒中（cerebral stroke），又称脑血管意外（cerebrovascular accident, CVA），是指突然发生的、由脑血管病变引起的局限性神经功能障碍，其症状常持续超过 24h，严重者可引起患者死亡。临床上可分为出血性卒中和缺血性卒中。出血性卒中包括脑出血和蛛网膜下腔出血。缺血性卒中是由于脑局部血液循环障碍所导致的神经功能缺损综合征，症状持续时间至少 24h 或存在经影像学证实的新发梗死灶，包括脑血栓形成、脑栓塞和腔隙性脑梗死。脑卒中中，缺血性卒中约占 87%，脑出血约占 10%，其余为蛛网膜下腔出血。

脑血栓形成是由于脑动脉主干或皮质支动脉硬化或炎症，血管壁增厚、管腔狭窄、血栓形成，局部血供发生中断，组织缺血缺氧坏死，出现相应的脑功能障碍。脑栓塞是指血液中的各种栓子（如心脏内的附壁血栓、动脉粥样硬化的斑块、脂肪、肿瘤细胞、纤维软骨或空气等）随血流进入脑动脉阻塞血管，侧支循环不能代偿，动脉供血区脑组织缺血性坏死，出现局灶性神经功能缺损。腔隙性脑梗死是在长期高血压等危险因素基础上，大脑半球或脑干深部小穿通动脉血管壁管腔闭塞，供血区脑组织发生缺血性坏死（其梗死灶直径 <1.5～2.0 cm），出现急性神经功能损害。

脑出血又称为原发性脑出血，是指非外伤性脑实质内出血，50%～70% 的病例是高血压性脑出血。蛛网膜下腔出血是脑底部或表面的血管破裂，血液直接进入到蛛网膜下腔所致，常由动脉瘤破裂所引起。

一、脑卒中的流行病学

根据 2017 年发表的 Ness-China 中国脑卒中流行病学调查研究报告指出，我国卒中发病率为 345.1/（10 万人·年），死亡率为 159.2/（10 万人·年），患病率为 1 596.0/（10 万人·年），每年新发病例约 240 万，死亡病例约 110 万。

由于生活方式的改变及人口的老龄化，脑卒中的发病年龄日趋提前。45 岁后脑卒中的发病率、患病率和死亡率显著增加，65 岁以上人群增加最显著，75 岁以上者发病率是 45～54 岁组的 5～8 倍。脑卒中发病与环境、饮食习惯和气候（纬度）等因素有关。我国除西藏自治区外，脑卒中发病呈现北高南低、东高西低的发病趋势。寒冷季节脑卒中的发病率高，其中出血性卒中发病的季节性更为明显。脑卒中的发病高峰时间是清晨至中午。脑卒中的发病率和死亡率男性显著高于女性，男女之比为 1.3∶1～1.7∶1。

我国现有脑卒中患者 600 万～700 万人，其中约 450 万患者有不同程度劳动能力丧失或生活不能自理。40％的患者遗留有中度功能障碍，15％～30％的人留有严重的残疾，主要是运动功能障碍，也包括语言、认知、言语、情感等其他障碍。国家每年用于治疗脑卒中患者的费用超过百亿元，加上各种间接经济损失，每年此病支出接近 200 亿元。

积极开展脑卒中危险因素的针对性预防，能明显降低脑卒中的发病率。及时确诊、早期治疗和康复训练，能明显提高其治愈率，减少致残率。卒中后进行针对性、规范化的康复治疗能够加速卒中患者的康复进程，减轻功能残疾，提高日常生活能力和生活质量，节约社会资源。

二、脑卒中的病因和危险因素

（一）脑卒中的病因

常见病因包括以下可能，病因可为单一的，亦可为多种病因。

1. 血管壁病变

1）脑动脉硬化。临床最为常见，包括高血压性小动脉硬化、动脉粥样硬化。

2）各种动脉的炎症。包括感染性动脉炎及非感染性动脉炎，如风湿性、结核性、梅毒性动脉炎等。

3）先天性血管病。如颅内动脉瘤、动静脉畸形（AVM）和先天性狭窄等。

4）各种原因所致的血管损伤。

2. 心脏病及血流动力学改变

包括常见高血压或低血压、血压急骤波动、风湿性心脏病、心肌病、心律失常等，特别是心房纤颤，可引起心源性栓塞。

3. 血液成分及血液流变学改变

1）血液凝固性增加。包括如高纤维蛋白原血症等高黏血症，抗凝血酶Ⅲ、蛋白 C、蛋白 S 缺乏等遗传性高凝状态。

2）应用抗凝剂、口服避孕药等。

4. 其他病因

包括空气、脂肪、癌细胞和寄生虫等栓子，脑血管痉挛、外伤、药物过敏、中毒等。

（二）脑卒中的危险因素

脑卒中的危险因素可分为可干预性和不可干预性两类。可干预性危险因素是脑卒中一级预防主要针对的目标。

1. 不可干预的危险因素

1）年龄和性别。年龄与脑卒中发生率呈正相关。

2）遗传。父系与母系卒中史均增加子女卒中患病风险。

3）种族。45～55 岁黑种人脑卒中死亡率是白种人的 4～5 倍；中国、日本等亚洲国家脑卒中发病率较高。

2. 可干预的危险因素

1）高血压。高血压是最重要的和独立的卒中危险因素，在控制了其他危险因素后，收缩压每升高 10 mmHg，脑卒中发病的相对危险度增加 49%；舒张压每增加 5 mmHg，脑卒中发病的相对危险度增加 46%。无论收缩压和（或）舒张压增高都增加脑卒中发病率，且与脑出血或脑梗死发病风险均呈正相关。

2）心脏病。国内调查结果显示，患有心脏病者发生脑卒中的相对危险度为 9.75，伴无症状的心脏异常，仅在体格检查时发现心脏扩大、心脏杂音、心律失常等体征者发生脑卒中的相对危险度为 5.44。缺血性卒中约有 20% 是心源性栓塞。高达 40% 的隐源性卒中与潜在的心脏栓子来源有关。

3）糖尿病。糖尿病是缺血性卒中独立的危险因素，使脑卒中的患病危险增加 2.6 倍，其中缺血性卒中的危险比对照组增加 3.6 倍。脑血管病的病情轻重和预后与糖尿病患者的血糖水平及病情控制程度有关。

4）短暂性缺血发作或脑卒中史。曾发生短暂性脑缺血发作（TIA）者患完全性脑卒中的危险可能比正常人高 6 倍以上。约 20% 脑梗死、约 30% 完全性卒中患者有 TIA 史，约 1/3 TIA 患者迟早发生脑卒中。

5）高脂血症及高纤维蛋白原血症。可增加血液黏滞度，加速脑动脉粥样硬化进程。他汀类药物预防治疗可使缺血性卒中发生的危险减少 19%～31%。

6）吸烟、酗酒。吸烟可增加缺血性卒中风险约 2 倍，与吸烟量呈正相关。吸烟可加速动脉硬化、升高纤维蛋白原水平、促使血小板聚集、降低高密度脂蛋白水平等。长期被动吸烟也可增加脑卒中的发病危险。酒精摄入量对于出血性卒中有直接的剂量相关性。但对于缺血性卒中的相关性目前仍然有争议。酒精可能通过多种机制导致卒中增加，包括升高血压、导致高凝状态、心律失常、降低脑血流量等。酗酒者脑卒中发病率是一般人群的 4～5 倍。

7）肥胖及不良生活方式。超过标准体重 30％是脑梗死的独立危险因素。不良生活方式，如缺乏运动、体力活动少、饮食不当（如高摄盐量、肉类及动物油）、药物滥用和脾气暴躁等均与卒中发病有关。

8）口服避孕药。绝经后雌激素加孕激素替代治疗也可显著增加缺血性卒中发病风险。

9）体力活动减少。高强度及中等强度锻炼可显著降低卒中发病率及死亡风险，对预防缺血性与出血性卒中同等有效。

10）高同型半胱氨酸血症。

三、脑栓塞及脑出血的病理改变

脑梗死发生率在颈内系统约占 4/5，椎-基底动脉系统约占 1/5。常见闭塞的血管依次为颈内动脉、大脑中动脉、大脑后动脉、大脑前动脉、椎-基底动脉。

脑动脉闭塞数小时后缺血中心区发生肿胀、软化，灰质白质分界不清。大面积脑梗死时，脑组织高度肿胀，可向对侧移位，导致脑疝形成。镜下可见神经元出现急性缺血性改变，胶质细胞破坏，神经轴突和髓鞘崩解，小血管坏死，周围有红细胞渗出及组织间液的积聚。发病后的 4～5 d 脑水肿达高峰，7～14 d 脑梗死区液化成蜂窝状囊腔，3～4 周后，小的梗死灶可被肉芽组织所取代；大的梗死灶中央液化成囊腔，周围由增生的胶质纤维包裹，变成中风囊。脑梗死一般形成白色梗死，如脑梗死面积较大可发生出血性梗死。在坏死的脑组织与正常脑组织之间，有一些不同程度受损的脑细胞，但细胞完整性尚保存，治疗及时、正确可逆转为正常细胞，否则会坏死软化。

脑出血时，出血侧半球可见肿胀、充血，血液可流入蛛网膜下腔或破入脑室。出血 7～10 d，血肿内容呈果酱状血块或未完全凝固的血液，周围脑实质被分离、推移而呈软化带。脑软化带常有点状出血。出血侧半球水肿、肿胀，可引起该侧脑室变性和向对侧移位，血肿周边毛细血管形成、巨噬细胞浸润等。出血 2～3 周后，血块液化，变为棕色易碎的软块，液体成分增多。血肿周围组织水肿和斑点状出血消失，代之胶质和结缔组织增生，逐渐形成一层假性包膜，其内侧壁因有血红蛋白分解产物含铁血黄素沉着而呈黄褐色，可保留数月至数年不褪色。少数血肿可机化，囊壁可见钙质。小出血灶形成胶质瘢痕，大出血灶形成中风囊。较大血肿可引起脑组织和脑室的移位、变形，甚至形成脑疝。

四、脑卒中不同血管受累后的表现

脑部的动脉血液供应主要来自颈动脉系统和椎-基底动脉系统。颈动脉系统供应大脑半球前 3/5 部分的血液，主要包括颈内动脉、大脑前动脉和大脑中动脉。椎-基底动脉系统供应大脑半球后 2/5 部分的血液。两大脑前动脉由短的前交通动脉互相接合，两颈内动脉和两大脑后动脉由后交通动脉互相接合，在脑底部形成一动脉环，叫作 Wills 动脉环。

（一）颈内动脉发生病变时的临床症状

颈内动脉发生病变时出现交叉性瘫痪，即阻塞侧视力减退和对侧上下肢不完全性瘫痪。少数病例因眼动脉血液循环障碍，出现视神经盘水肿和萎缩。颈内动脉血栓形成引起短暂性的偏瘫，可很快恢复，不久再次发作，大部分病例无视力障碍。颈内动脉虹吸部血栓形成可出现眼睑下垂、复视、霍纳综合征、眼睑痉挛。

（二）大脑前动脉病变时的临床症状

1）大脑前动脉干在交通后段发生阻塞典型的临床症状为对侧中枢性面神经和舌下神经麻痹及肢体痉挛性偏瘫，出现强握反射和吸吮反射，有时有排尿困难。偏瘫下肢重于上肢，伴轻度感觉障碍，上肢近端部分比远端严重。左侧病变时可见运动性失语症和左侧失用症。影响胼胝体和额叶的血液循环时可出现精神症状。

2）额前动脉和额极动脉等发生阻塞时可出现短暂性的对侧肢体共济失调，肌张力减低，腱反射亢进和抓握反射阳性。

3）胼胝缘动脉血液循环障碍时可出现两组临床症状：

（1）中央旁动脉病变时对侧下肢单瘫，主要以踝关节部和足趾受累最为严重，并伴有腱反射亢进及 Babinski 征阳性。

（2）胼胝缘动脉干阻塞时出现皮质胼胝体综合征，对侧下肢远端瘫痪，感觉障碍，右侧病变时左上肢出现失用症。

（三）大脑中动脉病变时的临床症状

1）大脑中动脉干完全阻塞时出现对侧严重的偏瘫、感觉障碍、偏盲，意识障碍和颅内压增高症状。优势半球病变时可有失语症，严重时患者可死亡。

2）大脑中动脉干中央支处病变时对侧上下肢瘫痪，同时有感觉障碍和偏盲。优势半球病变时可有运动性失语或音韵障碍。

3）大脑中动脉的豆纹动脉容易破裂，出现壳核出血，称为外侧型出血。丘脑出血，称为内侧型出血，波及内囊，出现对侧肢体偏瘫、偏身感觉障碍和偏盲。

4）一侧中央支发生阻塞时对侧上下肢出现同等程度的偏瘫，无感觉障碍、言语障碍和偏盲。两侧中央支的阻塞出现假性延髓麻痹、瘫痪和括约肌功能障碍。

5）中央支分出以后大脑中动脉上干处病变时出现对侧偏瘫（以上肢瘫痪为重）、感觉和实体感觉障碍。优势半球病变时出现运动性失语症，伴有书写和阅读障碍。

6）顶后动脉和颞后动脉病变时出现偏盲和体象障碍，优势半球病变上述症状可被感觉性失语症所掩蔽。

7）优势半球的额眶动脉病变出现运动性失语症。

8）中央前动脉病变出现病灶对侧面瘫和上肢单瘫及咀嚼肌障碍。优势半球病变时有构音障碍和运动性失语症。

9）中央动脉病变时出现对侧上肢单瘫或以上肢为重的不完全偏瘫，伴有肌肉轻度萎缩和轻度感觉障碍。

10）顶前动脉病变时对侧轻瘫，感觉障碍，实体感、体象和定向障碍，痛觉缺失和失用症；优势半球病变出现假性丘脑综合征、假性手足徐动症和运动性共济失调。

11）优势半球角回动脉病变时出现视觉性失认症、失读症和失写症。

12）颞后动脉病变时出现命名性失语症和感觉性失语症。

（四）前脉络膜动脉病变时的临床症状

前脉络膜动脉完全阻塞时，对侧肢体偏瘫和半身感觉障碍；还可有同向偏盲和病灶侧瞳孔散大、对光反应迟钝。丘脑受损常出现感觉过度和丘脑手。

（五）大脑后动脉病变时的临床症状

1）皮质、中央支病变时，出现偏盲、丘脑综合征、不同程度的偏瘫。优势半球病变时出现失读症和感觉性失语症。

2）皮质支病变时，出现偏盲，优势半球病变时有失读症和感觉性失语。优势半球顶颞动脉受累出现命名性失语症；梭回动脉受累引起视觉失认症；舌回动脉受累出现精神性失明和对颜色失认；矩状动脉病变时引起皮质性偏盲。大脑双侧顶枕部病变时出现 Balint 综合征，表现为精神性注视麻痹、视觉性运动失调和视觉性注视障碍。

3）旁正中分支发生阻塞时，出现 Weber 或 Benedikt 综合征。Weber 综合征表现为病变对侧肢体瘫痪和病变同侧动眼神经麻痹（眼睑下垂、瞳孔扩大和眼球运动发生障碍）。Benedikt 综合征表现为对侧肢体有不随意运动和肌张力增高，同侧出现动眼神经麻痹。

4）中央深区病变可出现丘脑综合征、不完全偏瘫或中脑顶盖综合征，临床表现为运动过多症和共济失调。

（1）丘脑穿通动脉阻塞出现上红核综合征或红核丘脑综合征，表现为小脑性共济失调、交叉性意向性肢体震颤、短暂性舞蹈样手足徐动和感觉障碍。也可出现 Claude 综合征，表现为交叉性小脑共济失调和同侧动眼神经麻痹。

（2）丘脑膝状体动脉病变出现丘脑综合征，表现为对侧肢体感觉障碍（深感觉障碍较浅感觉障碍重）；对侧轻度共济失调，有本体感觉障碍；剧烈的自发性疼痛；轻度短暂性肢体瘫痪，伴有偏盲；舞蹈样或手足徐动样动作。

（六）基底动脉及其分支病变时的临床症状

两侧椎动脉汇合而成基底动脉，主要分支为小脑前下动脉、小脑上动脉、旁正中动脉、短旋动脉等。基底动脉在脑桥底部通过时发出许多分支，穿入脑桥深部。

1）基底动脉病变。出现意识障碍、昏迷，同时四肢弛缓性瘫痪，不久变成痉挛性，常伴脑神经麻痹，预后不良。

2）不完全性基底动脉干闭塞时出现交叉性瘫痪，病灶侧周围性面神经及外展神经及对侧上下肢瘫痪。

3）基底动脉部分闭塞时出现闭锁综合征，四肢瘫痪，呈去大脑强直姿势，除保留眼球垂直动作外，无其他主动动作。患者缄默，但意识清楚。

4）基底动脉远端部阻塞临床表现为动眼功能障碍、瞳孔异常、觉醒和行为障碍、记忆力丧失和意志缺失等。

5）旁正中动脉发生阻塞时可出现：①脑桥上部内侧综合征，为脑桥上部旁正中动脉阻塞所致，病变侧小脑性共济失调，核性眼肌麻痹，肌阵挛综合征，对侧面肌和上下肢瘫痪，偶有触觉、振动觉和深感觉障碍；②脑桥中部内侧综合征，为脑桥中部旁正中动脉阻塞所致，病变侧肢体共济失调和步态不稳，对侧面部和上下肢瘫痪，眼球凝视麻痹，可有触觉和深部感觉障碍，多为单纯运动系统障碍；③脑桥下部内侧综合征，为脑桥下部旁正中动脉阻塞所致，病变侧眼球震颤，肢体共济失调和步态不稳，向病灶侧凝视麻痹，病变对侧面部和上下肢瘫痪，触觉及深感觉障碍。

6）脑桥被盖综合征为小脑上动脉闭塞所致。同侧小脑性共济失调和运动异常，上肢较下肢严重，对侧半身痛、温觉障碍而触觉存在。

7）脑桥短旋动脉闭塞，病变侧肌张力减低，共济失调，面神经和听神经麻痹，有时有对侧肢体的感觉障碍即脑桥中部外侧综合征。还可出现双眼球急骤自发性向下辐转性跳动，继之缓慢地回复至中位。

8）脑桥长旋动脉病变时病变同侧周围性外展和面神经麻痹，凝视麻痹，对侧肢体感觉障碍，共济失调，舞蹈手足徐动和震颤。脑桥顶盖外侧综合征，表现为病灶侧瞳孔缩小、核间性眼肌麻痹、一个半综合征、向病灶侧凝视麻痹、偏侧肢体不全麻痹和感觉减退及小脑功能障碍。其中一个半综合征，表现为一侧眼球处于中心位，完全不能水平转动，而另一眼球处于外展位，内收时不能越过中线。

9）小脑前下动脉病变出现同侧小脑性共济失调、霍纳综合征、垂直性眼震、完全性面瘫和面部痛、温觉消失和触觉减退。病灶对侧肢体痛、温觉减退，称为脑桥下部外侧综合征。

10）内听动脉病变可产生平衡障碍而引起恶心、呕吐和眩晕。同样，耳蜗血流减少时，听力可突然消失。两者同时出现时，表现为类梅尼埃综合征。

（七）椎动脉病变时的临床症状

1）小脑后下动脉分出处病变可出现对侧肢体瘫痪和小脑后下动脉的临床症状。

2）通过硬膜的椎动脉发生阻塞时，对侧肢体瘫痪及病灶侧面部痛、温觉减退或消失。

3）旁正中动脉闭塞时，出现对侧肢体感觉和运动障碍及病灶侧舌下神经麻痹。

4）脊髓前动脉供应延髓上部的分支发生阻塞时，肢体和舌肌瘫痪及感觉障碍。延髓下部的脊前动脉分支发生障碍时，肢体和舌肌瘫痪伴萎缩而无感觉障碍，称为延髓内侧综合征。

5）小脑后下动脉或椎动脉及上、中、下延髓外侧动脉病变可出现 Wallenberg综合征，又称延髓外侧综合征。包括：①交叉性感觉障碍，即病灶侧面部和对侧肢体感觉减退或消失；②病灶侧迷走神经、软腭和声带麻痹；③平衡障碍，患者易向病灶侧跌倒；④病灶侧小脑性共济失调；⑤病灶侧有霍纳综合征。

6）锁骨下动脉在椎动脉分出以前发生病变，病变侧手臂活动时出现活动手臂的发麻和刺痛及椎-基底动脉供血不足的症状如晕厥、眩晕、枕部头痛等，同时检查病变侧桡动脉脉搏迟缓，锁骨下动脉处有血管杂音，两上肢血压相差 2.7 kPa（20 mmHg），称为锁骨下动脉盗血综合征。

五、脑部病变的定位诊断

（一）大脑半球病变

大脑半球包括大脑皮质、白质、基底核及侧脑室等，分为额叶、顶叶、颞叶、枕叶及位于大脑外侧裂深部的岛叶和位于内侧面的边缘叶（扣带回、海马回、钩回）。

一般来说，言语、逻辑思维、分析综合及计算功能等方面占优势的半球称为优势半球，大部分位于左侧。非优势半球多位于右侧，在音乐、美术、空间、几何图形及视觉记忆功能等方面占优势。不同部位的损害会产生不同的临床症状。

1. 额叶病变

额叶位于大脑半球的前部，约占整个大脑皮质的1/3，主要控制机体的随意运动、语言、情感和智能，并与自主神经功能的调节和共济运动的控制有关。

中央前回皮质运动中枢（4区）受损，出现典型的运动障碍。毁坏性病变表现为对侧上肢、下肢或颜面部的局限性不全性瘫痪或完全性瘫痪（单瘫）。当双侧旁中央小叶受损时，引起双下肢的上运动神经元性瘫痪，并伴有小便障碍。刺激性病变表现为对侧上肢、下肢或颜面部损害为主的局限性癫痫发作，肌肉抽搐由身体某部位开始，逐渐向邻近或全身的肌群扩散，引起全身痉挛性大发作（Jackson癫痫），继之出现Todd麻痹。

中央前回前方的运动前区（6区），为锥体外系和部分自主神经的高级中枢，受损时出现对侧肢体共济运动障碍、肌张力增高、自主神经功能紊乱、强握反射及摸索现象等释放症状。

额中回后部为额叶的同向侧视（凝视）中枢，受刺激时出现眼和头向病灶对侧的痉挛性抽动或同向痉挛性斜视；如为毁坏性病变，则出现两眼向患侧偏斜和对侧凝视麻痹。优势半球的额中回后部为书写中枢，受损时出现书写不能（失写症）。

优势半球的额下回后部（44区，又称Broca语言区）为语言运动中枢，受损时产生运动性失语，完全丧失讲话能力。部分运动性失语者，具有一定语言功能，但词汇贫乏，言语迟缓而困难。

额叶前部的额叶联合区（9区、10区、11区、12区）为精神和智能的功能区，与精神状态、记忆力、判断力和理解力等有密切的关系。当双侧额叶受损时，出现明显的额叶性精神障碍，表现为情感淡漠，反应迟钝，记忆力和注意力减退，定向力不全，性格行为异常，情绪不稳定，常自夸、滑稽、幼稚、欣快、不洁、易冲动，尿便失禁，随地大小便，对自己所处状态缺乏认识，对疾病的严重性估计不足，出现智力衰退等。

2. 顶叶病变

顶叶位于中央沟和顶枕裂之间，包括中央后回（1区、2区、3区）、顶上小叶（5区、7区）、缘上回（40区）、角回（39区），主要包括皮质感觉中枢、运用中枢和视觉语言中枢，与躯体感觉功能、自身位置觉的认识及语言功能有关。

优势半球顶叶角回为阅读中枢，受损后出现阅读能力的丧失，同时伴有书写能力障碍，并可出现词、字、句法和语法上的错误。

优势半球顶叶缘上回为运用中枢，受损后出现肢体失用症，包括结构性失用、观念性失用、运动性失用及观念运动性失用等，患者虽无瘫痪，但不能完成复杂而有目的的动作，自己不能穿衣、扣纽扣，对日常工具的使用也有障碍。

优势半球顶叶后下部的角回、缘上回及邻近枕叶的病损，出现格斯特曼综合征（Gerstmann综合征）、手指认识不能、左右认识不能、计算力障碍和书写不能等症状。

右侧顶叶邻近角回损害时出现自体认知不能，右侧顶叶邻近缘上回损害时出现知觉缺失，表现为偏瘫无知症。

顶叶局部损伤视放射时出现两眼对侧视野的同向下象限盲。

3. 颞叶病变

颞叶功能区是听觉、嗅觉中枢，又是语言、声音和记忆的储存中枢，包括颞上回中部和颞横回的听觉中枢、优势半球颞上回后部的感觉性语言中枢、钩回和海马回前部的嗅觉中枢。嗅觉中枢接收双侧嗅觉纤维，颞叶前部和海马区与记忆、联想及精神活动有关。颞叶的功能与听觉、语言理解、记忆和情绪有关。

优势半球的颞上回后部（42区）是感觉性语言分析中枢，受损后患者能听到声音和自动说话，但丧失了语言理解的能力，听不懂他人的话语，也听不出自己话语中的错误。

优势半球颞叶后部和顶叶下部（37区）损害时，患者对熟悉的物品只能说出其用途，而道不出其名称，丧失了对物品的命名能力（命名性失语）。

颞叶各中枢受刺激后可出现幻听、幻嗅、幻味、幻视等现象，常为癫痫发作的先兆。颞叶刺激性病灶可引起颞叶癫痫，多为复杂部分性发作，亦称精神运动性发作。颞叶钩回（嗅味觉中枢）刺激性病灶可使患者出现幻嗅和幻味或努嘴、咀嚼等动作，称为钩回发作，为海马沟回受刺激出现一过性嗅幻觉，如其邻近的味觉中枢受到刺激，可伴有幻味，幻视为视放射受损之症状，幻听为听觉中枢病损所致。

颞前内侧部损害时常出现发作性的精神障碍，表现为一种特殊的意识混乱状态，出现狂躁、兴奋，甚至攻击行为，部分患者表现为自动症、睡梦或幻觉状态。

颞后深部病变累及视放射，可出现病灶对侧的同向偏盲（半侧性或象限性偏盲）或对物体大小的错误认识。

4. 枕叶病变

枕叶位于大脑半球后部的小部分，在顶枕裂至枕前切迹连线的后方，距状裂周围的皮质为视觉中枢，亦称纹状区。枕叶的功能主要与视觉有关。

一侧视中枢病变产生对侧同向性偏盲，中心视力（黄斑部视力）不受影响，称黄斑回避。距状裂以下舌回损害产生对侧同向性上象限盲；距状裂以上楔回损害产生对侧同向性下象限盲；双侧视觉中枢病变产生双目失明（全盲），但瞳孔大小和对光反射正常。

视中枢的刺激性病变可出现幻视、闪光、火星、暗影。

左侧纹状区周围及角回病变时，患者能绕过障碍物走路，但不认识看见的物体、图像或颜色等，需借助于触觉方可辨认，称视觉失认。

视觉中枢及顶、颞、枕交界区病变。患者所看见的物体与实际物体相比会变大、变小、形状歪斜不规则及颜色改变，亦可能是癫痫的先兆。

5. 内囊病变

内囊位于尾状核、豆状核及丘脑之间的白质结构，其外侧为豆状核，内侧为丘脑，前内侧为尾状核，由纵行的纤维束组成，其纤维呈扇形放射至大脑皮质。

内囊的纤维集中，如完全损害，病灶对侧可出现"三偏"综合征，即对侧偏瘫、偏身感觉障碍及偏盲。

内囊的前肢、膝部、后肢通过的传导束不同，不同部位、不同程度的损害可单独或合并出现1～2个症状，如偏瘫、偏身感觉障碍、偏身共济失调、偏盲、一侧中枢性面舌瘫或运动性失语等。

半卵圆中心的纤维较分散，临床上多引起单纯的运动或感觉障碍，症状可以是偏侧的，也可以只累及对侧的上肢或下肢。

6. 基底核病变

基底神经核是在大脑白质深部的灰质核团，包括尾状核和壳核（新纹状体）、苍白球（旧纹状体）、尾状核、杏仁核等。广义的基底核，是将红核、黑质及丘脑底核也作为基底神经核的一部分。基底神经核与大脑和小脑协同调节随意运动、肌张力、姿势及复杂的行为活动。

基底核病变主要的表现为肌张力改变和不自主运动，主要包括两类：一是肌张力减低-运动过多综合征，由新纹状体病变产生，如舞蹈样动作、手足徐动症、偏侧投掷运动等；二是肌张力增高-运动减少综合征，如表现为静止性震颤、肌张力增高、运动减少、姿势异常等症状。

（二）间脑病变

1. 丘脑病变

丘脑前后矢径约 3 cm，横径和纵径各约 1.5 cm，是间脑中最大的卵圆形灰质团块，对称地分布于第三脑室两侧，病变时可产生丘脑综合征，包括对侧偏身感觉障碍、对侧偏身自发性疼痛、对侧偏身感觉过敏或感觉过度、对侧面部表情运动障碍、对侧偏身不自主运动。

丘脑外侧核群、特别是腹后核受损，感觉障碍的特点：所有感觉皆有障碍；深感觉和精细触觉障碍重于浅感觉；肢体及躯干的感觉障碍重于面部；严重的深感觉障碍可表现感觉性共济失调；可出现感觉异常。

内髓板核和中央核受累所致表现：病灶对侧肢体出现难以忍受和难以形容的持续性自发性疼痛。疼痛部位不准确、不固定、较弥散；疼痛性质不定，烧灼感、冷感和难以描述的痛感；疼痛常受情绪的影响，情绪激动可使疼痛加重；常伴有自主神经功能障碍；止痛剂无效，抗癫痫药有一定的疗效。

丘脑至皮质下（锥体外系）诸神经核的反射径路中断，病灶对侧的面部可出现分离性运动障碍，患者大哭大笑时，病灶对侧面部表情丧失，但令患者做随意动作时，面肌并无瘫痪表现。

丘脑外侧核群病变，与红核、小脑、苍白球的联系纤维受损，可出现舞蹈样动作或手足徐动样动作，可因手指的指划运动而呈特殊的姿势——丘脑手。

丘脑内侧核群病变，与边缘系统的联系受损，表现为痴呆、情绪不稳、强哭强笑、睡眠障碍等。

2. 下丘脑病变

下丘脑是人体较高级的神经内分泌及自主神经系统的整合中枢，对摄食行为、体温调节、水盐平衡、情绪变化、睡眠、生殖功能、垂体腺功能、内脏活动等诸多方面进行广泛的调节，是维持机体内环境稳定和制内分泌功能活动的重要结构。

视上核、室旁核或视上垂体束、室旁垂体束损害时，可导致机体水代谢失调，出现尿崩症。

下丘脑的前内侧区，尤其是视前区病变破坏了散热机制，表现为中枢性高热和不能忍受温暖的环境。下丘脑后外侧区为产热中枢病变破坏了产热机制，则出现体温过低。

下丘脑腹内侧核损害，表现为食欲亢进、食量大增，甚至不会主动停止进食，往往导致过度肥胖；如灰结节的外侧区损害，则表现为食欲缺乏、厌食，甚至拒食，导致消瘦甚至呈恶病质状态。

下丘脑视前区损害可出现失眠。下丘脑后区损害可产生睡眠过度、嗜睡，还可出现"发作性睡眠综合征"，患者表现为难以控制的睡眠，在走路、进食、工作中均可入睡，持续数分钟或数小时不等，并可发生猝倒症。损害累及中脑网状结构时可引起深睡或昏迷。

下丘脑腹内侧核损害，可出现性早熟，表现为儿童期出现乳房发育、月经来潮、阴毛生长、生殖器发育为成人型，伴有智力低下、行为异常等。

下丘脑结节部损害，产生性功能障碍及肥胖症，同时出现向心性肥胖、性器官发育迟缓、男性睾丸较小、女性原发性闭经等（肥胖性生殖无能症）。

急性脑血管病变所致的下丘脑前部及其下行径路受损可出现血压不稳、心率改变、多汗、腺体分泌障碍及胃肠功能失调等。还可出现严重的胃肠功能障碍，使胃黏膜产生应激性溃疡、广泛糜烂出血，临床表现为上消化道出血。

下丘脑刺激性病变可致发作性自主神经功能紊乱，如血压波动、心率加快、面部潮红、多汗、呼吸缓慢或急促、瞳孔散大等。

3. 上丘脑病变

上丘脑位于第三脑室顶部周围，两侧丘脑的内侧。主要结构有松果体、缰连合、后连合。

松果体肿瘤压迫四叠体和中脑导水管而引起帕里诺综合征（Parinaud syndrome），表现为瞳孔对光反射消失及眼球垂直运动障碍，特别是向上的凝视麻痹（上丘受累）、神经性耳聋（下丘受累）、小脑共济失调（结合臂受累），可伴高颅压症状。

4. 底丘脑病变

底丘脑位于中脑被盖和背侧丘脑的过渡区域，外邻内囊，前内侧是丘脑下部，红核和黑质的上端也伸入此区。底丘脑主要的结构是丘脑底核，位于丘脑外侧核群的腹侧，黑质上端的背外侧，接受苍白球和额叶运动前区的纤维，发出的纤维到苍白球、黑质、红核和中脑被盖。

丘脑底核损害时可出现偏身投掷症，表现为对侧肢体近端大而快速的连续不能控制的投掷运动，以上肢为重，症状只在清醒时出现，入睡后消失。

（三）小脑病变

小脑位于颅后窝，与脊髓、前庭、大脑皮质、基底核等都有密切联系，是皮质下的重要运动调节中枢，可分为古小脑、旧小脑和新小脑。古小脑与前庭神经核相联系，又称前庭小脑，主要维持躯体平衡及眼球的协调运动；旧小脑主要是小脑蚓部及其周围结构，主要与脊髓相联系，又称脊髓小脑，其功能是维持躯体平衡；新小脑主要是小脑半球，与大脑皮质相联系，又称皮质小脑，主要协调肢体运动。小脑功能丧失症状包括共济失调、暴发性语言、辨距不良或尺度障碍、轮替动作障碍、协同障碍、反击征、眼球震颤、肌张力变化等。

躯干性共济失调，多见于小脑蚓部损伤。其中上蚓部受损易向前倾倒，下蚓部受损易向后倾倒，小脑半球损伤易向患侧倾倒。协调障碍由于随意运动的速度、节律、幅度和力量等协调障碍，患者常出现辨距不良、意向性障碍、精细动作协调不能、轮替动作异常、书写障碍（大写症）等小脑性笨拙综合征。发言器官和肌肉的共济失调可出现说话缓慢、言语不清，声音断续、顿挫等，出现爆破音和吟诗样语言等。

小脑病变时病变同侧的肢体表现为共济失调、辨距不良、轮替动作障碍、反击征等，并可能出现同侧肢体肌张力低下、腱反射减弱等。

如病变限于蚓部，症状多为躯干共济失调与言语障碍。肢体异常较少，张力也正常。大部分（慢性）弥散性小脑萎缩的病例，蚓部与半球的退行性病变的程度相等，而临床上主要是躯干共济失调与言语障碍，肢体异常较轻。

病变仅限于齿状核（特别是齿状核合并下橄榄），最常见的症状是运动过多，节律性运动失常（肌阵挛），偶尔也可见肌张力过高。孤立性齿状核病变（或合并一侧结合臂）一般是发生同侧性典型动作震颤（或称意向震颤）。

两侧病变或中间的蚓部病变可导致暴发性语言，特别是蚓部与两半球前部病变时。

（四）脑干病变

脑干的结构比较复杂，再加以病变的部位、水平及病变范围大小不同等因素，故定位有时较为困难。必须结合脑干的解剖、生理特点作为病变定位诊断的指导。

1. 大脑脚底综合征（Weber 综合征）

病变位于中脑腹侧即大脑脚底部，出现病变同侧动眼神经麻痹，对侧偏瘫。完全性动眼神经麻痹多见，表现为上睑完全下垂，瞳孔散大，对光反射丧失，眼球处于外下斜位。

2. 中脑被盖综合征

病变损害被盖中的动眼神经核或动眼神经束、红核、内侧纵束和内侧丘系，产生病灶同侧动眼神经麻痹和对侧肢体的不自主运动（如震颤、舞蹈症、手足徐动症等）及偏身共济失调。主要表现为病灶侧动眼神经麻痹和对侧偏身共济失调，称为 Nothnagel 综合征。主要表现为病灶侧动眼神经麻痹，对侧偏身共济失调及对侧不自主运动，称为 Claude 综合征。主要表现为病灶侧动眼神经麻痹和对侧不自主运动及轻偏瘫，称为 Benedlikt 综合征。

3. 中脑顶盖综合征

病变损及上丘或下丘，引起眼球垂直联合运动障碍。病变损害其他结构，合并出现其他征象而产生不同的综合征。病变在上丘水平，产生 Parinaud 综合征，眼球向上和（或）向下联合运动瘫痪，还可伴中脑的其他症状。病变在下丘，产生病灶同侧共济失调和 Homer 综合征（即对侧痛觉、温度觉或各种感觉障碍，听觉障碍）。病变在大脑导水管，产生大脑导水管综合征，表现为垂直性注视麻痹、回缩性眼球震颤（眼球各方向注视时出现向后收缩性跳动）或垂直性眼球震颤、聚合运动障碍、瞳孔异常（双眼会聚不能，眼球分离，伴瞳孔扩大）、眼外肌麻痹等。

4. 脑桥腹侧综合征

1）Millard-Gubler 综合征。脑桥腹外侧单侧病损累及脑桥基底部、展神经、面神经，表现为对侧肢体偏瘫和中枢性舌瘫。病灶侧展神经麻痹，同侧外直肌麻痹，眼球不能外展，处于内收位，注视病灶侧可出现复视。病灶侧面神经麻痹，同侧周围性面瘫。

2）Raymond 综合征。为脑桥腹侧单侧病损累及同侧展神经束和锥体束，而面神经幸免，表现为交叉性外展偏瘫。病灶侧出现同侧外直肌麻痹，对侧肢体偏瘫和中枢性舌瘫。

3）闭锁综合征（locked-in syndrome）。为双侧脑桥腹侧病变（如梗死、肿瘤、出血、外伤等）引起，由于双侧皮质脊髓束受损，出现四肢瘫。支配后组脑神经的皮质脑干束受损，出现发音不能、吞咽困难（如假性延髓麻痹）。中脑网状质和面神经正常，意识清醒，垂直眼球运动和眨眼正常。

4）Foville 综合征。病变累及展神经、脑桥，症状包括：

（1）皮质脊髓束和皮质延髓束受损，对侧肢体偏瘫和中枢性舌瘫。

（2）病灶侧面神经核和神经束受损，同侧周围神经面瘫。

（3）旁正中脑桥网状质和展神经核受损，同侧展神经麻痹，两眼向病灶侧的水平协同运动麻痹。

5. 延髓旁正中综合征

脊髓前动脉或椎动脉阻塞，导致同侧锥体束、内侧丘系、舌下神经及其核的缺血性损害，主要症状包括：

（1）病灶侧舌下神经麻痹，同侧舌肌瘫痪，伸舌偏向病灶侧，舌肌萎缩和肌纤维震颤。

（2）病灶侧锥体束受损，对侧肢体中枢性偏瘫。

（3）病灶侧内侧丘系受损，对侧半身深感觉障碍，但痛觉、温度觉保留。若无此症状，称为 Jakson 综合征。

6. 延髓背外侧综合征（Wallenberg 综合征）

病变位于延髓外侧部，由小脑后下动脉（或椎动脉）闭塞引起。此综合征临床表现为 5 组病症：

（1）病变侧软腭麻痹、声带麻痹（声音嘶哑），出现构音不良、呛咳。

（2）病变同侧面部温度觉与痛觉障碍，触觉正常。对侧偏身痛温觉障碍。

（3）病变同侧小脑性共济失调。

（4）眩晕、呕吐、眼球震颤。

（5）同侧的霍纳综合征。

第二节　脑卒中的临床诊疗

一、脑卒中的临床诊断及评估

脑卒中诊断需从临床评估和特殊检查两个方面进行，以明确疾病的状态和病程；病灶的定位、大小、数量；病变的性质；病损血管的定位；可能的病因。根据临床资料和经验进行评估，做出初步诊断，再选择适当的辅助检查明确诊断。

（一）临床评估

详细准确的病史及全面细致的体格检查对临床评估意义重大。

1. 询问病史

注意重点询问患者的起病方式、发病表现及演变情况、症状达到高峰时间、治疗经过及心脑血管病史等。判断患者是否发生了脑卒中和卒中的可能类型、病程、病期，以及原有的、并发的或伴发的其他有关疾病。

2. 体格检查

体格检查重点在于查找心、脑血管疾病证据。如在锁骨上窝、颈部、颅外或眼部听诊以发现血管杂音，以发现动脉狭窄、动-静脉瘘或动静脉畸形（AVM），需注意高度狭窄的动脉往往不产生杂音。眼底镜检查可直接观察到眼底视网膜的小血管。可能见到高血压动脉改变、视盘水肿、微栓子、缺血或出血性视网膜病变。可了解动脉硬化程度，有无视盘水肿或出血等。神经系统检查有助于脑部病损的定位。

3. 定位与定性诊断

根据查得的神经系统症状和体征，明确脑血管病变的部位及受累神经结构。根据起病方式、临床表现特点，区别出血性或缺血性卒中，通过 CT 检查确诊，还可行磁共振血管造影（MRA）、非创伤性血管成像（CTA）或数字减影血管造影（DSA）检查，明确血管闭塞、动脉瘤或血管畸形等可能的病因。

（二）辅助检查

1. 血、尿、便常规及生化检查

注意患者血糖、血脂（总胆固醇、高密度脂蛋白胆固醇和低密度脂蛋白胆固醇、甘油三酯）、载脂蛋白 A_1 和载脂蛋白 B、肝肾功能、电解质。注意发现糖尿病、酮症、高脂血症、高血红蛋白血症、感染、肝肾功能异常和消化道出血等，冠心病或心电图异常时应查心肌酶，一般情况差的还应检查钾、钠、氯和血气分析。检查血小板、凝血和纤溶功能等，包括出凝血时间、凝血酶原时间、凝血酶原活动度、凝血酶时间、部分凝血酶时间及纤维蛋白原等。

2. 腰穿及脑脊液检查

脑脊液测压和化验现仅在脑成像（CT、MRI）已经或不能进行后，或疑为蛛网膜下出血时慎重选择。

3. CT 检查

CT 检查是脑卒中的常规检查，用以鉴别出血性与缺血性卒中。脑出血CT 检查可显示高密度病灶，并可估计患者出血量。脑梗死时可见低密度病灶，TIA 时常显示正常，出血性梗死可见低密度病灶内散在高密度。通过 CT检查可观察周边脑组织的水肿和占位效应；可诊断蛛网膜下腔出血、脑室出血、硬膜下或硬膜外血肿等。CT 检查发现混杂密度出血灶时应考虑脑血管畸形、动脉瘤的可能。

4. 磁共振成像

磁共振检查（MRI）可早期（数小时）显示梗死灶，对脑干、小脑及颞叶等部位的腔隙性病灶也能显示。可发现脑血管的畸形。磁共振血管成像（MRA）可清楚显示脑部血管的图像，且不需要注射造影剂。MR 弥散成像（DWI）可在脑梗死发病 2 h 内可发现缺血改变，有利于脑梗死的早期诊断和

临床治疗；MR 灌注成像（PWI）可获得脑部血流动力学和脑血管功能状态信息，为早期溶栓提供重要的参考信息。

5. DSA

近代数字减影血管造影能精确显示血管本身的病变，包括阻塞、动脉瘤、脑动静脉畸形（AVM）等。可检测颈内动脉颅外与颅内段、椎基底动脉血流动力学变化，进行栓子监测和治疗评估。可清楚显示脑血管的管腔及供血状况，是诊断各种脑血管疾病（CVD）的金标准。

6. 颈部大动脉多普勒超声和经颅多普勒超声

利用颈部大动脉多普勒超声和经颅多普勒超声（TCD），能精确地了解颅内、外动脉血管的结构与功能并评估侧支循环状态。颈部大动脉多普勒超声可显示颈内动脉和椎动脉管壁的形态和病变。经颅多普勒超声可直接测定 Willis 颅底动脉环各个分支血流的流速、流量和流向，对颅内动脉分支的血管痉挛和侧支循环状态进行检测。

7. 单光子发射计算机断层扫描（SPECT）

可通过正电子断层扫描（PET）、单光子断层扫描（SPECT）和氙核素测定局部脑血流量等以用于缺血性 CVD 的辅助诊断和疗效判定。了解脑缺血后一系列病理生理过程。

8. 其他

包括脑电图、脑电地形图、脑电功率频谱分析、听觉和体感诱发电位等电生理学常规性和系列性检查，可提供重要诊断信息。

（三）脑卒中的诊断和鉴别诊断

1995 年中华医学会全国第四届脑血管病学术会议的诊断标准将脑卒中分为脑梗死、脑出血、蛛网膜下腔出血三大类。脑梗死包括脑血栓形成、脑栓塞和有神经系统定位症状体征的腔隙性脑梗死，不包括短暂性脑缺血发作和无症状性脑梗死。

脑卒中患者常见肢体麻木或无力、头痛、头晕、恶心、言语困难、呛咳、癫痫发作等，重症患者可出现颅内压增高、脑疝、意识改变、呼吸困难等。

脑血栓形成多在安静时发病；脑栓塞，动静态都可发生，动态时略多；出血性卒中多在活动时发病。出血性脑卒中发病急，症状常在数分钟至数小时内达高峰。脑栓塞可发生于任何年龄，青壮年多见，常伴有心脏病、深部静脉血栓及其他脏器的栓塞症状；脑血栓形成和脑出血以中老年多见，随年龄渐增。

缺血性卒中和出血性卒中临床表现常有重叠，还需与颅内占位病变、炎症、脱髓鞘病变、全身性中毒及代谢性疾病鉴别。

1. 脑梗死诊断要点

1）动脉粥样硬化性血栓性脑梗死。常于安静状态下发病，大多数无明显头痛和呕吐，发病可较缓，多逐渐进展，或呈阶段性进展，一般发病后 1～2 d 意识清楚或轻度障碍，有颈内动脉系统和（或）椎-基底动脉系统症状和体征（如偏瘫、失语、眩晕等），CT、MRI 检查可明确诊断。

2）脑栓塞。多为急骤发病，多数无前驱症状，一般意识清楚或有短暂性意识障碍，有颈内动脉系统和（或）椎-基底动脉系统的症状和体征（如偏瘫、失语、眩晕等），栓子的来源可为心源性，也可同时伴有其他脏器、皮肤、黏膜等栓塞症。

3）腔隙性脑梗死。多由于高血压动脉硬化引起，呈急性或亚急性起病，多无意识障碍。CT 或 MRI 检查病灶直径≤1.5 cm。临床表现多不严重，较常见的为纯感觉性脑卒中、纯运动性轻偏瘫、共济失调性轻偏瘫、构音不全-手笨拙综合征或感觉运动性脑卒中等。腰穿脑脊液无红细胞。

2. 脑出血诊断要点

脑出血好发部位为壳核、丘脑、尾状核头部、中脑、脑桥、小脑、皮质下白质即脑叶、脑室及其他。主要是高血压性脑出血，也包括其他病因的非外伤性脑内出血。高血压性脑出血常于体力活动或情绪激动时发病。发作时常有反复呕吐、头痛和血压升高。病情进展迅速，常出现意识障碍、偏瘫和其他神经系统局灶症状。多有高血压病史。CT 检查可明确诊断。

3. 蛛网膜下腔出血诊断要点

发病急骤，常伴剧烈头痛、呕吐，一般意识清楚或有意识障碍，可伴有精神症状，多有脑膜刺激征，少数可伴有脑神经及轻偏瘫等局灶体征。计算机断层摄影（CT）或磁共振成像（MRI）检查可协助诊断，脑血管造影可帮助明确病因。

二、脑卒中的治疗策略、原则及措施

（一）脑卒中的急性期临床治疗策略和基本原则

1. 脑卒中的急性期临床治疗策略

1）遵循循证医学与个体化分层相结合的原则。将个人经验与循证医学证据有机地结合，为患者诊治做出最佳的决策。

2）建立快速急诊通道。发现可疑患者应尽快拨打急救电话并由救护车送至有急救条件的医院。在急诊室，应尽快采集病史、完成必要的检查，做出正确诊断，及时抢救或收住院治疗。设立急诊绿色通道可以减少院内延误。

3）整合多学科资源建立卒中单元，显著改善脑卒中患者的预后。

2. 急性脑卒中患者治疗的基本原则

1）早期诊断、早期治疗，降低致残率和死亡率。

2）及早确定卒中的病因及发病机制，进行针对性治疗，降低残疾，预防复发和提高生活质量。

3）保持安静。发病后尽可能避免搬动和颠簸，就近就医。

4）保持呼吸道通畅。呕吐的患者应侧卧位，防止误吸，及时吸出气管内分泌物，保持呼吸道通畅，必要时使用呼吸机辅助呼吸。意识障碍、呼吸不畅者及早采用插管或气管切开术。保持呼吸道通畅，是抢救成功的关键。

5）定时观察体温、脉搏、血压、呼吸、瞳孔和意识状态变化，及时发现和处理脑疝引起的呼吸循环衰竭。

6）严密观察，加强护理。定时观察意识、瞳孔、体温、脉搏、呼吸和血压。定期翻身、拍背、吸痰，清理大小便和衣褥，保持患肢的功能位置等良好。定期翻身、拍背，防止压疮和肺感染，防治尿路感染。

7）调控血压。不宜降至正常血压水平以下。

8）昏迷或重症患者须注意维持营养和水电解质平衡。可禁食1～2d，适当补液或鼻饲，鼻饲或静脉补液不可过快，每日入量不宜超过2 500 ml，以防发生心功能不全，应用脱水药、利尿药应注意防止水电解质紊乱。以流质饮食鼻饲保持入水量、热量和电解质平衡。

9）随着康复医学的进展，康复治疗应从起病到恢复期，贯穿于医疗护理各个环节和全过程中。一旦病情稳定，就应积极而系统地进行患肢运动和言语功能的锻炼和康复治疗，力求使能存活的卒中患者有更好的生活质量。

（二）不同脑卒中的治疗措施

1. 脑梗死的治疗

1）一般治疗：维持呼吸、血压、血容量及心肺功能稳定。

（1）卧床休息。密切观察病情，避免情绪激动及血压升高。

（2）保持呼吸道通畅。必要时行气管切开。

（3）观察病情。严密注意患者的意识改变、瞳孔大小、血压、呼吸，有条件时应对昏迷患者进行监护。

（4）鼻饲。昏迷或有吞咽困难者在发病第2～3天即应鼻饲。

（5）对症治疗。高热者物理和（或）药物降温；过度烦躁不安者可适量用镇静药；便秘者可选用缓泻剂；有癫痫发作者应使用丙戊酸钠、苯妥英钠等抗癫痫药物。

（6）预防各系统并发症。积极防治呼吸道阻塞和感染、心血管疾病、消化道出血、尿路感染、压疮、电解质紊乱等。

2）处理脑水肿、降低颅内压：应重视面积较大和（或）易引致脑脊液循环障碍的脑梗死，其可致脑水肿、颅压升高，严重者可致脑疝、死亡。患者有意识障碍多有脑水肿与颅内压增高，应紧急合理使用脱水药。常用的有呋塞米、甘露醇、地塞米松和人体白蛋白，四者可交替或配伍使用。脱水治疗需注意监测心肺功能和水电解质酸碱平衡，警惕肾功能损害。内科治疗无法控制颅内高压者需考虑减压手术。

3）溶栓治疗：

（1）静脉溶栓。美国神经病学学会、国家卒中协会和美国心脏协会联合颁布的急性脑卒中指南规定，溶栓治疗应在发病 3 h 内。溶栓治疗最大的风险是脑内出血，发生率为 4%～20%。虽然大多为少量出血，临床无症状加重，但一旦出现脑内血肿，死亡率高达 50%。

用药应该在起病 3 h 以内，剂量为 0.9 mg/kg，最大剂量不超过 90 mg。rt-PA 溶栓治疗的指征包括：确诊缺血性卒中，神经系统缺失体征持续存在且比较严重；需排除蛛网膜下腔出血；开始治疗应该在症状出现 3 h 之内（《中国脑血管病防治指南》建议在 3～6 h）；3 个月前无心肌梗死、脑外伤或脑卒中史；3 周前无消化道或尿道出血史；2 周前无大的外科手术史；1 周内在无法压迫的部位没有动脉穿刺史；无颅内出血史；血压不能太高（收缩压小于 185 mmHg，舒张压小于 110 mmHg）；查体无活动性出血或外伤（如骨折）的证据；没有口服抗凝，或者抗凝者应该 INR≤1.5；48 h 内接受过肝素治疗者 aPTT 必须在正常范围内；血小板计数≥10 000/mm²；血糖浓度＞50 mg/dl（2.7 mmol/L）；CT 没有明显脑梗死征象；患者或家属能够理解溶栓治疗的好处和风险，需有患者家属或患者代表签署知情同意书。

（2）动脉溶栓。目前主要应用于缺血性卒中发作 6 h 内、大脑中动脉闭塞、不适合 rt-PA 治疗的患者。选择适应证更为严格。

4）抗凝治疗：目前并不推荐使用来改善神经功能和预后，对大血管动脉粥样硬化引起的卒中和有频繁栓子脱落引起的卒中可能有效。对于中度到重度的卒中，继发出血可能增多。溶栓后 24 h 内不主张使用抗凝治疗。使用抗凝治疗时，应该密切监测。

5）抗血小板药物：大多数患者缺血性脑卒中后 24～48 h 应口服阿司匹林（起始剂量 325 mg），但其不能取代其他卒中急性期用药，尤其是 rt-PA 溶栓治疗。不推荐口服阿司匹林作为 24 h 内溶栓治疗的附加治疗。如非临床试验研究，不推荐静脉使用抑制糖蛋白Ⅱb/Ⅲa 受体的抗血小板药物。

6）降纤治疗：通过降解血中纤维蛋白原，增强纤溶系统活性以抑制血栓形成。

7）扩容治疗、血管舒张药物：急性缺血性脑卒中不推荐使用血液稀释、静脉切放血术和扩容治疗。不推荐使用如己酮可可碱等血管舒张药物治疗。

8）中药治疗：临床经验显示对缺血性脑卒中的预后有帮助。目前对其临床效果和安全性没有大样本随机对照研究。

9）外科治疗：手术治疗风险很大，对预后帮助也不大，弊大于利。

10）血管内治疗：机械性血管内治疗的有效性还不确定，目前只能用于临床研究。

11）脑保护治疗：目前没有被公认的脑保护药物能够改善急性缺血性脑卒中患者的预后。

12）康复治疗。早期进行，遵循个体化原则、制定短期和长期计划，分阶段、因地制宜地进行。

2. 脑出血的治疗

脑出血的处理原则为预防再出血，控制脑水肿，预防脑疝形成；积极对症处理，包括防治各种感染。

1）对症处理：基本上与脑梗死相同，病情不稳定时应以卧床休息为主，避免不必要的搬动；保持呼吸道通畅；稳定血压，避免波动；及时防治各种可能的并发症，如感染、上消化道出血和继发性癫痫等。

2）调控血压：脑出血患者血压的控制并无一定的标准，应视患者的年龄、既往有无高血压、有无颅内压增高、出血原因、发病时间等情况而定。一般可遵循下列原则：

（1）脑出血后的血压升高是对颅内压升高的一种反射性自我调节，应先降颅内压后，再根据血压情况决定是否进行降压治疗。

（2）降颅内压治疗后，血压仍≥200/110 mmHg 时，应降血压治疗，使血压维持在略高于发病前水平；收缩压＜180 mmHg 或舒张压＜105 mmHg，暂时尚可不必使用降压药。血压降低幅度不宜过大，否则可能造成脑低灌注。

3）控制血管源性脑水肿，降低颅内压：控制出入水量，禁食期间补液量（包括脱水剂在内）以 2 500 ml 左右为宜。

4）并发症的防治：控制感染、应激性溃疡、稀释性低钠血症、痫性发作、中枢性高热和下肢静脉血栓形成。

5）外科治疗：自发性脑出血患者是否需手术治疗，以及手术治疗的时机尚无定论。手术目的是尽快清除血肿、减轻颅内压、挽救生命；尽可能早期减少血肿对周围脑组织的压迫，降低致残率。主要采用方式包括开颅术、微创手术（包括内镜抽吸、溶栓和血凝块抽吸及其他机械设备和影像指导等）、早期血凝块清除及减压性开颅术等。

（1）小脑出血。直径＞3 cm，神经功能继续恶化或脑干受压和（或）脑室梗阻引起脑积水。

（2）脑叶出血。患者清醒、无神经系统障碍和小血肿者（≤20 ml）者，不必手术，可密切观察。患者出现意识障碍、大血肿和影像学出现占位征，应手术。

（3）基底节和丘脑出血。意识障碍、大血肿者应手术。大脑半球出血大于50 ml、小脑出血大于15 ml、对内科治疗反应不佳的患者可考虑选用脑室引流、颅脑血肿抽吸引流、小骨孔或去骨瓣直视下血肿清除。

6）康复治疗。

3. 蛛网膜下腔出血的治疗

1）对症处理。动脉瘤破裂引起者需早期手术处理破裂的动脉瘤。要绝对卧床 4 周以上，再根据出血的吸收及患者的身体状况，逐渐起床活动。

2）应用止血药。抗纤溶药物持续应用 3 个月能减少再出血危险。一般选用氨基己酸（EACA）或氨甲苯酸（PAMBA）。

3）脱水降颅压治疗。

4）防治脑血管痉挛。发病 2 周内约有 1/4 患者发生。一般选用尼莫地平等钙通道阻滞剂防治。

5）放脑脊液疗法。

6）手术治疗动脉瘤及动静脉畸形。

7）康复治疗。

第三节　脑卒中的预防

做好脑卒中的三级预防能有效降低脑血管病发病率、患病率和病死率。

一级预防是对未发生脑卒中但有发病风险的人群或个体控制卒中病因，对可干预的危险因素采取干预措施，减少或消除发病风险避免发病。脑卒中尚无特效疗法，广泛开展预防教育，提高人群素质，建立完善的社区防治网，对35 岁以上人群进行定期检查，着重了解血压情况，有无高血压、TIA、糖尿病、心脏病，测定体质指数、血脂，特别是高密度脂蛋白、胆固醇的量及其与总胆固醇的比值。了解有无吸烟、酗酒的习惯以查出高危人群。强化宣传教育，定期随访，给予针对性干预治疗。

二级预防是指对发生过一次或多次脑卒中的患者，通过寻找卒中相关的危险因素，纠正可干预的危险因素，达到降低卒中复发风险的目的。需重视 TIA 及轻度缺血性卒中的治疗，防止发生完全性卒中。密切观察发生过一次 TIA 后完全恢复的患者并进行系统治疗。积极给予抗血小板聚集、降脂、稳定血压和血糖治疗是预防缺血性卒中复发的重要措施。对有糖尿病、冠心病、高血压心脏病者除应接受有关专科的治疗、监测外，也列为卒中防治的重点干预对象，给予类似防治 TIA 同样的或适合的干预。

三级预防是指在脑卒中患者发生残疾后对患者进行积极的康复锻炼及预防复发。

第二章　脑卒中的运动功能障碍

第一节　脑卒中患者的功能障碍

脑卒中是世界人口致残和死亡的首要病因。研究数据显示，我国脑卒中长期存活的患者中，约有 48％的患者有偏瘫，约 22％的患者不能步行，24％～53％的患者日常生活活动（ADL）完全或部分依赖，大约 75％的患者遗留有不同程度的功能障碍，主要为运动障碍、感觉障碍、言语障碍、认知障碍等。若病后处理不当，还可导致失用综合征和误用综合征等。

一、脑卒中偏瘫患者在 3 个层次上的障碍

1. 功能、形态障碍

指脑血管病或脑外伤等导致的机体功能障碍。偏瘫患者的临床症状因脑损伤的部位、病灶大小、患者的年龄和身体素质的不同，差异较大。根据日本东京大学上田敏教授的观点可将脑卒中偏瘫的功能障碍归纳为以下三大类：

1）基本功能障碍。如运动功能障碍、器质性精神症状、言语障碍、认知障碍及感觉障碍等。

2）原发性合并症。由病灶部位决定，如视野缺损（同向偏盲）、排尿障碍、癫痫等。

3）继发性合并症。由于没能对疾病的基本功能障碍采取科学合理的康复措施而造成的失用综合征。失用综合征分为全身合并症（如直立性低血压、内分泌改变、精神及认知的改变、感染、体力低下等）和局部合并症（如肌肉失用性萎缩和无力、关节挛缩、骨质疏松、异位骨化、压疮、肩手综合征、肩关节半脱位、肩周炎、静脉血栓及水肿等）。

针对脑卒中偏瘫患者的功能障碍，康复采取"治疗"的方法，应从以下几方面着手进行：①预防各种合并症。②促进瘫痪肢体的恢复。③改善失语。④改善认知功能。⑤增强体力。

2. 能力障碍

指因功能或形态学障碍导致的进食、梳洗、如厕、洗澡、更衣、转移、步行、上下楼梯及交流障碍等。康复采取"适应"的方法，其中包括：①日常生

活活动训练。②拐杖、矫形器、轮椅、自助具等辅助具乃至环境控制系统的利用。③环境改造。

3. 社会障碍

即社会群体水平的障碍。指存在能力障碍的患者因各种不利的社会环境因素（建筑结构、公共场所的设施、社会群体对于残疾人的态度、法律及政府的相关政策等）而导致失业、在单位或家庭中作用低下、人生价值丧失等。康复医学采取"改善环境"的方法，其中包括：①房屋改造。②城市无障碍环境改造。③对家庭的教育与指导。④提高社会人群素质。⑤职业康复。⑥社会康复等。

二、主观的体验障碍

它是指患者对疾病与障碍的心理承受水平，与患者的年龄、性格、文化程度、职业及社会地位等因素有着密切的关系。康复医学采取"心理治疗"的方法，其中包括：①心理的支持疗法。②协助患者承受与克服障碍。

以上各水平的障碍是康复工作者收集资料，思考与设计康复方案的依据，必须根据具体情况分析患者存在的问题，采取综合、全面的康复措施。

第二节　脑卒中患者的运动功能异常

脑卒中患者的运动功能障碍主要由发生病变的血管及由此所产生的大脑受损部位来决定，病变部位不同导致的功能障碍也各不相同。例如，大脑对侧皮质运动区、内囊后支发生病变，容易导致偏瘫；双侧大脑半球、脑干病变，可能会导致四肢瘫；对侧皮质感觉区、内囊后支、丘脑及脑干病变，可能会导致偏身感觉缺失或减退；次侧顶叶病变，可能会造成步行失用等。脑卒中后肢体瘫痪属于上运动神经元的瘫痪。脑部受损发生病变并产生抑制，病变以下的脑干、脊髓则处于释放阶段。瘫痪肢体运动功能的恢复，开始表现为被释放的脑干和脊髓的活动，如姿势反射、联合反应和共同运动等。它们都是原始的、低级的活动，属于病态模式。只有大脑的功能恢复，肢体的运动功能才可能恢复正常。中枢神经疾病患者易出现定型模式，在姿势控制及功能性运动方面出现障碍。需要及早地进行运动学分析，并进行针对性的治疗，才有可能取得较好的治疗效果。脑卒中偏瘫患者运动功能障碍可以使用 Fugl-Meyer 运动功能评定表来进行评定。

一、脑卒中异常运动模式

脑卒中患者早期通常处于弛缓期，但数周后一般肌张力会逐步升高，出现痉挛模式。脑卒中偏瘫患者常见的痉挛模式是上肢屈肌亢进，下肢伸肌亢进。具体如下。

头：患侧颈部侧屈，面转向健侧。

躯干：患侧躯干侧屈并向后方旋转。

上肢：①肩胛带后缩、肩带下垂。②肩关节外展、外旋。③肘关节屈曲。④前臂旋后（旋前）。⑤腕关节掌屈伴有一定尺侧偏。⑥手指屈曲，拇指屈曲、内收。

下肢：①骨盆上抬并向后方旋转。②髋关节伸展、内收、内旋。③膝关节伸展（过伸展）。④踝关节跖屈、内翻。⑤足趾跖屈。

二、姿势反射

姿势反射是指由体位改变导致四肢屈肌、伸肌张力按一定模式的一种运动。这种反射由脑干和脊髓所控制，系中枢性瘫痪时的一种特征，见于瘫痪恢复的早期。随着病情的好转，共同运动减弱，分离运动出现，姿势反射也逐渐减弱，但不能完全消失。

1. 紧张性颈反射

紧张性颈反射是由于颈关节和肌肉受到牵拉所引起的一种本体反射，其发生取决于颈的运动和颈的位置，包括对称性和非对称性两种，前者在颈屈曲、伸展时出现，后者由头的旋转或侧屈引起，前者两侧肢体产生同样运动，后者两侧肢体产生相反效果。引起反射的感觉末梢位于枕骨、寰椎、枢椎之间关节周围韧带的下方。感觉纤维经第1、2、3颈髓后根进入中枢神经系统，止于上两个颈节和延髓下部网状结构内的中枢。最后，通过神经元增加刺激肌肉肌梭的兴奋而引起反射活动。

1）对称性紧张性颈反射（symmetrical tonic neck reflex，STNR）。表现为当颈后伸时，两上肢伸展，两下肢屈曲；颈前屈时，两上肢屈曲，两下肢伸展。也就是说，颈前屈能使上肢屈肌张力和握力增加，使伸肌张力降低，并能降低骶棘肌的活动；同时，还能使下肢伸肌活动增强，屈肌活动降低。相反，颈后伸增强上肢和躯干伸肌的活动，降低上肢屈肌张力和握力，同时能增强下肢屈肌张力，降低下肢伸肌张力。

在个体正常发育过程中，对称性紧张性颈反射和紧张性迷路反射是婴儿学会爬行的基础，而在成人则有助于维持身体平衡和保持头的正常位置。对脑损伤所致的偏瘫患者来说，当患者想从卧位转为坐位时，常常抬头导致伸髋肌群张力增高，妨碍这一动作的完成。当患者在床上半卧位时，由于头和躯干屈曲，使患侧下肢伸肌张力增高，上肢屈肌张力增高。当要在轮椅上时，由于头部屈曲容易产生同样的痉挛模式。

2）非对称性紧张性颈反射（asymmetrical tonic reflex，ATNR）。是指当身体不动而头左右转动时，头部转向一侧的伸肌张力增高，肢体容易伸展，另一侧的屈肌张力增高，肢体容易屈曲，如同拉弓射箭姿势一样，故又称为拉弓反射。

在个体发育过程中，这一反射是婴儿学会翻身的必要条件，也是伸手抓物时视觉固定的基础。对脑损伤所致的卒中患者来说，由于在卧位和坐位时常常将头转向健侧，使偏瘫侧上肢屈肌张力增高。如果此时患者想伸直患侧上肢，就必须将头转向患侧。而头转向患侧后，由于上肢伸肌张力增高，又常常影响屈曲上肢用手触摸自己的头或面部的动作。

当患者爬行（手膝四点位）时紧张性颈反射引起的反应同静态迷路反射引起的反应会相互影响，形成混合反应。爬行时颈前屈使双臂移向躯干两侧，肘、腕、指屈曲，下肢伸肌张力增高，骶棘肌放松；颈后伸则可使肩部前屈90°，肩胛骨前伸，肘伸直，腕、指伸肌张力增高，骶棘肌收缩增强，促进脊柱前凸，髋、膝、踝诸关节屈曲。

2. 紧张性迷路反射

迷路反射又称前庭反射，是由于头部在空间位置的变化所引起。表现为仰卧位时伸肌张力高，四肢容易伸展，俯卧位时屈肌张力高，四肢容易屈曲。又分静态和动态两种。

1）静态紧张性迷路反射。由重力作用于内耳蜗感受器引起，能增加上肢屈肌张力，使肩外展90°并伴外旋，肘部和手指屈曲，双手能上举至头部两侧。如将人体直立位悬吊起来，则髋、膝不会完全伸直，但如让其双脚紧贴地面，髋、膝就会完全伸直。

静态紧张性迷路反射通过易化下肢、腰背及颈部的伸肌而有助于保持直立位。在伸肌收缩力弱时，让患者保持头部直立而不朝下看，可以加强下肢伸直。反之，过强的静态紧张性迷路反射会使双下肢伸直而影响正常行走。

2）动态紧张性迷路反射。头部的角加速运动能刺激半规管的加速度运动，引起动态紧张性迷路反射，出现四肢反应，临床上称为保护性伸展反应。例如，当向前方摔倒时，双手举过头顶，伸肘，颈和腰部后伸，下肢屈曲；当向后摔倒时，上肢、颈、腰、背屈曲和下肢伸直；当向侧方摔倒时，同侧上下肢伸展，对侧上下肢屈曲。

3. 紧张性腰反射

紧张性腰反射是随着骨盆的变化、躯干位置的改变发生的，躯干的旋转、侧屈、前屈、后伸对四肢肌肉的紧张性有相应的影响。例如，腰向右侧旋转时，右上肢屈曲、右下肢伸展；向左侧旋转时，右上肢伸展、右下肢屈曲。像投球、打网球时，两侧肢体的相反动作姿势即属于此类。

4. 正支持反射

又称为磁反应，是指在足跖球部（足底前部）加以适当的压力时，如果将施加压力的手缓慢收回，受刺激的下肢在伸肌反应的作用下会随着收回的手产生运动，恰如受到磁铁吸引一样。

5. 负支持反射

是指牵拉伸趾肌时能有效地引起伸趾、伸踝、屈膝及髋的屈曲、外展、外旋。在个体的发育过程中，正支持反射是婴儿站立和行走的先决条件，该反射使下肢能承受体重，从而允许另一侧下肢屈曲。屈曲下肢的反应也称为负支持反射。

6. 同侧伸屈反射

是同侧肢体的单侧性反应。例如，刺激上肢近端伸肌产生的冲动能引起同侧下肢伸肌收缩，或者刺激上肢近端屈肌可以引起同侧下肢的屈曲反射。

7. 交叉伸屈反射

当肢体近端伸肌受刺激时，会发生该肢体伸肌和对侧肢体伸肌同时收缩；反之，刺激屈肌会引起同侧和对侧肢体的屈肌收缩。当屈肌协同抑制不足时，刺激髋或膝的屈肌不仅可以使身体同侧屈肌收缩加强，也可以使对侧髋、膝屈肌收缩加强。

8. 屈曲回缩反射

远端屈肌的协同收缩，又称屈曲回缩反射。表现为刺激伸趾肌可以引起伸趾肌、踝背伸肌、屈膝肌，以及髋的屈肌、外展肌和外旋肌出现协同收缩以逃避刺激。上肢也有这种屈曲回缩反射，如刺激屈指、屈腕肌时不仅引起屈腕肌和屈指肌的收缩，也可以使屈肘肌和肩后伸肌反射性地收缩。屈肌收缩能牵拉拮抗肌（伸肌），引起对抗性伸肌反射。在病理状态下，正常的抑制作用减弱，这些相互对抗的反射会引起交替性的主动肌、拮抗肌张力亢进。

9. 伤害性屈曲反射

当肢体远端受到伤害性刺激时，肢体出现屈肌收缩和伸肌抑制。其反应的强度与刺激强度成正比。轻微刺激只引起局部反应，如在仰卧位下肢伸直时如果轻触足底前部，会出现足趾屈曲和轻微的踝跖屈。随着刺激强度增大，反应逐渐向近端关节肌肉扩展，除了足趾和踝屈曲外，可以出现屈膝、屈髋，屈曲的速度也加快，甚至会出现对侧肢体的伸展。

三、联合反应

联合反应是脑损伤后出现的一种非随意性的运动或反射性肌张力增高的表现。当患者健侧肢体抗阻收缩时，可诱发患肢发生非随意运动或反射性肌张力增高，有痉挛存在时更明显。它的发生被认为是本来潜在的被上位中枢抑制的脊髓水平的运动整合，因损伤而解除了上位中枢的抑制后所表现出来的现象。

联合反应导致的患肢运动多与健侧运动相似，但不同于健侧，是一种原始的运动模式。可分为对称性联合反应、非对称性联合反应及同侧性联合反应（表 2-1）。

上肢患侧所表现出的运动反应与健侧运动类型完全相同，为对称性联合反应；下肢内收、外展为对称性联合反应，下肢屈曲、伸展所表现出的运动反应与健侧相反，为非对称性联合反应。

表 2-1　联合反应分类

类型	部位	诱发方法	患侧肢体反应
对称性联合反应	上肢	健侧抗阻或用力屈曲 健侧抗阻或用力伸展 健侧抗阻或用力内收 健侧握拳	患侧屈曲 患侧伸展 患侧内收 患侧抓握反应
	下肢	健侧抗阻或用力内收、外展	患侧内收或外展
非对称性联合反应	下肢	健侧抗阻或用力屈曲 健侧抗阻或用力伸展	患侧伸展 患侧屈曲
同侧联合反应		患侧下肢抗阻或用力屈曲	患侧上肢屈曲

联合运动和联合反应是完全不同的概念，联合反应是病理性的；联合运动可见于健康人，是两侧肢体完全相同的运动，通常在要加强身体其他部位的运动精确性用力时才出现，如打羽毛球、乒乓球或网球时非握拍手出现的运动。

注： 偏瘫患者仰卧位健侧下肢做抵抗阻力的外展或内收时，患侧下肢也会出现相同的动作，这种联合反应又称为 Raimiste 现象。

四、共同运动

共同运动，是脑损伤常见的一种肢体异常活动表现。当患者活动患侧上肢或下肢某一个关节时，不能做单关节运动，临近的关节甚至整个肢体都出现一种不可控制的共同活动，并形成特有的活动模式。这种模式称为共同运动，又称联带运动。

（一）上肢联带运动

联带运动是病理性的异常运动模式，卒中患者上、下肢的运动功能从弛缓阶段（第Ⅰ阶段）进入痉挛阶段（第Ⅱ阶段）时，便可出现随意运动，但是此时的运动模式与正常的随意运动有质的区别。其上肢分为两种类型，即上肢屈肌联带运动和上肢伸肌联带运动。这种异常的运动模式逐渐发展，当进入联带运动阶段（第Ⅱ阶段）时，便达到高峰。由于上肢的运动被以上两种病理性的、刻板的运动模式束缚，严重地影响应用动作的出现，应该通过训练加以抑制。上肢联带运动对患者运动功能的影响举例如下：

（1）由于上肢屈肌联带运动的影响，肩关节屈曲时伴随着外展、外旋，所以手摸头部有困难，造成上肢上举时不能完成梳头、洗脸、刷牙等。

（2）由于肩关节屈曲时伴随着肘关节的屈曲和前臂旋后，所以当上肢前伸时，肘关节不能伸展，不能完成各个方位的拿取物品的动作。

（3）上肢屈肌联带运动造成腕关节的掌屈和手指屈曲，所以拿取物品功能丧失。

（4）当上肢伸展时，因受到伸肌联带运动束缚，肘关节不能完成屈曲动作，所以患者穿裤子洗澡、上厕所、摸后背等需要肩关节伸展、肘关节屈曲的日常生活动作全部丧失。

因此，上肢屈肌联带运动和伸肌联带运动是病理性运动，是严重影响患者应用动作完成的异常模式，如不能有效地予以抑制，上肢应用动作的出现是不可能的。

（二）下肢联带运动

下肢联带运动分为下肢伸肌联带运动和下肢屈肌联带运动两种类型，由于下肢运动被这两种固定的、病理性的运动模式束缚，严重地影响患者的步态和下肢应用动作的完成，为了改善患者的步态和提高下肢应用动作的水平，必须抑制下肢联带动，诱发分离运动和多种运动模式随意组合的选择性运动。下肢联带运动对患者运动功能的影响举例如下：由于下肢屈肌联带运动的影响，髋关节屈曲时伴随着外展、外旋，所以当患者抬腿时，下肢向外偏歪，影响步态。

五、代偿运动

代偿是通过另一部分较大的活动来抗衡缺损的异常状态。卒中患者由于患侧肢体功能的丧失或低下，利用健侧的随意运动来实现功能性目标从而形成代偿动作。代偿动作的发展对卒中患者的运动功能有如下影响：

（1）动作不对称。

（2）重心转移至健侧。

（3）重心转移能力降低。

（4）稳定性降低。

（5）出现身体中线向健侧偏移的异常感觉。

（6）平衡反应受到抑制。

（7）运动功能进一步下降。

患者从坐位到立位的代偿运动，首先是身体重心向健侧偏移，原来的躯干与双侧下肢对称性的活动遭到破坏。仅由健侧完成的动作稳定性降低。正常的平衡反应受到抑制，这种不对称的动作形成，虽然可以完成从坐位到立位的运动目的，但会导致患者经过训练可以掌握的动作，被异常的运动模式所替代，从而大大降低了患者的运动功能。

步行的代偿动作是将身体重心向健侧转移，使身体中线向健侧偏斜，即使在患侧下肢处于支撑相时，身体重心也不能充分地向患侧转移。导致患侧支撑相明显缩短，健侧下肢快速完成摆动相动作，造成身体稳定性差，步态异常，运动功能进一步受到影响。

代偿可导致比最初损伤更大的功能丧失。因此，在偏瘫患者的康复治疗中，要注意预防代偿动作的出现，尽最大可能利用正常运动模式进行训练。

第三节　脑卒中偏瘫步态及分析

一、基本概念

1. 自然步行的定义

人在正常自然的条件下移动身体，交替迈出脚步的定型姿态称为自然步态。步态能通过后期不断强化最后定型，定型可以使步行变得容易且自动化。但定型后再改变会非常困难，所以在步态训练时，一旦发现错误动作，需要及时地进行纠正，以防形成错误运动模式。正常的步行不需要思考，但步行的控制十分复杂，包括中枢神经命令、身体平衡和协调控制、下肢各关节和肌肉的协同运动，也与上肢和躯干的姿态有关，任何环节的失调都可能会影响步态。

2. 基本要素

合理的步行周期、步长、步宽、步频、足偏角；躯干平衡稳定，降低能量消耗及省力等。

3. 生物力学因素

具有控制人体向前运动的肌力或机械能；当足触地时能缓冲对下肢各关节的撞击力；充分的足廓清；髋、膝、踝合理的关节运动等。

二、行走时肌肉与关节的活动

人的行走能力从婴幼儿时期即开始获得，并且通过后天不断的实践而逐步完善。整个行走模式是复杂的协调运动。在正常行走过程中，身体各个部分按一定的顺序移动，相关肌肉有节奏的收缩与松弛，每组肌群参与的程度取决于步伐的步长与高度、行走的速度及行走的环境。人在步行时为了减少能量消耗，身体各部位要尽量维持正常活动范围的运动，减少身体的中心移动。重心：正常足站立，人体重心的高度在第1～3骶椎，且在骨盆中心。步行中下肢主要参与的肌肉：

（1）竖脊肌。在步行周期站立相初期和末期，竖脊肌活动达到高峰，以确保行走时躯干正直。

（2）髂腰肌。对抗髋关节后伸，使髋关节屈曲，以保证下肢向前摆动。

（3）臀大肌。在摆动相后期使向前摆动的大腿减速，在支撑相，臀大肌起稳定骨盆、控制躯干向前维持髋关节于伸展位的作用。

（4）缝匠肌。作用为屈髋和屈膝关节。

（5）股四头肌。离心性收缩以控制膝关节屈曲度，从而使支撑中期免于出现因膝关节过度屈曲而跪倒的情况。

（6）腘绳肌。在摆动相末期，离心性收缩使小腿向前的摆动减速，以配合臀大肌收缩活动（使大腿向前摆动减速），为足跟着地做准备。足跟着地时及着地后，腘绳肌又作为伸髋肌，协助臀大肌伸髋，同时通过稳定骨盆，防止躯干前倾。

（7）胫前肌。足跟着地时，离心性收缩以控制踝关节跖屈度，防止在足放平时出现足前部拍击地面的情况。足趾离地时，控制或减少此时踝关节的跖屈度，保证足趾在摆动相能够离开地面，使足离地动作顺利完成。

（8）小腿三头肌。腓肠肌在行走、跑、跳中提供推动力，比目鱼肌富含慢性、抗疲劳的红肌纤维，主要与站立时小腿与足之间的稳定有关。二者在站立相，能固定踝关节和膝关节，以防止身体向前倾斜。

步行时人体主要关节的活动：

（1）骨盆。骨盆移动可以被认为是重心的移动。正常成年人在步行时身体重心的位置在骨盆的正中线上，从下方起男性约为身高的 55%，女性约为身高的 50%。步行时重心的上下移动为正弦曲线，在一个步行周期中出现两次，其振幅约 4.5 cm，最高点是支撑中期，最低点是足跟着地；骨盆的侧方移动也是正弦曲线，在一个步行周期内左右各出现一次，其振幅为 3 cm，最大移动度是在左右足处于支撑中期时出现的，在双足支撑期重心位于左右中间。骨盆在水平面内沿垂直轴旋转角度单侧为 4°，双侧为 8°，这种旋转可以减少骨盆在的上下移动，最大内旋位发生足跟着地后期，最大外旋位发生在摆动相早期，骨盆在矢状面内沿冠状轴的倾斜运动范围约 5°，双足支撑相骨盆几乎成水平，支撑中期时处于摆动相的骨盆倾斜角度最大，它可以减少重心的上下移动，在一个步行周期中左右各倾斜一次。

（2）髋关节。正常步行时髋关节屈伸运动中最大屈曲约为 30°（摆动相中期），最大伸展约 20°（足跟离地），共约 50°范围，其运动为正弦曲线。内收、外展运动中最大外展约 6°（足跟离地），最大内旋约 4°（足跟着地），共约 10 度范围，其运动几乎是直线性变化；内外旋运动中外旋 4°（足趾离地到足跟着地的摆动相），内旋 4°（从足跟着地到足跟离地的摆动相），共约 8°范围，其运动呈曲轴状，从支撑相到摆动相，摆动相到支撑相过渡时产生急剧变化。

（3）膝关节。正常步行时膝关节屈伸运动中最大屈曲约为 65°（摆动中期）最大伸展为 0°（足跟着地），共约 65°范围。在屈伸运动中，可见轻度屈伸与大范围屈伸两次（双重膝作用）。支撑相中足跟着地与足跟离地时膝关节几乎是伸展状态，支撑相的中期可见约为 15°的屈伸。除屈伸运动外，膝关节还有旋转运动，足跟离地时为最大外旋，约 4°，摆动中期为最大内旋，约 12°，共 16°范围，其顺序为从足跟着地（内旋）到足底着地（内旋），以后外旋直到足跟离地。

（4）踝关节。正常步态时踝关节的跖屈、背伸运动中最大背伸发生在足跟离地，约 15°，足跟离地时为最大跖屈，约 20°，共 35°。一个步行周期中有 2 次跖屈和背伸，尤其在支撑相的驱动期踝关节从跖屈位急剧变为背伸位。除屈伸运动外，踝关节还有外旋、内外翻运动。踝关节外旋 8°、内旋 2°，共约 10°范围；外翻 3°、内翻 12°，共约 15°范围。

（5）上体。上体垂直，双肩齐平，速度加快时稍有前倾；行走时上体有与骨盆旋转方向相反的转动，这个动作可以减少整个身体的扭转。

（6）上肢。正常步行时双上肢交替前后摆动，其方向与同侧下肢的摆动方向和骨盆的旋转方向正好相反，如当左下肢与左侧骨盆向前摆动和旋转时，左上肢向后摆动，右上肢向前摆动。此时，上肢的关节运动主要发生在肩关节，足跟着地时为最大伸展，约为21.1°。足跟离地时为最大屈曲。为17.4°，共约40°范围。肘关节屈伸是在双足同时支撑时期改变运动方向，最大屈曲为38.9°，最大伸展为－0.4°，共约40°范围。

（7）上肢与下肢。上肢摆动方向与下肢相反，才可以达到维持身体平衡，减少转动。

（8）肩关节。自由摆动约30°（屈曲约6°，后伸约24°）。

（9）头。头的上下移动与重心的上下移动几乎一致，上下振幅5～6 cm，左右移动振幅为5～6 cm。

三、脑卒中偏瘫患者常见的异常步态

脑卒中偏瘫患者，由于股四头肌痉挛导致膝关节屈曲困难、僵硬，会造成摆动相活动范围减小；小腿三头肌痉挛导致足下垂；胫后肌痉挛导致足内翻；多数患者摆动时骨盆代偿性抬高，髋关节外展、外旋，患侧下肢向外侧划弧迈步。偏瘫步态是由残余功能所决定的偏差和补偿运动的混合。肌无力、肌张力失衡、感觉障碍、疼痛、运动控制不良和软组织挛缩等，是造成脑卒中后行走功能障碍的主要原因。参与行走任何环节的失调都可能影响步态，而某些异常也有可能被代偿或掩盖。常见脑卒中偏瘫步态特点：

（1）划圈型步态。主要是因为患侧负重差、伸肌痉挛模式等。表现为骨盆上提，向后旋转，髋关节外旋、外展；患足落地时，不是足跟先着地，而是足尖或整个足掌蹬地，踝内翻、脚趾跖屈，形成典型的划圈步态。

（2）提髋型步态。主要是屈髋困难，由于患侧下肢伸肌痉挛模式占优势，摆动相开始时不能在伸髋的情况下屈膝、踝背屈。表现为迈步时以躯干向健侧倾斜、提髋来代偿性提起下肢完成摆动。

（3）膝过伸伴髋后突型步态。主要是因为患侧下肢股四头肌无力或伸肌张力过高，股四头肌与股二头肌肌力不协调，久而久之，使调控膝关节屈伸的韧带增粗或松弛，膝关节交锁机制破坏。髋关节稳定性差。表现为站立相时膝关节向后过伸，髋关节后突。

（4）瘸拐型步态。主要是因为摆动相开始时屈肌共同运动模式，结束时诱发伸肌共同运动模式。表现为患腿在摆动相开始时屈肌共同运动模式，屈髋、屈膝，摆动相结束时脚跟不能着地。在站立相时不能负重，足内翻，行走不稳定或呈瘸拐状，呈典型的偏瘫步态。

四、步态分析

步态是人体结构与功能、运动调节系统、行为及心理活动在行走时的外在表现。任何环节的失调都可能会影响步态，任何神经、肌肉及关节疾患均可导致步行功能异常。

步态分析是利用力学原理和人体解剖学、生理学知识对人类行走功能的状态进行客观的定性分析和（或）定量分析，并为临床和康复治疗进行有益的指导和疗效评价。在临床工作中，对患有神经系统或骨骼肌肉系统疾病而可能影响行走能力的患者需要进行步态分析，可以评定患者是否存在异常步态及步态异常的性质和程度。进行步态分析可以为分析异常步态的原因和矫正异常步态、制订治疗方案提供必要依据，并可以评定康复治疗效果。

1. 步态分析的基本参数

1）步长。行走时一侧足跟着地到紧接着的对侧足跟着地所行进的距离，一般步长为 50～80 cm。

2）步速。行走时单位时间内在行进的方向上整体移动的直线距离，正常人平均自然步速约为 1.2 m/s。

3）步频。行走中每分钟迈出的步数，健全人通常步频是 95～125 步/min。

4）步宽（gait width）。在行走中左、右两足间的横向距离称为步宽，通常以足跟中点为测量参考点，通常用厘米表示，健康人为（8±3.5）cm。

5）步幅。行走时，由一侧足跟着地到该侧足跟再次着地所进行的距离。

6）足偏角。在行走中前进的方向与足的长轴所形成的夹角称为足偏角，健全人约为 6.75°。

7）步行周期。在行走时一侧足跟着地到该侧足跟再次着地的过程，一般成人的步态周期为 1～1.32 s。

8）步行时相。一个步行周期可分为支撑相和摆动相。

2. 步行周期

步行周期（gait cycle）指行走过程中一侧足跟着地至该侧足跟再次着地时所经过的时间。

1）站立相：又称支持相，为足底与地面接触的时间。约占步行周期的 60%，包括：首次着地、负荷反应期、站立中期、站立末期、迈步前期。

（1）首次着地。指足跟或足底的其他部位第一次与地面接触的瞬间，此时骨盆旋前 5°，髋关节屈曲 30°，膝和踝关节中立位。参与的关键肌肉包括胫前肌、臀大肌、腘绳肌。首次触地异常是造成支撑相异常的最常见原因之一。

（2）负荷反应期（承重期）——双支撑期。指足跟着地后至足底与地面全面接触的一段时间，即一侧足跟着地后至对侧足趾离地。此时，膝关节屈曲达到站立相的最大值。参与的关键肌肉主要包括股四头肌、臀中肌、胫前肌。

（3）站立中期。指从对侧下肢离地至躯干位于支撑腿正上方时。参与的关键肌肉主要包括小腿三头肌、股四头肌、臀大肌、髂腰肌、胫前肌、腘绳肌、臀中肌。下肢承重力小于体重或身体不稳定时此期缩短，以将重心迅速转移到另一足，保持身体平衡。

（4）站立末期。指从支撑腿足跟离地到对侧下肢足跟着地。参与的关键肌肉主要为小腿三头肌、股四头肌、臀大肌、髂腰肌（离心）、胫前肌（离心）、腘绳肌、臀中肌。

（6）迈步前期（双支撑期）。指从对侧下肢足跟着地到支撑腿足趾离地之前的一段时间。大体同站立末期，参与的关键肌肉主要为小腿三头肌、股四头肌、臀大肌、髂腰肌、胫前肌、腘绳肌、臀中肌。

2）迈步相：又称摆动相，指支撑腿离开地面向前摆动的阶段。约占步行周期的40%，包括：迈步初期、迈步中期、迈步末期。

（1）迈步初期。从支撑腿离地至该侧膝关节达到最大屈曲。参与的关键肌肉主要为髂腰肌、胫前肌、腘绳肌。主要目的是为足廓清和加速肢体前向摆动。

（2）迈步中期。从膝关节最大屈曲摆动到小腿与地面垂直时。足廓清仍然是主要任务，参与的关键肌肉主要为胫前肌、股四头肌、腘绳肌。

（3）迈步末期。指与地面垂直的小腿向前摆动至该侧足跟再次着地前。主要任务是下肢向前运动减速，准备足着地的姿势。参与的关键肌肉为髂腰肌、臀大肌、腘绳肌、股四头肌、胫前肌。

3. 脑卒中偏瘫步态分析

1）站立初期（足跟/足着地和负重）。踝关节背屈受限，胫前肌群活动降低，腓肠肌挛缩和僵硬，膝关节屈曲不能（膝过伸），比目鱼肌挛缩，股四头肌0°～15°控制受限。

2）站立中期。膝关节僵硬（膝过伸），比目鱼肌挛缩，股四头肌肌力下降，膝关节伸展不能，腓肠肌挛缩和僵硬，下肢伸肌群协同收缩受限，髋关节伸展受限，髂腰肌痉挛或挛缩，骨盆向两侧过度平移，髋外展肌群下降。

3）站立后期（摆动前期）。膝关节屈曲和踝关节跖屈不能，腓肠肌力弱，腘绳肌力弱，比目鱼肌力弱。

4）摆动初期和中期。膝关节屈曲受限，股直肌僵硬，腘绳肌活动降低，髋关节屈曲受限，髋屈曲肌群活动降低，踝背屈受限，可能膝关节屈曲缓慢所致，腓肠肌的僵硬和挛缩。

5）摆动后期（准备足跟着地和负重）。膝关节伸展和踝关节背屈受限，腓肠肌挛缩和僵硬，背屈肌群活动降低。

造成偏瘫步态的主要原因：早期卧位或坐位时，忽视了患肢的正确体位，加之缺乏早期康复训练，使患侧下肢伸肌痉挛模式加重。患侧下肢伸肌痉挛模式占优势，膝关节分离的屈伸活动则很困难，这种情况持续存在，造成屈膝肌群及胫前肌群的失用性萎缩。患者迈步时为了屈膝，过度抬高患腿，屈膝的同时，造成了腓肠肌痉挛、足内翻。

4. 步态分析的方法常用的分析方法

1）临床步态分析。通过生物力学和运动学手段，揭示步态异常的关键环节和影响因素，协助临床诊断、疗效评估、肌力研究等，包括观察法和测量法。观察法一般采用目测获得第一手资料，然后根据经验进行分析，为定性分析；测量法常用足印法测定时间、距离等参数，为简单的定量分析方法。临床步态分析的内容如下：

（1）病史回顾。通过了解病情，可以获得关于肌肉无力、疼痛及关节不稳等方面的主诉，详细了解既往有关神经系统疾病或骨关节疾病史。

（2）体格检查。检查与行走动作有关的身体各个部位的肌力、关节活动度、本体感觉及肌张力等。体检是研究步态的基础，侧重于神经反射（腱反射、病理反射）、肌力和肌张力、关节活动度、感觉（触觉、痛觉、本体感觉）、压痛、肿胀、皮肤状况（溃疡、颜色）等。体格检查有助于对步态障碍的发生原因进行鉴别诊断。

（3）步态观察。注意患者全身姿势，包括动态（步行）和静态（站立）姿势；步态概况，包括步行节律、稳定性、流畅性、对称性、身体重心偏移、手臂摆动、诸关节在步行周期的姿态与角度、患者神态与表情、辅助装置（支具、助行器）的作用等。观察应该包括前面、侧面和后面，注意对称比较，注意疼痛对步态的影响。患者要充分暴露下肢，并可以显示躯干和上肢的基本活动。受试者一般采取自然步态，必要时可以使用助行器。在自然步态观察的基础上，可以要求患者加快步速，减少足接触面（踮足或足跟步行）或步宽（两足沿中线步行），以凸现异常；也可以通过增大接触面或给予支撑（足矫形垫或支具），以改善异常，从而协助评估。

（4）诊断性治疗。诊断性神经阻滞（采用利多卡因等局部麻醉剂），有助于鉴别肢体畸形的原因和指导康复治疗。从肌肉动力学角度关节畸形可以分为动态畸形和静态畸形。动态畸形指肌肉痉挛或张力过高导致肌肉控制失平衡，使关节活动受限，诊断性治疗可明显改善功能。静态畸形指骨骼畸形及关节或肌肉挛缩导致的关节活动受限，诊断性治疗无变化。

2）实验室分析。通过三维步态分析等现代数字化、高科技的步态分析系统，集运动学分析、动力学分析和动态肌电图或表面肌电图等于一体，是现代步态评定的必备手段。

第四节　脑卒中偏瘫恢复过程、预后及影响因素

一、脑卒中偏瘫的恢复过程

中枢性瘫痪的康复过程是运动模式的质变过程，Brunstrom 将肢体功能的恢复过程分为弛缓、痉挛、联带运动、部分分离运动、分离运动和正常六个阶段。Bobath 将其分为弛缓、痉挛和相对恢复三个阶段。他们虽然在如何使患者从弛缓期恢复到正常持有不同观点，但他们一致认为偏瘫患者在不同的阶段存在着弛缓（肌张力下降）、痉挛（肌张力增高）、异常的运动模式、正常姿势反应及运动控制丧失。一般临床上将脑卒中偏瘫的恢复过程可分为急性期、恢复期和后遗症期。

1. 急性期

脑卒中早期康复一直是康复领域专家推崇的理念，以往根据 WHO 提出的标准，当患者生命体征平稳，神经系统症状不再进展 48 h 以后开始介入康复治疗。急性期卧床患者采取良姿位的摆放、床上体位转移技术、关节活动度训练技术，是偏瘫患者康复护理的基础和早期康复介入的重要方面。

推荐意见：

患者卧床期应鼓励患者卧位，适当健侧位，尽可能少采取仰卧位，应尽量避免半卧位，保持正确的坐姿（Ⅰ级推荐）。卧床患者应尽早在护理人员的帮助下渐进性地进行体位转移，并注意安全性问题（Ⅰ级推荐）。卧床期患者应坚持肢体关节活动度训练，注意保护患侧肢体避免机械性损伤（Ⅰ级推荐）。早期活动可以预防或降低长期卧床的不良影响和去适应作用（指长期失重后，心血管功能的一种改变），还可以促进患者的意识水平恢复和生活独立性恢复。早期刺激和偏瘫侧肢体的使用可促进患者功能重建，还可以改善患者偏瘫侧肢体的习得性失用和运动不适应模式。通过培养患者对康复过程的积极展望可以减轻神经衰弱、抑郁和兴趣丧失。

2. 恢复期

脑卒中急性期过后即进入恢复期，此期脑水肿消退，病情进入恢复期，恢复期病情稳定。恢复期的康复治疗，可根据患者病情程度的不同分别采用床上与床边活动，坐位活动，站立活动，步行、肌力、肌张力的康复训练，其训练强度要考虑到患者的体力、耐力和心肺功能情况确定。运动功能障碍的训练方法包括肌力增强训练，关节活动度训练，神经生理学方法如 Bobath 技术、PNF 技术等，以及强制性运动、减重步行训练、运动再学习方案、虚拟情景互动等。肌肉无力和肌肉痉挛是影响患者运动功能的主要因素，在恢复期早期应该重视瘫痪肌肉的肌力训练，针对相应肌肉进行渐进性抗阻训练、交互性屈伸肌肉肌力强化训练，针对相应的肌群可以结合常规的康复治疗进行功能性电刺激、肌电生物反馈（Ⅰ级推荐，A 级证据）。随着病情的恢复和主动运动的增加，瘫痪肢体肌张力逐渐增加，并出现痉挛，痉挛的处理原则是以提高患者的功能能力为主要目的，配合抗痉挛体位摆放、关节活动度的训练、夹板疗法配合主动运动（Ⅱ级推荐，B 级证据），当然也可以采用康复训练结合早期局部注射 A 型肉毒素，减少痉挛的程度（Ⅰ级推荐，B 级证据）。平衡功能训练要尽早地进行，患者应尽早进行坐起训练，要求达到三级平衡，需要强调的是床上坐位的正确姿势，坐位平衡改善后按照人类运动发育的规律，可以过渡到从坐到站，然后进行站立平衡的训练，减重步行训练作为传统康复治疗的辅助方法可用于脑卒中后 3 个月有轻度到中度步行障碍的患者。针对感觉障碍患者的康复，可通过特定感觉训练而得以改善，感觉关联性训练，在进行训练前须进行详细的感觉检查（Ⅰ级推荐）。存在语言功能的障碍的患者，最常见的是失语症和构音障碍，康复的主要目标是促进交流的恢复，制定交流障碍的代偿方法，建议卒中后交流障碍的患者早期开始语言障碍的康复，适当增加语言康复训练强度（Ⅰ级推荐，A 级证据）。对于认知功能障碍的患者可以利用 MMSE、MOCA 进行筛查，并评估其对于康复和护理的影响，早发现、早干预（Ⅱ级推荐，B 级证据）。吞咽障碍是脑梗死患者的常见症状，发生率为 $22\% \sim 66\%$，常对患者的生理、心理健康造成严重的影响。在生理方面，吞咽功能减退可造成误吸、支气管痉挛、气道阻塞窒息及脱水、营养不良，卒中后误吸与进展为肺炎的高危险性有关，饮水试验可以作为卒中患者误吸危险的筛选方法之一（Ⅰ级推荐，B 级证据），建议有饮水试验阳性的临床检查结果的患者使用 VFSS 或 FEES 进一步检查（Ⅰ级推荐，A 级证据）。对有吞咽障碍的患者建议应用口轮匝肌训练、舌运动训练、增强吞咽反射能力的训练、咽喉运动训练、空吞咽训练、冰刺激、神经及肌肉电刺激等方法进行吞咽功能训练，也可以采用改变食物性状和采取代偿性进食方法来改善患者吞咽状况（Ⅱ

级推荐，B级证据）。由于患者早期卧床不动可导致严重的心血管功能障碍，卒中后给予特定任务的心血管适应性训练是有益的，呼吸功能康复主要包括呼吸道管理、手法震动排痰、胸廓活动度训练和抗阻训练、腹式呼吸训练，帮助患者改善呼吸肌肌力、耐力及协调性、改善肺通气，提高呼吸功能，增强患者的整体功能。日常生活能力的训练是将恢复性训练和代偿性训练结合起来，共同应用，日常生活活动能力受限的患者应该接受作业治疗或者多学科参与下诊断日常生活活动能力的干预方法（Ⅰ级推荐）。

3. 后遗症期

后遗症期的康复治疗可以继续强化患侧的康复训练，对于患侧功能不能恢复的患者，应充分发挥健侧的代偿作用，同时也可以利用矫形器或助行器的使用，当然为了方便患者进行日常生活活动及防止摔倒等意外的发生，可对家居环境进行适当改造。对于并发症的处理，如骨质疏松，可尽量减少卧床的时间，早期进行康复干预、预防和治疗（Ⅰ级推荐，A级证据）。由于很难控制肩部外展范围而出现肩痛，应嘱咐患者避免肩部过度屈曲、外展运动和双手高举过头的动作（Ⅰ级推荐，B级证据）。对于肩手综合征的患者可适度抬高患肢并配合被动活动，联合应用神经肌肉电刺激（Ⅱ级推荐，B级证据）。对于严重肌肉无力、有发生肩关节半脱位危险的患者，可使用电刺激联合传统的运动疗法降低半脱位的发生率（Ⅱ级推荐，B级证据）。由于患者卧床的时间较长，容易发生压疮，可进行压疮危险性评估，至少每天检测一次。

二、脑卒中预后的预测

脑卒中患者预后的预测与许多因素有关，预测的方法也有多种，应综合、全面的，并结合患者的实际情况和需求来判断。脑卒中患者最终残疾的程度与病变部位、梗死的范围及出血量有密切关系，而患病后开始康复的时机和采用治疗的方法是否得当、患者本身恢复的欲望和参与治疗训练的态度，是能否获得最佳康复效果的决定性因素。一般脑卒中患者发病6个月内90%的患者恢复达到顶点，近端一般早于远端恢复。如果患者及时地进行康复治疗，并且坚持足够长的治疗时间，患者自身有强烈的恢复愿望，通常肢体运动功能及日常生活能力都会有不同程度的恢复。

1. 偏瘫后手功能恢复的预测

大部分脑卒中患者偏瘫手功能的恢复都在发病后3个月以内，一般3个月后恢复较为困难。早期正确地对手功能状况进行评估，有利于指导康复治疗及判断预后。偏瘫后手功能预后的预测方法，见表2-2。

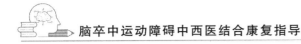

表 2-2　脑卒中偏瘫后手功能恢复的预测

手指能在全 ROM 内完成协调屈伸的时间	手功能恢复程度
发病当天就能完成	几乎可以全部恢复为实用手
发病后 1 个月之内完成	大部分恢复为实用手，小部分为辅助手
发病后 1～3 个月能完成	小部分恢复为辅助手，多数为失用手
发病后 3 个月仍不能完成	多为失用手

2. 脑卒中偏瘫下肢功能预后的预测

下肢的主要功能为步行。偏瘫患者如果想要完成社区内功能性步行，应该满足以下条件：①5 min 内走 350 m。②步行效率＝（步行速度/步行 3 min 后的心率）×100％应＞30％。③安全。④不用笨重的助行器。⑤可在家庭周围的社区采购上公园散步就诊无须他人帮助。在家庭内能行走，但步速和步行耐力达不到上述①和②标准者，列为家庭性步行类。根据美国 Rancho Los Amigos 医院的直立控制试验（upright control test，UCT），可以评定脑卒中偏瘫患者将来的步行功能恢复程度。一般 3 项都达不到强级者，将来是很难恢复到具有良好功能性步行的。简单的方法见表 2-3。具体方法有直立控制试验（UCT）等。详见如下：

1）屈髋。

助手：站于患者健侧在股骨大转子处扶住患者。

试者：让患者站直，尽可能快的将病膝屈向胸部（越快越好）。

评定：强——屈髋大于 60°，且 10 s 内能完成 3 次。中——屈髋在 30°～60°。10 s 内能完成 3 次。弱——屈髋在 30°以下，10 s 内能完成 3 次。

2）屈膝。

助手：蹲在患者的患腿的后方，一手握住患股前方，另一手握住患胫前方使患膝保持中立和踝稳定。

试者：站在患者患侧，用手扶住患者上肢或手，先让患者用双腿站直，然后提起健腿，仅用患腿站立。

评定：强——能使躯干在髋上伸直或使躯干在髋的最大伸展范围上伸直。中——不能完全伸直，但能控制躯干不再前倾；或躯干虽前后摇动，但不倾倒；或在髋上过伸躯干。弱——躯干在髋上发生不受控制的屈曲或不能维持站立。

3）伸踝。

助手：于患者健侧支持躯干伸直。

试者：蹲在患腿后方，保持屈膝于中立位，让患者用双腿站直。然后让他提起健腿，让患腿单足站立，进而让他足跟离地，用足前部支起全身。

评定：强——患腿能单足站，并能按命令使足跟离地，用足前部支起全身。弱——不能。

表 2-3　简单预测脑卒中偏瘫患者步行能力恢复的预测办法

发病初期仰卧位可完成的试验	将来步行恢复的可能性			
	独立步行	辅助下步行	可以步行（共）	不能步行
1. 空中屈伸膝：先仰卧位伸直下肢，屈患髋 45°左右，然后将膝在 10°～45°来回伸屈	60%～70%	20%～30%	90%	10%
2. 主动直腿抬高：仰卧位做患侧直腿抬高	44%～55%	35%～45%	90%	10%
3. 保持立膝：仰卧位，屈膝 90°左右，保持下肢立于床上，不向左右偏倒	25%～35%	55%～65%	90%	10%
4. 上述 1、2、3 项试验均不能进行	33%	33%	60%	33%

三、影响脑卒中预后的因素

1. 年龄

年龄是影响脑卒中预后的重要因素之一。Hankey 研究发现，年龄越大患严重的脑卒中的危险性越大，其预后往往不佳，且病死率和伤残率较高。

2. 性别

这方面的研究结果多认为，女性是脑卒中预后的危险因素。Lai 等认为，女性脑卒中患者的躯体功能恢复和日常生活活动能力较差与多因素相关，如年龄大、病前身体功能差、卒中后抑郁等。一项随机对照试验也证实，女性脑卒中患者发病后 6 个月时的生活质量积分更低，尤其是在躯体功能和心理健康方面。

3. 职业

不同职业脑卒中发病率不同，康复结局也不尽相同。Lin 等指出，长期从事体力劳动者，患高血压及脑卒中概率较脑力劳动者少，但对于脑卒中预后及康复，重体力劳动者康复不佳。Weng 也指出，强体力劳动者血压的高低变化较大，易发生血管破裂，因此，脑卒中康复期易发生复发甚至死亡。

4. 体温

体温与脑卒中的转归密切相关。体温增高可加重脑卒中的预后，可能与以下途径有关：①高温可能通过增加乳酸堆积、缺血去极化及引起细胞骨架降解等途径，促使缺血半暗带的神经元向不可逆的梗死区转化，从而导致梗死体积扩大。②温度增高可导致氧自由基的产生显著增加并可加重缺血所致的血脑屏障破坏。此外，脑卒中后反应性高热除与感染有关外，可能还与脑部急性严重病变引起中枢热有关。但针对体温高低及发热出现时间与脑卒中预后的关系，国内外尚无统一意见。

5. 血压

对于入院时血压（BP）与脑卒中的预后，许多学者持不同观点。Leonardi-Bee 等研究发现，缺血性脑卒中患者入院时收缩压（systolic blood pressure，SBP）与预后二者呈 U 型关系，SBP 位于 150 mmHg 处，预后最好，SBP 每增高或降低 10 mmHg，早期病死率分别增加 3.8% 和 17.9%。可能是因 BP 过低导致脑灌注压低，梗死体积扩大而影响预后，而 BP 过高时脑卒中的早期复发率明显增高，也影响预后。Willmot 等研究发现，对于脑出血患者，SBP 增高者（≥150 mmHg）的随访期末病死率是 SBP 正常患者的 2.69 倍，舒张压（diastolic blood pressure，DBP）增高者（≥90 mmHg）的随访期末病死率是 DBP 正常患者的 4.68 倍，均有统计学意义。另有研究发现，缺血性脑卒中患者入院后 24 h 内 BP 下降＞20 mmHg 者预后明显变差。

6. 血糖

高血糖与脑卒中预后及并发症有一定的相关性，血糖水平的高低是判定脑卒中预后的指标之一，国内外早有报道。国内研究认为，高血糖是急性缺血性卒中早期预后不良的独立危险因素。郭向阳认为，脑卒中时，脑组织出现局部缺血，在高血糖状态下，发生局部脑组织的进一步损害，从而加剧病情和延迟恢复。

7. 脑卒中病史及发病次数

Ko kmen 等认为，脑卒中病史是患者发生痴呆的独立危险因素。同时发病次数与预后也有关系。一般认为，复发者较首次发病者存活率低，复发次数越多，存活率越低。

8. 病变部位和侧别

研究表明，脑卒中病变部位与预后有关，但也有研究持相反观点。一项研究表明，基底节区梗死患者的功能预后不如后循环缺血患者（排除病情严重的脑干梗死患者），而与丘脑、放射冠和前循环梗死患者无显著差异，可能由于基底节区是感觉运动神经通路（皮质脊髓束）的集中部位。曾海辉等研究发现，单发性卒中患者肢体功能预后好于多发性卒中患者，右侧卒中患者好于左侧卒中，这可能由于左侧为优势半球，该侧损害更易发生认知障碍和抑郁。

8. C 反应蛋白

C 反应蛋白（CRP）是在肝脏内合成的一种微量蛋白，是急性期反应蛋白之一，在组织损伤、感染等炎症情况下，其浓度可显著升高。研究发现，血清 CRP 水平与当时及病后 3 个月神经功能缺损的严重程度显著相关，能够反映脑梗死的严重程度及预后。高建国等研究发现，CRP 异常的患者临床神经功能缺损程度评分的改善低于 CRP 正常组；且 CRP 异常者的预后中，治疗无变化者和死亡者明显高于正常对照者（$P < 0.01$）。可见，CRP 水平是临床评价脑梗死严重程度和预后的一个重要生物学指标，但目前研究多集中于 CRP 与缺血性脑卒中之间的关系，而与出血性脑卒中是否有关尚未见报道。

影响脑卒中康复预后的因素很多。近年来由于医疗水平的不断提高，脑卒中患者死亡率已大大降低，但致残率仍较高，如何采取最有效的措施尽可能地帮助患者康复，改善其生活质量，仍是广大医务工作者面临的主要难题。本节通过对影响脑卒中康复预后的主要因素进行分析，旨在为临床发挥积极因素、避免消极因素的影响提供参考。

第三章 脑卒中运动障碍康复的神经生理学基础

第一节 运动功能的神经解剖学

一、中枢神经系统概述

神经系统包括中枢神经系统（central nervous system）和周围神经系统（peripheral nervous system）两大部分，前者指脑和脊髓部分，后者指脑和脊髓以外的部分。

神经系统内含有神经细胞和神经胶质细胞两大类细胞。神经细胞又称为神经元，是构成神经系统结构和功能的基本单位。神经元的主要功能是接受刺激和传递信息。大多数神经元由胞体和突起两部分组成。突起有树突和轴突之分。一个神经元可有一个或多个树突，但一般只有一个轴突。轴突的末端分成许多分支，每个分支末梢的膨大部分称为突触小体，它与另一个神经元相接触而形成突触。轴突和感觉神经元的长树突二者统称为轴索，轴索外面包有髓鞘和神经膜，成为神经纤维。神经纤维可分为有髓鞘神经纤维和无髓鞘神经纤维。神经纤维末端称为神经末梢。神经纤维的主要功能是传导兴奋。在神经纤维上传导兴奋或动作电位称为神经冲动。不同类型的神经纤维传导兴奋的差别很大，这与神经纤维直径大小、有无髓鞘、髓鞘的厚度及温度的高低等因素有关。有髓鞘神经纤维比无髓鞘神经纤维传导速度快。测定神经纤维传导速度有助于诊断神经纤维的疾患和估计神经损伤的程度和预后。

中枢神经系统包括脊髓、脑干、大脑皮质、小脑和基底节，它们对运动的调节如下：

脊髓是最低层次的运动中枢，是完成躯体运动最基本的反射中枢。其主要功能是通过神经回路传导最基本的、定型的和反射性运动活动。脊髓的反射活动构成了运动调节的基础。

脑干在运动控制中主要起承上启下的作用，脑干是初级抓握反射和眼球运动等许多中枢所在。

小脑是运动中枢调制结构，并无传出纤维直接到达脊髓，而是通过脑干运动系统和大脑皮质对随意运动起启动、监测、调节和矫正作用。小脑通过脑干前庭通路参与控制运动平衡调整姿势；通过红核脊髓及网状结构参与对牵张反射的调节，影响肌张力，纠正运动偏差，使运动精确完善。

基底节接受几乎所有大脑皮质的纤维投射，其传出纤维经丘脑前腹核和外侧腹核接替后，又回到大脑皮质，从而构成基底神经节与大脑之间的回路。通过各级结构的调节，人的运动才能顺利、协调地完成。

大脑皮质是最高级神经中枢，对运动的控制极其复杂，它有语言区、听区、视区、躯体运动与感觉等多个中枢。此外，大脑皮质还可通过直接控制放置反射、单腿平衡反应、视觉翻正反射和皮质抓握反射，实现对功能活动所需的快速、精确的运动调节。

二、运动系统正常结构及功能

本节的运动一词是指骨骼肌的活动，包括随意运动、不随意运动和共济运动。运动系统（movement system）由下运动神经元、上运动神经元（锥体系统）、锥体外系统和小脑系统组成。人类要完成精细而协调的复杂运动需要整个运动系统的互相配合、互相协调，其中任何部分的损害均可引起运动障碍。

1. 上运动神经元（锥体系统）

上运动神经元胞体主要是位于额叶中央前回运动区的大锥体细胞（betz细胞），其轴突构成锥体束，即皮质脊髓束和皮质脑干束，这些下行纤维经放射冠分别通过内囊后肢和膝部下行。皮质脊髓束行经中脑大脑脚中3/5、脑桥基底部，在延髓锥体交叉处，大部分纤维交叉至对侧，形成皮质脊髓侧束下行，终止于脊髓前角；小部分纤维不交叉形成皮质脊髓前束，在下行过程中陆续交叉，止于对侧脊髓前角；仅有少数纤维始终不交叉，直接下行，陆续止于同侧前角。皮质脑干束在脑干各个脑神经核的平面上交叉至对侧，分别终止于各个脑神经运动核。需注意的是：除面神经核的下部及舌下神经核受对侧皮质脑干束支配外，其余的脑干运动神经核均受双侧皮质脑干束支配。因此一侧中枢性脑神经受损时仅出现对侧舌肌和面肌下部瘫痪。

上运动神经元的功能是发放和传递随意动冲动至下运动神经元，以控制和支配其活动。上运动神经元损伤后可产生中枢性（痉挛性）瘫痪。

2. 下运动神经元（周围神经系统）

下运动神经元包括脊髓前角细胞、脑神经运动核及其发出的神经轴突。

下运动神经元是接受来自锥体系统、锥体外系统和小脑系统各方面冲动的最后通路，其功能是将这些冲动组合起来，通过前根、神经丛（颈丛 $C_1 \sim C_4$、臂丛 $C_5 \sim T_1$、腰丛 $L_1 \sim L_4$、骶丛 $L_2 \sim S_4$）和周围神经传递至运动终板，引起肌肉的收缩。每一个前角细胞支配 $50 \sim 200$ 根肌纤维，每个运动神经元及其所支配的一组肌纤维称为一个运动单位。下神经元损伤可产生周围性（弛缓性）瘫痪。

3. 锥体外系统

锥体外系统（extrapyramidal system）主要指纹状体系统。纹状体系统包括：纹状体、红核、黑质及丘脑底核，总称为基底节。纹状体包括尾状核及豆状核，后者又分为壳核和苍白球。尾状核和壳核组织结构相同，在发生学上较新，故合称为新纹状体；苍白球在发生学上较古老，故称为旧纹状体。大脑皮质（主要是额叶）发出的纤维，直接或通过丘脑间接地止于新纹状体，由此发出的纤维止于苍白球；苍白球发出的纤维分别止于红核、黑质、丘脑底核和网状结构等处。由红核发出的纤维组成红核脊髓束，由网状结构发出的纤维组成网状脊髓束，均止于脊髓前角运动细胞，调节骨骼肌的随意运动。

锥体外系统的主要功能：调节肌张力，协调肌肉运动；维持和调整体态姿势；担负半自动的刻板动作及反射性的运动，如走路时两臂摆动等连带动作、表情运动、防御反应、饮食动作等。

锥体外系统损伤后主要出现肌张力变化和不自主运动两大类症状：苍白球和黑质病变多表现运动减少和肌张力增高症候群，如帕金森病；尾状核和壳核病变多表现运动增多和肌张力减低症候群，如舞蹈病；丘脑底核病变可发生偏侧投掷运动。

4. 小脑系统

小脑是由中间的蚓部和两个半球组成的。蚓部是躯干代表区，半球是肢体代表区。小脑并不发出运动冲动，而是通过传入纤维和传出纤维与脊髓、前庭、脑干、基底节及大脑皮质等部位联系，达到对运动神经元的调节作用。小脑的传入信息来自大脑皮质、脑干（前庭核、网状结构、下橄榄核）和脊髓。所有传入纤维分别经过小脑下脚、中脚、上脚终止于小脑皮质及小脑蚓部（本体感觉冲动）。小脑的传出纤维主要发自小脑深部核团（主要是齿状核），由齿状核发出的纤维经小脑上脚（结合臂）在到达红核前先交叉（称被盖背交叉）然后终止于对侧中脑红核，交换神经元后发出纤维再经被盖前交叉下行为红核脊髓束至脊髓前角细胞，由于小脑至前角的纤维经过两次交叉，故小脑半球与身体是同侧支配关系。由顶核中继后的纤维终止于前庭核及网状结构，发出纤维组成前庭脊髓束和网状脊髓束直接或间接作用于脊髓前角细胞。小脑的主要功能是维持躯体平衡、调节肌张力及协调随意运动。小脑受损后主要出现共济失调与平衡障碍两大类症状。

三、运动系统损害表现及定位

1. 瘫痪

瘫痪（paralysis）是指肌力（骨骼肌的收缩能力）的减弱或丧失。瘫痪由运动神经元（上运动神经元和下运动神经元）损害所引起。由于病变的程度和部位不同，其瘫痪程度、性质和形式各异。临床上从不同的角度对瘫痪进行分类，主要有以下几种。

1）按瘫痪的程度分类。包括完全性瘫痪（肌力丧失）和不完全性瘫痪（肌力减弱）。

2）按瘫痪的性质分类。包括上运动神经元瘫痪和下运动神经元瘫痪（表3-1）。

（1）上运动神经元瘫痪。亦称痉挛下瘫痪或中枢性瘫痪。其转点为肌张力增高，腱反射亢进，出现病理反射，无肌肉萎缩，但病程长者可出现失用性肌肉萎缩。在急性严重病变时，由于断联休克作用，瘫痪开始是迟缓的，无病理反射，但休克期过后逐渐转为痉挛性瘫痪。

上运动神经元各部位病变时瘫痪的特点：①皮质型因皮质运动区呈一条长带，故局限性病变时可出现单个肢体的中枢性瘫痪。②内囊型内囊是感觉、运动、视觉传导束的集中地，损伤时出现"三偏"综合征，即偏瘫、偏身感觉障碍和偏盲。③脑干型出现交叉性瘫痪，即病变侧脑神经麻痹及对侧肢体中枢性瘫痪。④脊髓型脊髓横贯性损害时，因双侧锥体束受损而出现双侧肢体的瘫痪，如截瘫或四肢瘫。

（2）下运动神经元瘫痪。亦称迟缓性瘫痪或周围性瘫痪。其特点为肌张力降低，腱反射减弱或消失，肌肉萎缩，无病理反射。如脊髓前角刺激性病变可作有肌束震颤，肌电图显示神经传导异常和去神经电位。

下运动神经元各部位病变时瘫痪的特点：①脊前角细胞，表现为节段性、弛缓性瘫痪而无感觉障碍，见于脊髓前角灰质炎等；若为缓慢进展性疾病还可出现肌束颤动，如运动神经元病等。②前根，损伤节段呈迟缓性瘫痪，亦无感觉障碍，见于髓外肿瘤的压迫。③神经丛，神经丛含有运动纤维和感觉纤维，病变时常累及一个肢体的多数周围神经，引起弛缓性瘫痪、感觉及自主神经功能障碍，可伴有疼痛。④周围神经，该神经支配区的肌肉出现弛缓性瘫痪，同时伴有感觉及自主神经功能障碍或伴有疼痛。

表 3-1 上、下运动神经元瘫痪的鉴别表

	上运动神经元瘫痪	下运动神经元瘫痪
瘫痪分布	整个肢体为主（单瘫、偏瘫、截瘫）	肌群为主
肌张力	增高（折刀样），呈痉挛性瘫痪	降低，呈迟缓性瘫痪
腱反射	增强	减弱或消失
病理反射	有	无
肌萎缩	无或轻度失用性萎缩	明显
肌束颤动	无	可有
肌电图	神经传导正常，无去神经电位	神经传导异常，有去神经电位

3）按瘫痪的形式分类。包括单瘫、偏瘫、截瘫、四肢瘫及交叉瘫。

（1）单瘫（monoplegia）。一个肢体的瘫痪称单瘫。病变可位于大脑皮质运动区、周围神经或脊髓前角。

（2）偏瘫（hemiplegia）。一侧上、下肢体瘫痪称偏瘫，常伴有同侧中枢性面瘫和舌瘫。病变多在对侧大脑半球内囊附近。

（3）截瘫（paraplegia）。双下肢瘫称截瘫，常伴有传导束型感觉障碍及尿便障碍。多由脊髓的胸腰段病变引起，如病变在胸段呈痉挛性截瘫，如病变在腰段呈弛缓性截瘫。

（4）四肢瘫（quadriplegia）。四肢均瘫痪称四肢瘫。可见于双侧大脑及脑干病变、颈髓病变及多发性周围神经病变。双侧大脑及脑干病变时，除四肢瘫外还可伴有语言、意识障碍及延髓麻痹等；高位颈髓病变时，表现为痉挛性四肢瘫，伴有传导束型感觉障碍及尿便障碍；颈膨大病变时，表现为双上肢弛缓性瘫痪，双下肢痉挛性瘫痪，伴有传导束型感觉障碍及尿便障碍；多发性周围神经病变时，表现为弛缓性四肢瘫，常伴有手套、袜套型感觉障碍。

（5）交叉瘫（crossed hemiplegia）。一侧脑神经麻痹和对侧肢体瘫痪称交叉瘫。由脑干损害引起。

2. 肌张力改变

肌张力是指安静情况下肌肉的紧张度。正常肌肉均具有一定的张力，做肢体被动运动时，可感到这种张力的存在。肌张力改变有两种：

1）肌张力减低。表现为肌肉松弛，被动运动阻力小，关节运动范围大。常见于下运动神经元病变，如多发性神经炎和脊髓灰质炎，亦可见于小脑病变及后索病变。

2）肌张力增高。表现为肌肉变硬，肢体被动运动时阻力增高。肌张力增高有以下几种情况：①锥体束损害呈折刀样肌张力增高。以上肢屈肌、下肢伸肌肌张力增高明显。拉开屈曲的肘部时，开始时抵抗力较强，到一定角度时突然降低。②锥体外系损害呈铅管样或齿轮样肌张力增高。表现为屈肌、伸肌张力均增高，被动屈伸肘部时，若不伴有震颤，则各方向阻力是一致的，故称为铅管样肌张力增高；若伴有震颤，则有类似扳动齿轮样的顿挫感，故称为齿轮样肌张力增高。最多见于帕金森病。

此外还有局限性肌张力障碍，如痉挛性斜颈、眼睑痉挛和书写痉挛等。

3. 肌萎缩

肌萎缩是指横纹肌体积较正常缩小，肌纤维变细甚至消失。常见于下运动神经元病变和肌肉病变。下运动神经元损害时可表现明显而严重的肌萎缩，当脊髓前角慢性进行性病变时，除有肌萎缩外还可伴有肌束震颤，如运动神经元病和脊髓空洞症等。上运动神经元损害时，由于患肢长期不运动可发生程度相对较轻的失用性肌萎缩。

4. 不自主运动

不自主运动（involuntary movement）是不受主观意志支配的、无目的的异常运动。主要见于锥体外系病变。

1）痉挛发作。肌肉阵发性不自主收缩，可见于局灶性癫痫和癫痫大发作。

2）震颤。为主动肌和拮抗肌交替收缩的节律性摆动样动作。多见于手、上肢、下肢、头、舌和眼睑等处。可分为生理性震颤和病理性震颤，后者又按与随意运动的关系分为如下类型：①静止性震颤（static tremor），震颤的特点为安静时明显，活动时减轻，睡眠时消失。表现为手指有节律的、每秒 4～6 次的快速的抖动，严重时可呈"搓药丸样"或"拍水样"，亦可见于头、下颌、前臂、下肢及足等部位。见于苍白球和黑质病变，如帕金森病。②动作性震颤（kinetic tremor），是指肢体指向一定目的物时所出现的震颤，特点是当肢体即将达到目的物时震颤更明显。多见于小脑病变。

3）舞蹈样运动（choreic movement）。为一种不能控制的、无目的、无规律、快速多变、运动幅度大小不等的不自主运动，如挤眉弄眼、努嘴、伸舌、转颈耸肩、伸屈手指等舞蹈样多动，可伴有肌张力减低。安静时症状减轻，入睡后症状消失。见于尾状核和壳核的病变，如小舞蹈病等。

4）手足徐动症（athetosis）。亦称指划动作，易变性痉挛。由于上肢远端肌张力异常（增高或减低）表现为手腕、手指、足趾等呈缓慢交替性伸屈、扭曲动作，而且略有规则，如腕过屈时手指常过伸、前臂旋前时手指缓慢交替的屈曲、足部可表现足跖屈而趾背屈等。因此，手及足可呈现各种奇异姿势。若口唇、下颌及舌受累则发音不清和出现鬼脸。见于核黄疸、肝豆状核变性等。

5）扭转痉挛（torsion spasm）。表现为以躯干为长轴，身体向一个方向缓慢而强力扭转的一种不自主动作。常伴有四肢的不自主痉挛。其动作无规律且多变，安静时减轻，睡眠时消失。病变位于基底节，见于遗传性疾病、吩噻嗪类药物副作用等。

5. 共济失调

共济失调（ataxia）指运动时动作笨拙而不协调。正常的随意运动是在大脑皮质、基底节前庭系统、深感觉及小脑的共同参与下完成的。临床上常见的共济失调是小脑性共济失调，其次为感觉性共济失调、前庭性共济失调和额叶性共济失调。

1）小脑性共济失调。小脑对精巧动作的完成和随意运动的协调起着重要的作用，因此小脑病变时的主要症状是共济失调。小脑性共济失调表现为站立不稳，走路时步基加宽、左右摇摆、不能沿直线前进、蹒跚而行，又称醉汉步态。因协调运动障碍，患者不能顺利完成复杂而精细的动作如穿衣系扣、书写等。小脑性共济失调常伴有眼球震颤、肌张力减低和构音障碍（吟诗样或暴发样语言）。见于小脑血管病变、遗传变性疾病、小脑占位性病变等。

2）感觉性共济失调。由于深感觉传导路径的损害，产生关节位置觉、振动觉的障碍，导致患者出现站立不稳，行走时有踩棉花样感觉，视觉辅助可使症状减轻。故患者在黑暗处症状加重，睁眼时症状减轻，闭目难立征（rombergsign）阳性。见于脊髓型遗传性共济失调、亚急性联合变性、脊髓痨等。

3）前庭性共济失调。由于前庭病变引起平衡障碍，表现为站立不稳，行走时向患侧倾斜，不能走直线。卧位时症状明显减轻，活动后症状加重，常伴有眩晕、呕吐等症状。见于链霉素中毒等。

4）额叶性共济失调。由于额叶或额桥小脑束损害，引起对侧肢体共济失调。表现为步态不稳，体位性平衡障碍，常伴有中枢性轻偏瘫、精神症状、强握及摸索等额叶损害的表现。临床上较少见。

第二节　神经康复理论的历史沿革

现代医学的发展离不开基础科学和基础理论的逐渐完善，这一现象在神经康复领域尤为突出，脑卒中后运动恢复的理论经历了相当长的一段时间，并且目前仍在逐渐完善。

在神经康复理论方面，1881 年 Munk 提出了中枢神经系统损伤后的替代学说，其观点认为未受损的大脑皮质能承担已受损、失去的皮质功能，从而使功能有所恢复。1930 年 Bach 创造性地提出了大脑功能具有可塑性，随即被广泛接受。其主要观点认为脑可通过学习和训练，恢复因病损而丧失的功能，但脑必须具有重新获得功能的形态学基础。1938 年 Kennard 及 Luria 等进一步提出了脑的功能重组论，认为成年人脑损伤后在结构或功能上有重新组织的能力。1950 年 Glees 和 Fabisch 等发现大脑运动感觉区被破坏后，其周围脑皮质经运动训练后能代替已失去的肢体运动功能，因而提出"病灶周围组织代替论"与"对侧半球代偿"学说。以上理论或学说随着时间的推移，不断地被验证及补充，逐渐被学者所接受，应用于神经康复领域并取得了显著临床成效。

而我国现代康复医学始于 20 世纪 80 年代初，已越来越被政府和各级神经科、康复科医师所重视。卫生部 1996 年颁布的《康复医学科建设规范》规定二级以上医院必须建立康复医学科，三级医院康复科应按标准建设，包括标准的康复设施和人员配备。国家用于康复研究和学科建设的经费逐年增加，科技部连续在国家"九五""十五""十一五"期间将脑卒中康复的基础和临床研究列为国家重大科研项目给予科研资助。脑血管病康复作为康复医学和神经病学中的重要领域，近年来在我国有了长足的发展。到目前为止，国内已有较多省市、自治区和直辖市的综合医院和高等医学院校附属医院设置了康复医学科。我国神经康复医学虽然起步较晚，但发展较快，学术研究、技术革新和成果推广应用都取得了显著成绩。

第三节 神经功能的可塑性

随着神经康复学的不断发展壮大，特别是"脑的功能具有可塑性"这一系统理论的不断完善和充实，使得脑卒中后的康复有了最重要的理论基础。

一、神经可塑性和功能重组

脑的可塑性是指大脑可以为环境和经验所修饰，具有在外界环境和经验的作用下塑造大脑结构和功能的能力，分为结构可塑和功能可塑。结构可塑是指大脑内部的突触与神经元之间可以由于学习和经验的影响建立新的连接，从而影响个体的行为。功能可塑可以理解为通过学习和训练，大脑某一代表区的功能可由邻近的脑区代替；也可以认为经过学习和训练后脑功能有一定程度的恢复。目前被普遍接受的学说，包括替代学说、远隔抑制学说、发芽学说与突触调整论等。

（一）替代学说

早在 1881 年 Munk 就提出了替代学说（substitutional theory），后续在 1950 年由 Glees 和 Fabisch 等完善，主要包括"病灶周围组织替代"与（substitutional theory in perilesional brain tissue）"对侧半球替代"（substitutional theory for contraleral brain hemisphere）学说。这一学说认为中枢神经系统中存在着一种特殊的环路来执行各种功能，当环路受损时有可能启动以往未用过的环路以形成言语或运动序列。

1. 病灶周围组织替代论

经典的动物实验研究发现，对猴造成皮质感觉运动区的损伤时，猴肢体运动可迅速恢复。如果再在损伤的周围切除皮质，运动缺失现象又可重现，这种现象说明病损周围组织替代了已失去的肢体运动功能。此外，电生理研究也已经证明，在皮质病损的邻近组织有未曾启用的突触重现和突触连接，这是皮质缺损边缘轴索与树突的重组结果，与局灶性损伤后功能的恢复密切相关。

2. 对侧半球替代论

现有的临床资料已经证实，顽固性癫痫患者左侧大脑半球切除术后出现的言语功能受损和右侧肢体运动功能障碍，在进行康复训练后能恢复部分功能。这说明中枢神经系统具备强大的替代能力；一部分的功能丧失，可以由损伤对侧的大脑组织来代替。

（二）远隔功能抑制

远隔功能抑制（diaschisis）又称神经功能联系不能。这一机制最早在 1914 年由 Monakow 提出，其观点认为在中枢神经系统中某部被破坏时，与此有联系的远隔部分功能会暂时停止，一段时间后功能又可重新恢复。例如，脑和脊髓损伤早期常出现神经系统功能缺失的"休克期"，此后，运动功能逐渐有所恢复。失神经超敏感（denervation supersensitivity）与代偿性发芽（compensatory sprouting）被认为是远隔功能抑制的可能原因。

1. 失神经超敏感

通常情况下，肌纤维在神经肌肉接头处只对乙酰胆碱敏感，但一旦失神经后，接头处的敏感性下降，而其他部位的敏感性却增高，称为失神经超敏感。由此可代替原先接头部位对乙酰胆碱的反应，故是一种代偿现象。这一现象在周围神经损伤修复中比较常见，中枢神经系统损伤后偶也可见这种现象。

2. 代偿性发芽

在神经元轴索分支损伤后，由同一神经元轴索的未损伤分支远端长出，扩展并延伸，以支配靶目标的一种现象。理论上，发芽可恢复已失去的功能。

（三）发芽

神经细胞在损伤后重新生长的神经突起称为发芽（sprouting）。发芽是未损伤神经元的一种反应，即未损伤神经元轴索发芽，走向损伤区域以代替退变的轴索。理论上，发芽可恢复已失去的功能并建立新的连接。具体可分为三种方式：

1）再生性发芽（regenerative sprouting）。发芽取代已失去的轴索，即损伤近端的轴索再生以支配靶目标。此过程需数周至数月才能完成，主要见于周围神经系统损伤。

2）代偿性发芽（compensatory sprouting）。发芽见于远端，由同一神经元轴索的未损伤分支长出，扩伸以支配靶目标。此过程需数月才能完成，对神经修复有利。

3）侧支/反应性发芽（collateral/reactive sprouting）。完全完好的神经元轴索终末在邻近另一神经元轴索损伤时长出发芽，并与之形成连接，以代替退变轴索。此过程是一种不良适应，需 8 h 至 1 个月完成，可见于中枢神经系统与周围神经系统。

（四）突触调整

突触调整（synaptic modulation），即在正常神经生理状态下，通过对生理上不起作用或相对作用甚小的突触强度进行调控，在中枢神经系统损伤后的功能恢复上将起到积极作用。例如，在人脑卒中后皮质的某些功能重组在数小时内即可发生，这不能用突触形成了新的连接来解释，因为时间太短。如此迅速的改变是基于先前存在的神经环路，入潜在突触活化（重现），或调节、增加环路内突触性强度以形成功能性重组。它们在解剖上可能存在，但平时不起到功能性作用，故神经可塑性并不一定需要有神经结构上的改变。

（五）神经干细胞学说

近些年的研究发现在成年人的中枢神经系统当中存在神经干细胞增殖（neural stem cell proliferation），这些神经前体细胞终生具有发育成神经元或神经胶质细胞的潜能，以适应机体的某些生理过程和病理变化的需要。这一发现终结了神经系统损伤后的"宿命论"，对于中枢神经系统损伤后恢复机制的探索具有划时代意义。

（六）分子水平

神经分子生物学的发展将 CNS 可塑性机制推进到分子水平，习惯化、敏感化和条件化学习都具有各自的分子可塑性基础。其中，细胞内钙离子活动和

N 甲基 D-天冬氨酸（N-methyl-D-aspartic acid receptor，NMDA）受体最受关注。突触可修饰状态的分子生物学事件主要包括：突触变化过程中基因转录调节与蛋白质合成等。

（七）丰富环境刺激与神经可塑性

神经系统的发育是遗传因素和环境因素共同作用的结果，丰富环境对脑发育和脑损伤修复具有显著的促进作用。通过丰富环境提供多感官刺激、运动和社交的机会，可刺激和引起神经可塑性的改变，可引起神经形态学结构上及行为学功能上的改变。

（八）功能神经影像

脑部作为人体的"司令部"，其功能的特殊性导致一直以来其功能形态学的研究停滞不前，直到神经功能成像技术的出现（如 PET、SPECT、fMRI 等）。至此，人类才真正可以从功能影像学的水平直接观察到人脑在生理和病理状态下的活动，脑的可塑性和功能重组终于得到了客观和科学的证据。其中功能磁共振成像（functional magnetic resonance imaging，fMRI）是一项方便、无创和动态的检查手段，是目前使用最为广泛的脑功能成像技术，它可提供观察全脑范围内的病理生理状况的实时窗口。

脑卒中患者的 fMRI 研究显示，单侧皮质梗死后，神经中枢活动的平衡被打破，为使患肢运动功能达到最大限度的恢复而重新调整这种平衡。此外，有关训练相关性经验和康复对卒中恢复的影响的证据越来越多，甚至在疾病的慢性恢复期，都会发现伴随有皮质重组的临床症状的改善，这种改变有赖于干预的形式和病损的部位（皮质或皮质下）。因此，脑的可塑性和功能重组可以长期存在，脑功能的恢复亦是一个长期的过程。

二、运动技能学习相关理论

运动功能的康复是运动技能学习和再获取的过程。对于神经系统损伤的患者而言，即使是很简单的日常活动，如由坐位起立也可能成为运动技能。运动技能是通过该运动组成部分所构成的功能性协同作用而产生的，当这些运动成分在适当的时空顺序中联接起来，就完成了控制下的运动作业。患者有意识地练习特定的运动作业，建立对自己能力的认识而后诱发肌肉活动和运动控制，促进在更自动化水平上的训练，最终熟练掌握并获得该技能。在神经康复领域应用较为广泛的运动技能学习相关理论有以下 3 个。

1. 运动技能学习的三阶段理论

1）认知阶段。认知阶段（cognitive stage）为运动技能学习初期的定向阶段。此阶段动作速度慢，常发生错误。整个练习过程主要借助视觉控制和调节，视觉与运动不协调，需要付出大的注意和努力。该阶段主要任务是使患者建立动作的正确表象和概念，防止和排除错误与多余动作，需要在重复练习过程中粗略地掌握动作。

2）联系阶段。联系阶段（associative stage）通过练习把已掌握的局部的、个别的动作联系起来，形成比较连贯的初级动作系统。在此阶段，动作速度加快，开始能自己发现和纠正错误。注重改进动作技能的各个成分，并开始把动作连贯成完整的动作系统。肌肉运动感觉变得比较明晰精确，视觉与动作逐步建立协调关系，视觉控制减少。随着熟练程度增加，付出的注意和努力有所减少，但常在动作转换和交替时出现短暂停顿，而且稍有分心就会出现错误。

3）自动化阶段。自动化阶段（autonomous stage）是运动技能掌握的熟练阶段。正确的动作技能得到了巩固，动作变得快速、准确、运用自如，意识控制减少到最低限度，近乎自动化。肌肉运动表象更加清晰稳定，动觉控制代替了视觉控制，形成动作的连锁，有高度适应性，自我感觉良好。

2. 反馈和前馈理论

反馈（feedback）对于运动技能学习来说是必需的。外周感觉器官所获得的各种感觉信息到达控制运动的各级中枢，为中枢神经系统指明某一运动的状态。在发起运动前，根据这些感觉信息进行运动编码，在运动执行过程中，如果环境改变或运动程序不正确，使运动偏离了预定轨迹或目标时，神经系统可根据不断反馈至中枢的感觉信息及时纠正偏差，使运动达到既定目标。这一过程被称为反馈控制。反馈控制只适用于缓慢的运动或维持姿势，当进行快速运动时，神经系统则采用另一种重要的控制方式——前馈（feed forward）。前馈控制是神经系统预先根据各种已得到的感觉信息尽可能精确地计算出下行的运动指令，同时又通过另一快捷途径向受控部分发出前馈信号，以便使活动更加准确。

3. 闭环和开环控制系统

闭环控制系统（closed-loop control system）是一种在没有环境变化时，完全依赖内部肌肉反馈作为指导的运动控制。在动作过程中与某一标准或参考相对照，以使动作得以按计划实施。此时，将所得到的反馈信息与头脑中表征的预期状态进行比较，当觉察到不一致时，便对当前的动作行为进行修改，以便达到或维持预想的状态。开环控制系统（open-loop control system）是指那些适应于各种环境变化的运动控制，仅受头脑中的动作程序控制，不涉及反馈信息的加工和使用，也没有觉察和纠正错误的机制。

第四节　促进运动功能恢复的康复治疗机制

一、康复训练对中枢神经系统的影响

中枢神经对全身器官的功能起调控作用，同时又需要周围器官不断传入信息以保持其紧张度和兴奋性。康复训练作为一种有目的性的活动，本质上只是运动的一种特殊类型。运动是中枢神经最有效的刺激形式，所有的运动都可向中枢神经提供感觉、运动和反射性传入。多次重复训练是条件反射的综合，随着运动复杂性的增加，大脑皮质将建立暂时性的联系和条件反射，神经活动的兴奋性、灵活性和反应性都得以提高。运动可调节人的精神和情绪，锻炼人的意志，增强自信心。另外，在康复训练过程中，通过功能性磁共振 fMRI 可以观察到大脑可塑性的连续变化，说明运动对大脑的功能重组和代偿也起重要作用。

二、康复训练对骨骼肌和肌腱的影响

1. 对骨骼肌类型的影响

康复训练特别是运动疗法是有目的的、被设计出来的一种运动形式。它是由骨骼肌在神经支配下完成的收缩和舒张动作，肌肉和关节的运动类型与肌的配布、关节的形态、神经冲动的强弱有关。运动是由运动单位（motor unit）启动的，一个运动单位包括一个 α 运动神经元的轴突和它所支配的肌纤维，在运动单位中，所有的肌纤维都具有相同的收缩和代谢特性，这表明肌肉纤维的类型与其运动神经有关。

人类骨骼肌存在三种不同功能的肌纤维：Ⅰ型慢缩纤维，又称红肌，即缓慢氧化型肌纤维。Ⅱa型和Ⅱb型快缩纤维，又称白肌。Ⅰ型的纤维比其他类型纤维的收缩和舒张时间都要长，比较抗疲劳，从结构上说，这些纤维有较多的线粒体和毛细血管。Ⅱa型或称快速氧化酵解型，氧化和酵解代谢途径均较完善，抗疲劳特性介于Ⅰ型和Ⅱb型之间。Ⅱb型或称快酵解型纤维，具有最快的收缩时间和最小的抗疲劳能力，每运动单位最多的肌纤维数目，最大的轴突和最大的细胞体，这种类型的纤维具有完善的酵解系统，但氧化系统不完善。另外，人类可能有Ⅱc型纤维，这一类型肌纤维有独特的肌球蛋白，在耐力型运动员中，运动训练期间肌肉中可能含有 10% 的Ⅱc型纤维。

在一定条件下不同肌纤维的类型可发生转变，运动训练可使运动单位成分发生适应性的反应，这种可塑性使得肌纤维在形态学和功能上均随所受的刺激不同而发生相应的变化。有研究表明，在Ⅱ型纤维中，Ⅱa和Ⅱb型纤维可以互相转变。耐力训练在减少Ⅱb型纤维的同时可增加Ⅱa型纤维的比例，而力量训练可增加Ⅱb型纤维的比例。使用刺激Ⅰ型纤维的低频电去刺激Ⅱ型纤维，部分Ⅱ型纤维就可转变为Ⅰ型纤维。

2. 康复训练对骨骼肌的直接影响

1）力量训练。大力量和少重复次数的训练可增加肌肉力量，这是肌肉横截面积增加的结果。神经系统的参与也是产生力量训练效果的重要因素。肌肉力量增加与运动单位的募集有密切的关系，力量训练可改变中枢神经系统对运动单位的作用，使更多的运动单位同步收缩而产生更大的收缩力量。

2）耐力训练。力量训练的结果是肌肉变得更强壮，体积增大，而耐力训练的结果是肌肉产生适应性变化，这种变化主要是肌肉能量供应的改变。对耐力训练而言，选择的阻力负荷应以20次动作以上为宜。耐力训练对肌纤维内的线粒体的影响比较明显，随训练的增加线粒体的数量和密度也增加。

3）爆发力训练。持续数秒至2 min的高强度训练主要依赖于无氧代谢途径供能，又无氧训练，其能量供应主要来源于储存的磷酸肌酸分解为ATP及葡萄糖的酵解。无氧训练所产生的人体适应性变化主要表现为磷酸肌酸储存量的增加，另外，参与糖酵解的某些酶的活性也增加，但这种酶活性的变化比有氧训练的变化小得多。

3. 康复训练对肌腱的影响

肌腱是构成人体运动系统的基本结构。运动训练对肌腱的结构和力学性质有长期的正面效应，如经长期训练后，小猪趾屈肌的弹性模量、极限载荷都有增加，训练还能增加胶原的合成，增加肌腱中大直径胶原纤维的百分比。

成年肌腱中蛋白多糖呈丝状结构重叠垂直排列，而在未成年肌腱中，蛋白多糖的丝状结构排列方向不一，与成年肌腱相比，未成年肌腱在低拉伸强度下更容易撕裂。这一特性表明，胶原纤维之间的蛋白多糖桥联在肌腱传递张力时起重要作用，能加强组织的强度。

三、康复训练对骨质和关节的影响

1. 康复训练对骨代谢的影响

1）运动对骨密度的影响。骨骼的密度与形态取决于施加在骨上的力，运动可增加力，对骨形成有明显影响，骨受力增加可刺激其生长、骨量增加；反之，骨受力降低可抑制其生长，骨量减少。体力劳动者骨密度高于脑力劳动者。卧床的患者，腰椎骨矿物质平均每周减少0.9%，且卧床时间越长骨质疏松越严重。

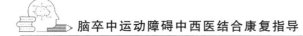

2）运动对雌激素的影响。雌激素是稳定骨钙的重要因素，女性在绝经后，由于雌激素水平的下降，骨量丢失速度加快。运动使绝经后妇女雌激素水平轻度增加，从而增加骨钙含量。研究表明，全身运动加局部专项锻炼6个月后，老年女性跟骨骨密度升高、骨强度增强和骨质疏松率下降，参加舞蹈和长跑的女性血清总碱性磷酸酶以及游泳者的雌二醇均显著高于对照组。此外，太极拳运动也可使妇女雌激素分泌增加，有效地减少骨矿物质的自然丢失，改善骨骼的钙磷代谢。

2. 康复训练对关节的影响

关节骨的代谢主要依赖于日常活动时的加压和牵伸，站立位的重力使关节骨受压，肌腱的作用在于牵伸。以上两力直接影响关节骨的形态和密度。关节附近的骨折、关节置换术后，应及时正确地应用运动疗法，以刺激软骨细胞，增加胶原和氨基己糖的合成，防止滑膜粘连和血管翳的形成，从而增加关节活动范围，恢复关节功能。运动提供的应力使胶原纤维按功能需要有规律的排列，促进了关节骨折的愈合。

关节软骨是没有神经支配的组织，所以，调节人体神经冲动不能为软骨细胞传递信息。研究表明，软骨细胞对于压力-形变非常敏感。作用在组织中的力学变化导致了细胞膜应力-应变的变化，使细胞获得足够的信息。关节的负重与否、活动方式是软骨生化特性改变的主要刺激因素，影响到软骨的生物力学特性，如关节软骨受到机械刺激时将发生再塑型。

总之，康复训练多是一些代有目的性的运动形式。运动是躯体活动的标志，只要生命存在，运动就不会停止。康复训练时身体的各系统都将产生适应性的变化，继而引起功能的改变。脑卒中后运动障碍的功能改善，正需要以康复训练的方式予以提高和纠正。康复训练时所进行的针对性的功能训练，可对各系统的功能产生影响，这些影响的生理效应对改善脑卒中患者的运动障碍有着积极的意义。

第四章　脑卒中运动障碍康复的运动学基础

第一节　运动控制理论

运动与我们人体息息相关，在日常的生活中，如行走、进食、饮水、购物等无时无刻不伴随着运动的产生。运动控制一方面是研究动作的性质，另一方面是研究动作是怎样被控制的。中枢神经系统需要把单块肌肉相互之间联系起来形成协调性的功能动作，利用人体的感觉信息结合周围环境来选择和控制运动。

对脑卒中的患者，治疗性的介入通常为改变患者的动作，或者通过各种手段提高其运动功能。因此，理解运动控制理论至关重要。

不同的运动控制理论反映了大脑怎么控制运动的不同观点。有些理论强调中枢多一些，有些理论侧重于强调外周的影响。下面介绍的是对于运动控制领域有着特别贡献的一些理论，每一个理论都与运动控制障碍患者的临床再训练有密切的关系。

1. 反射运动控制理论

该理论由 Charles Sherrington 提出。他认为，反射是一切运动的基础，反射建立了复杂的行为，复杂的行为能够由一系列的单个反射的复合行为来解释。控制运动的主要因素：①周边感觉刺激；②反射弧；③反馈控制。在进行脑卒中患者的治疗过程中，利用感觉刺激来诱发我们所需的反射，控制异常反射，当然还有通过 Rood 疗法来诱发动作。该学说的局限性：①有研究表明发现即使缺乏感觉刺激仍可有产生协调的动作。②快速运动的过程中，无法通过前一个动作的感觉反馈来激发下一个动作，如弹钢琴的过程中，琴键中快速地移动，以至于没有时间让感觉信息进行传递。③行为的类别包含自发和自主的动作，反射不能被认定为行为的基本单位，由于反射必须由外界的因素引发。④在不同的环境中，单一刺激能导致多种多样的反应。⑤反射链无法解释由于之前学习过的动作，在不同的任务中产生的新动作。

2. 等级运动控制理论

大脑有高中低水平的控制，是由一位英国物理学家 Hughlings Jackson 提

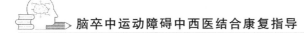

出来的，不同水平的控制也表现出不同的运动功能，他认为每一个连续的上级影响控制着下一个水平，并且等级系统中是严格的垂直关系，从上到下的控制，相互之间不交叉，也不会反向的控制。1920 年由 Rodol Magnus 提出，脑损伤会破坏皮层的控制系统，同时出现异常反射，造成不正常姿势和动作困难，并且只有当皮质中心受到损伤时，才会出现由低级中心控制的反射。1940 年 Arnold Gesell 提出，正常动作发展源自中枢神经系统的逐渐皮层化（corti-calization）。皮层化使在低级反射上出现了高级水平的控制，这就是有关动作发育的神经成熟理论。运动控制的神经成熟理论把运动发育归于神经成熟的过程，包括反射循序渐进的出现和消失。1978 年，Bobath 在此基础上提出了神经发育理论（neurodevelopmental theory，NDT），它是目前临床上运用最多的理论。她指出，如果中枢神经系统受损会出现正常情况下受控制的下位中枢开始活动，从而引发不正常的姿势和异常的运动模式。Bobath 技术的理论就是抑制异常的运动模式、肌张力及协同方式来促使正常运动模式的出现。如在临床上，通过控制张力性颈反射来诱导平衡反射，促进对平衡的控制。在训练脑卒中患者时，可依人体的发育过程从翻身、坐起、爬行、跪立，再到站立、行走、跑这一系列过程进行动作控制的训练。虽然 NDT 影响最大，以此建立的 Bobath 疗法目前应用最广泛，效果也最肯定，但它也有不完善之处：正常成年人在一些特定的情况下，反射行为属于主要支配地位，也是可以反向控制的；动作的发展并非完全依照固定的顺序进行。

3. 系统运动控制理论

在 20 世纪早期和中期之前神经生理学家主要侧重于运动神经控制方面，而 1967 年由 Bernsten 提出，要明白运动的神经系统控制必须要明白正在运动的系统的特征及运动作用于人体的内力和外力。他将人体看成一个有质量的机械系统，易受内力和外力的影响，即使给个体一个相同的中枢命令，由于内力和外力的不同，个体表现出来的运动差别是很大的，当然也可以出现不同的命令相同动作的产生。在这个模式中，中枢神经系统并不发出直接的指令，而是各部分一起整体互动，系统地进行整合。该学说的主要观点：①将机体看作一个机械系统时，系统中需要对许多不同的自由度进行控制，如人体在进行一个动作时，各关节会有不同活动度的表现，我们需要对其进行控制；②等级控制的存在是为了简化机体活动度的控制，高一级神经系统通过等级控制对低一级的神经系统进行激活；③协同对解决活动度非常重要，通过限制特定的肌肉，使其作为一个整体来工作。其理论也存在一定的局限性：没有将个体与环境联系起来，只考虑了神经、肌肉、骨骼及个体内力外力的影响。系统运动控制理论给我们在临床实践中提供了相当大的指导，如脑卒中患者在评估的过程中，我们要关注多系统之间的联系，不仅要关注中枢神经的损伤，还要评估肌力、关节活动度、肌张力及运动时初始状态如重力的影响。

4. 运动程序控制理论

20 世纪 60 年代早期，wilson 发现动物在中断感觉神经的时候，依然存在运动，只是运动的频率变慢，其中间存在一个节奏模式发生器，说明在运动的过程中，并非一定需要感觉的输入，只是起到了调节运动的作用，在 1981 年 Grillner 对猫进行了实验，得出了脊神经网络能产生既不是感觉输入也不是从脑下行模式而来的运动节律，再一次证明反射没有驱动动作，中枢模式发生器调节了感觉输入，运动程序被用来识别一个特定的神经回路，该回路是已成形且固定线路的神经联系。运动程序控制解释了运动控制紊乱的反射以外的异常动作，该理论的局限性表现在中枢运动程序不能够认为是动作的唯一决定因素，运动程序没有考虑运动要结合神经、肌肉、骨骼和环境相互之间作用的重要性。

结合上面的理论不难发现各种经典的理论都缺乏完整性，但是各种理论都跟我们提供了临床实践的思路，以及指导我们治疗，近 20 年来，康复专家及物理治疗师不断补充、丰富和完善运动控制理论。虽然在某些方面还存在争论，但在以下几个方面已达成共识：

（1）大脑具有可塑性，让我们对神经功能恢复有了新的认识，脑卒中患者在中枢神经系统受损后，受损神经细胞能够通过神经环路的再生重组加强突触间的联系来代偿受损伤神经细胞的功能。功能的可塑性并不需要神经元的重组，通过实践就可迅速获得。当某些区域损伤失去活动后，其邻近的区域会代偿甚至恢复丧失的功能。脑卒中出现的神经功能的病损，并不意味着功能的丧失。

（2）要进行正常或有效的运动，我们关注到的不仅是神经系统的功能，还要结合外周肌肉骨骼系统及周围的环境和任务，正常而有效的运动不但有利于神经系统功能的恢复，而且可促进神经系统在力学上的整合。

（3）神经系统可通过实践进行再学习。首先，无论何种神经损伤，皮层都会显示：①邻近区域以前不表现出功能的突触联系迅速进行重组；②邻近组织冲动的长期作用替代损伤细胞的功能。实践无论对于功能上的神经可塑性还是结构上的神经可塑性都非常重要。

第二节　正常运动模式及其发育规律

一、运动的概念

正常运动（normal movement）是在存在正常中枢性姿势控制机制下通过有易变性姿势肌张力表现出来的，是形成抗重力姿势运动中枢神经系统的调整能力及对感受内部及外部环境的感觉信息的反应。正常运动是为了完成最有效且实用的运动目的而通过学习掌握的技能，每个人均有个性。相对而言，中枢神经疾病患者易在姿势控制及功能性运动方面出现障碍，表现为异常运动模式，如上肢屈曲痉挛、偏瘫步态等。

正常运动主要体现在两个方面，一是姿势控制，二是感觉输入。姿势控制是指在各种活动中，保持身体在空间位置上的稳定性和定向性的能力，有效的姿势控制不仅需要肌肉力量来控制身体在空间的位置，还需要通过中枢神经系统来整合在各种环境或任务下感觉系统（视觉、本体和前庭）提供的与身体的空间位置和运动相关的信息。对于脑卒中患者而言，中枢神经系统受损所引起的异常姿势控制能力减弱是多方面的，包括：偏瘫侧肌无力和肌张力增高，部分感觉的缺失或感觉信息输入不准确，人体翻正反射失常或认知障碍等。由于错误的感觉信息输入，使患者信息整合障碍，形成异常的代偿策略，导致身体对外来干扰发生不恰当的反应，无法保持身体的稳定性，运动控制能力下降。另外Shunway-cook发现偏瘫患者稳定极限的错误表达现象，例如当偏瘫患者健手持手杖站立时，身体重心偏向健侧，其实际的稳定范围是健侧腿和手杖所构成的支撑面，但其知觉稳定范围却是双下肢和手杖，这种稳定极限的错误表达导致患者容易向偏瘫侧摔倒。

治疗师在对脑卒中患者进行康复训练时，必须基于正常运动知识去分析有缺陷的运动模式。通过观察、运动功能评估，了解患者的运动功能处在一种什么状态，即功能丧失了多少，保留了多少，其中有多少是正确或是异常的，据此才能知晓患者运动障碍的程度。在中枢疾病患者治疗中，为最大限度地发挥个体所具有的潜在能力，由正常人之间实际操作来亲身掌握高效率运动构成因素并完成功能活动是学习正常运动的意义。

二、正常运动的构成因素

脑卒中患者要想达到正常运动需要达到四个方面的条件，即平衡策略

(balance strategies)、运动模式（pattern of movement）、速度与准确（speedand accuracy）、强度与耐力（strength and endurance）。要达到期望运动能力的前提是患者能将全身的姿势张力均衡分布，可以行相反神经关系（reciprocalin-teraction）调整及选择。具体个人完成日常生活活动任务是会根据相应环境情况出现一系列姿势运动模式，而选择合适的姿势运动排列，才能正确完成期望任务。正常平衡依赖于人体感觉输入-中枢整合-运动控制这一平衡机制，主要体现在踝调节策略、髋调节策略和跨步调节策略。良好的平衡是保证人们步行功能和日常生活活动的基础。脑卒中患者由于中枢神经的损伤，会出现一些特定的异常运动模式，如上肢屈曲痉挛、偏瘫步态，这是阻碍患者恢复到正常运动的重要因素。在肌力没有明显减退的情况下，肢体运动的协调动作失调、不平衡与不协调称之为共济失调表现为站立不稳、身体摇摆、步态蹒跚等。多次准确地重复同一动作可在中枢神经系统 形成协调的运动印迹，再现时就可出现协调运动，同时，训练过程中视觉与触觉的参与可改善动作的协调有研究指出，65％～85％的脑卒中患者在经过 6 个月后可学会独立步行，但是步行耐力差仍然是患者的突出问题所在。

三、运动推理（临床推理）

运动推理过程中重要的有 3 点：观察评定、分析及介入。实际上观察评定与分析是同时进行的作业，治疗师由观察、操作开始后触及并感知患者，然后分析联系并提出无效运动或异常运动的假设进行验证，为后面的治疗介入打下基础。治疗师需要用特有的对运动观察能力与知识对操作的反应分析，深入洞察患者运动本质。观察从刚见到患者就开始了，从功能的情形观察患者操作轮椅的动作、步行及脱衣服动作。然后评定患者能做什么、有多少的运动功能，同时治疗师也要评定患者所处环境。

观察评定的要点如下：

（1）患者由一个姿势转换至另一个姿势时由合适的姿势控制来确切地激活抗重力活动。

（2）身体各部位选择性活动保持互相联合活动。

（3）这些躯干中枢部或四肢的选择运动与核心稳定的关系。

（4）为达到功能目标而进行合适且持续的运动模式。

（5）患者各部位正常运动的构成因素及运动控制的缺失。

（6）患者使用的代偿运动。

观察评定只能带来治疗师对患者运动功能的主观感受，因此还需要系统的运动评定来提供患者的客观运动功能资料，为后面的康复治疗方案和治疗实施提供依据。对运动的评定大致分为两类，Bobath 疗法从运动本身出发，将运动评定分为四大要点。一是运动的初始姿势（starting posture）。这是运动开始时的姿势排列及姿势张力、肌活动模式及动态稳定性等，临床上首先观察静止时姿势整体是否为自然且舒适状态，若不自然则进一步分析。二是运动开始（initiation of movement），即需要发现运动开始的地方，观察肌活动的进行。三是运动的过程（process of movement）。这是运动中身体各部分排列变化，分析运动中肌活动模式及运动中平衡及稳定性。非瘫痪侧患者步行时运动中重心向非瘫痪侧移动，多数伴有代偿运动。瘫痪侧肩胛带及髋关节周围不断后撤，上肢联合反应易于增高。四是运动的结束（ending of movement），这是新姿势下身体部位排列、肌活动、动态稳定性等。这种评定方法可以分析出运动的本质，找出异常运动的原因进行矫正训练。临床上多从患者运动功能角度出发，即运动功能试验（MFT），人们对脑卒中运动障碍的认识也较前更为深刻并趋于一致：认为偏瘫是运动系统失去了高级中枢的调控，使原始的、被抑制的受到调节的皮层以下中枢对运动的低级调控信息的释放，导致患侧肢体肌群间协调紊乱，肌张力及反射异常，产生异常的运动模式及运动功能障碍。基于此理论的指导，人们对偏瘫运动功能评价的观念也发生了根本性转变，从而逐步形成了以运动模式改变为标准的评测体系，如 Brunnstrom 法、上田敏法、Fugl-Meyer 评测法、MAS 法评测法和 Rivermead 运动指数等。这类评定则可以患者的运动障碍程度，从而进行任务导向性训练，提高患者的生活自理水平，使之回归家庭、回归社会。

四、运动分析

基于运动分析，可以达到以点破面的效果，当患者完成某一动作，首先要找出患者主要问题是什么，有没有代偿运动，然后找出主要问题与代偿运动的相关关系。患者运动中代偿、身体排列变化、肌肉活动变化均是同时发生的。其次，我们要找出妨碍运动的主要问题，患者的姿势张力是低张力还是张力过高，还是两者都有。分析何处是低张力致不稳定因素，何处是张力过高致过多固定因素。如左侧偏瘫患者，分析出与代偿运动相关主要问题是瘫痪侧肩胛带及髋关节低张力时，评定在提高张力改善稳定性后步行支撑期非瘫痪侧肩胛带及上肢的过多努力及同样非瘫痪侧躯干侧屈的代偿运动是否减轻。脑卒中偏瘫患者平衡控制下降，易取代偿策略。许多患者躯体感觉感受器来的信息无效，视觉代偿增强。患者步行时不看着脚就不能迈步，以中心视野代偿、周围视野不能组合人姿势控制而不能适应室外步行的环境，伴有危险。代偿运动重叠使姿势控制改善在低水平，与功能恢复制约相联系。

五、脑卒中的运动模式

脑卒中患者的运动模式主要分为 3 种：原始反射、联合反应、共同运动，因此往往会形成一些特定的姿势或运动模式，最具代表性的就是偏瘫步态。在正常的运动发育过程中，脊髓和脑干水平的原始反射会因为高级中枢的成熟而被抑制。脑卒中发生后，原始反射和肢体整体运动模式由于脑损伤脱抑制而被释放出来，成为病理反射，如果适当地利用这些反射的特点可促进损伤后的康复。

脑卒中偏瘫步态主要表现为患侧足下垂、内翻，膝反张，呈现拖曳步态或划圈步态。一方面从步态时空参数上分析，正常情况下的步行速度为 0.9～1.8 m/s，而脑卒中患者步速明显下降，步行周期和双支撑期时间明显延长，患侧站立相所占比重减小，健侧站立相比重增加。另一方面从步态的各关节协调运动方面看，脑卒中患者由于患侧肌力下降、肌张力增高和关节挛缩等因素，外加下肢联合反应及共同运动模式，分离运动不充分，导致支撑期阶段因患侧髋关节伸展不充分、膝关节僵硬，为向前迈步所做的准备不够；足离地时小腿三头肌产生的使人体向前移动的推动力不足，同时也降低了能量的供应。摆动相阶段：患侧膝关节屈曲不足、髋关节外展外旋，使患侧下肢向外侧沿弧线摆动；踝关节背伸不够使足以"拖拽"的形式向前行进。摆动相末期，患侧下肢以膝关节屈曲和踝关节跖屈的姿势着地，增加了能量的消耗人体下肢的运动是由力矩控制的，而力矩受关节周围肌肉力量影响，与人体的步态、平衡有着密切的关系。由于脑卒中患者中枢神经系统的损伤而导致下肢肌肉活动的时序模式出现差错，从而降低行走功能、行走效率。

六、运动发育规律

1) 正常的运动发育按照从头到脚、由近及远的顺序发展。只有在控制好头部、躯干的控制后，方可恢复远端的运动或精细动作。

2) 早期运动由反射活动控制，成熟运动通过姿势反射得到强化或加强。反射的活动对于动作的维持与再学习是极其有益的。

3) 运动功能的发育具有周期性倾向。动作发育是在屈肌和伸肌优势交替转换中不断地向前发展，早期动作是有节律性的、可逆转的、自发性的屈伸运动。

4）正常运动与姿势的维持取决于肌肉的"协同作用"。主动肌与拮抗肌的相互协调与平衡，肌肉的离心性收缩的能力等。

5）动作发展是按照运动和姿势的总体模式的一定顺序进行。四肢的运动与头部、躯干的运动相互影响，四肢运动功能发育的顺序：双侧对称性→双侧非对称性→交叉性功能→单侧运动模式。

七、脑卒中运动功能的恢复

脑卒中运动功能的恢复机制如图 4-1 所示。

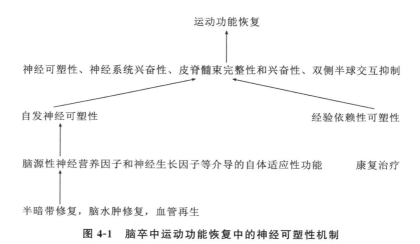

图 4-1　脑卒中运动功能恢复中的神经可塑性机制

第三节　姿势与平衡的控制

一、平衡与运动

人类通过运动与环境进行互动，并学习认识自己与周围世界的关系，平衡是人类日常活动的基础。平衡是运动、感觉和认知过程之间相互作用的结果，它能够使我们保持稳定并在支撑面上进行抗重力活动，同时自由地使用我们的双手进行功能活动。保持平衡，最基本的就是不跌倒。然而平衡控制是很复杂的，包括维持姿势、促进运动、恢复平衡。因此，人们可以说，平衡就是运动，也是运动的先决条件。平衡是一种人类和环境之间整体的感觉运动和知觉的相互作用，它要求对整个身体的神经肌肉活动同时进行适度控制和协调。正常情况下，大多数人都能适应实际情况。平衡为身体提供了与环境相关的协调与安全，是运动系统的基础。患有神经系统疾病的患者失去了他们的运动技能，并且不能像以前那样做出同样程度的调节。因此，如果平衡受到威胁，几乎没有可供他们选择的余地。随着平衡的下降或缺失，机体不得不使用其他策略防止跌倒。脑卒中后由于平衡障碍，以及相关的运动、感觉、认知或运动控制整合方面的障碍，50%~70%的患者可能会发生跌倒。保持平衡的能力被描述为"相对于 BoS（base of support）保持、达到或恢复身体质量中心（center of mass，CoM）的行为，或更通俗地说保持在稳定的限度内"。

平衡和姿势控制这两个术语常可以相互使用，并没有被普遍且完全接受的定义；然而在很多学者的理解中，平衡是一个总称，包含以下意义：

（1）姿势控制。

（2）预姿势调整（APA）或前馈姿势控制。

（3）保护性反应（策略）。

1. 姿势控制

中枢神经系统最重要的功能之一是协调姿势和运动，以便在自我发起的运动和外部触发的干扰中稳定身体。神经系统必须在所有以双足站立姿势的运动活动中，自动保持身体质量中心在双足上的平衡，所有的运动都必须以姿势调整开始和结束。在健康受试者和肌肉骨骼疾病与神经系统疾病的患者中已对姿势控制进行了广泛的研究，姿势控制不再被认为是一个系统或一系列直立反射和平衡反射。姿势控制是与个人、任务和正在执行的任务内容相关的系统。姿势控制系统包括参与维持平衡的所有感觉运动和肌肉骨骼成分。换而言之，姿势控制是一种运动动作的支持系统，在我们做运动活动时确保平衡。姿势控制通过感觉、知觉、认知和运动系统，以及身体肌肉骨骼器官的相互作用而发挥自己的功能。运动的意愿在结合来自所有感受器官和身体感觉的接收和调节后形成执行运动的基础。运动的同时又不断地适应环境、目标和情况的变化。神经系统的一个重要功能是确保在运动和姿势之间充分协调："像连体婴儿一样的姿势和动作是不可分开，但在一定范围内又是相互独立的，或者说姿势是运动的基础。"因此，平衡系统的效率将影响人们随意运动的效率。为优化平衡的控制，人类建立了参与对即将到来的扰动进行姿势调节的机制。Bouisset 和 Le Bozec 称人体建立的抗扰动能力为姿势-运动能力（PKC），它包括"稳定身体节段以便根据运动速度和力量帮助随意运动的能力"。根据 PKC 理论，完成一个功能性活动在很大程度上取决于姿势控制能否有效发挥抗扰动的作用。Hsieh 及其同事表明，脑卒中后早期的躯干控制是预测上肢功能恢复的最强因素；Stoykov 及其同事报道，脑干脑卒中后，专门训练改善坐位平衡和躯干控制，患者上肢的运动速度和共济失调也会得到改善。

姿态的控制可以分为两种不同的但相互作用的系统：预调整或前馈系统，其姿势修正早于运动；反馈或反应系统，其修正是对扰动的一种反应。肌肉是姿势控制系统的效应器，并起到前馈和反馈姿势的稳定作用。因此，这些姿势活动是改变保持稳定的不同运动单元的活动分布。

2. 预姿势调整

预姿势调整（anticipatory postural ad-justments，APA）或前馈控制是基于经验和学习的，对有意向的姿势需要进行感觉和运动系统的预先调节。APA 是在运动开始之前的主动活动，涉及的肌肉活动不直接参与运动（目标导向的运动）的产生，只是维持姿势控制。在计划的运动开始之前，需要对平衡和稳定进行预判，中枢神经系统需要重新规划姿势对线，这时需要使用预控制。APA 表现出两种不同的现象：一是运动前的早期姿势调整，这有时被称为预备 APA（pAPA）或早期姿势调整（early pos-tural adjustments，EPA）；第二种现象是在运动过程中发生的姿势反应，身体或身体节段通过它在运动的执行过程中得到稳定，这通常被称为伴随 APA（aAPA）。pAPA 和 aAPA 在性质上都被认为是前馈性的，因为两者均产生在能影响它们正在进行的运动之前，pAPA 。aAPA 不是随时间变化的单一现象，而是对扰动进行姿势预备的两个不同方面。pAPA 的主要目标是确保计划的动作有充分的力学条件；而 aAPA 是伴随运动的姿势反应，以产生基本的力和力的运动，对抗那些与预期扰动相关的力。

预期对即将到来的扰动进行预测，这意味着要通过运动经验建立内部模型，并存储在中枢神经系统中以便在完成活动时使用；能够实现预测的关键因素是基于学习。研究表明，APA 专门针对局部运动的具体特征，如预期扰动的方向和速度。而且，当扰动不可预测时，APA 减少，从而引起更大的反馈策略，这与我们踏步以避免跌倒相似。如果位移非常突然，而脚可以自由移动，APA 可能并不总是存在的。此外，在健康者姿势不稳定的情况下，中枢神经系统可能会勉强地激活强的 APA，因为 APA 本身可能会引起扰动以求平衡。因此，中枢神经系统会尽量避免暴露出一个脆弱的不稳定状态去应对另一个扰动源。

3. 保护性反应（策略）

保护性反应或代偿反应被称为处理平衡的实际扰动的第二种调整类型，又被称为代偿性姿势调整（CPA）。这些反应是肌肉的协调激活，以稳定被扰动的身体，这并不是简单的反射，而是肌肉的协同激活及策略。一般不能预测

CPA，但可以被感觉反馈率先启动。每一项保护策略都会激活不同的肌肉模式，并在适当的方向上提供姿势稳定。

在站立时，人体主要使用三种主要类型的保护策略恢复身体平衡：两种策略保持足的位置（被称为足的位置策略）；第三种策略通过迈步或伸臂改变支撑面，也被称为改变-支撑策略。

1）足的位置策略。

（1）踝策略。对抗身体站立时的摇摆，并遵从由远端到近端激活的原则。

（2）髋策略。首先激活低位躯干、骨盆及髋相关肌肉组织，即更多是按从头到足（近端到远端）的顺序募集。在许多情况下发生迈步反应，甚至在重力线在支撑面内、平衡不受威胁的情况下也是如此。

2）改变-支撑策略。

（1）快速迈一步和伸臂运动是恢复平衡的重要方式。这些保护性反应比肢体随意运动要快得多，可以非常有效地减少因不可预知的突然平衡扰动引起身体质量中心（CoM）的运动。在这种情况下，迈步是反应性的，但在大多数时候表现出计划和策略的成分，即把足移向可能恢复平衡的方向。然而，当迈步以开始移动时，我们会超前计划并启动前馈策略。此时表现出更强的认知成分，因此这并不是一个保护性反应。

（2）在站立或行走时，恢复平衡的保护性反应并不局限于下肢。更准确地说，全身反应更常见。这些反应表明它们本身可协调下肢和手臂的反应，以及稳定躯干肌肉活动。如果迈步是不可能或者是不适当的，则手臂会被募集进行保护性反应。常常表现出计划的成分来，即我们的手臂总是放在最适合防止跌倒或降低跌倒风险的位置，例如，当一个人走下飞机的舷梯或站在公共汽车上的时候会抓握扶手以保持平衡。

当位移发生时，人体能够正常地使用不同的策略。选择适当的姿势控制反应策略反映了复杂、综合的感觉运动过程的能力。有效的人体姿势控制取决于对于整个身体结构在空间中（身体图式）有一个正确的认知，以及身体的质量中心相对于重力线和支撑面的位置，因此，所使用的策略将取决于当时的状况；肌肉激活的顺序根据需要和能力而变化，策略的选择将取决于以往的经验、习惯、期望和禁忌。反应的变化还取决于双足，当位移发生时它们是可以自由移动还是保持静止的，支撑面是比足大或是比足小，如何位移及研究的参与者是否被指示保持静止或允许移动。关于脑卒中患者改变支持策略的研究报道指出，即使该肢体被障碍物阻挡，迈步反应也是"最小受累"肢体占优势。而且，当使用受影响最大的肢体迈步时，脑卒中患者在抬脚时也会表现出时间滞后，不能利索地抬离地面，需要几个步骤，甚至无法启动迈步。患侧肢体功能的改善与平衡的恢复密切相关。

二、姿势控制的功能

姿势控制的两个主要功能性目标，第一是为完成双脚步行必需的身体中枢部抗重力姿势与为了上下肢远端部的运动而保持肩胛带、骨盆带及髋关节周围的近端稳定性。第二是由姿势定向朝向对方及手掌、面部和胸部向够取运动的对象的定向活动。第一个功能中的姿势稳定涉及感觉运动策略的协调，以便在不管是自启动，还是外部触发地对姿势稳定扰动期间，我们能保持身体质量中心，相对于支撑面的稳定。在第二个功能中的姿势定向是为了适应进行中的运动而保持身体抗重力、调整与外界空间及身体部分节段间的位置关系，这也是姿势控制的持续作用。

三、影响姿势运动控制的 3 个因素

正常人调整姿势与运动时及治疗师帮助脑卒中后遗症患者功能恢复时有较大影响的 3 个构成因素

第一个因素是个性，从脑卒中的损伤部位与范围、年龄来看神经肌肉的可塑性，年纪越轻可塑性越强，由发病前工作及兴趣等的需要也会表现出个人特点。

第二个因素是环境，在临床中，患者的居住环境、工作环境有不同的支撑政策及条例，患者所处环境会有不同的影响。以个别条例为代表，可寻求个别照顾与支持。对已用惯的自家餐具、浴室、电脑机器等，可以内部模式对形态、位置关系及功能有充分认识。即使是与病前类似环境也会由于每一个患者有不同的脑损伤而出现许多受限的情况。治疗师必须调整特定的环境。就开链技能及闭链技能的原则而论，治疗师必须考虑到其意义来准备。开链技能是动态环境下难以预测的内容。知觉的定向技能是持续性课题，必须对随时间变化的情况有知觉及认识。康复治疗的计划中室外步行练习是开链技能的代表。步行是双重课题，步行本身难以成为目的。可与朋友边说话边练习步行。会话是目的，提高步行双重课题性的目的内存于计划中。但在步行中会有许多与汽车相撞、可能与其他步行者相撞的情况。在开链技能中感觉方面会有许多同时使用视觉、听觉、触觉、本体觉、重量觉、前庭等多个感受器的设定情况，对于急性期患者仅从后方帮助起床并诱导至坐位或立位时，对于患者是构成开链技能的课题，会出现恐怖感，形成不合适的治疗条件。在诱导患者从坐位至立位时，为了限定空间而使之放心，需要治疗师位于患者前面，选择有限制空间的闭链技能的环境。患者会对治疗计划放心，易于接受预定的计划。

第三个为课题。课题设计为从每个患者的潜在能力及包围患者的环境至达到现实的具体短期目标为内容。有时也可在一定期间内观察神经肌肉可塑性的外显表现程度，然后再建立长期目标。再从课题由进行至完成中寻求运动的特异性。引入课题导向型运动时，姿势控制并不是从运动控制独立出来且由治疗师诱导不断改变姿势并继续运动的背景。对于中枢神经疾病患者重新学习步行及上肢手的够取运动及抓握的目的动作时，一定要进行姿势控制再调整。功能性运动与姿势控制是双重课题。但此时姿势控制是自动运动的背景，而需要寻求的是功能性运动。

四、姿势控制与运动控制的关系

为了完成动作，先要动员姿势网络中保存的身体图式，由前馈进行姿势调整先准备好随时运动中必需的背景姿势。内外扰乱较小时如右侧右端，由头颈部、躯干及四肢的局部节段位移的反馈调整来保持平衡。在内外扰乱比预测大时，由本体感觉、前庭感觉、肾脏等内脏来的重量觉、皮肤感觉及视觉等多重感觉的输入信息通过反馈进行姿势的重新调整。由此更新身体图式、运动感觉、垂直轴、参照框并记忆于脑。中枢的发生器将离心性复制与向心性的运动感觉经验的向心性信息予以比对并修正误差。新身体图式表明重新有了形成新姿势稳定性与定向的前馈作用。如由右壳核出血致左侧偏瘫、左半侧忽视的61岁男性，发病次日行开颅血肿清除术，脑出血后第14天的情况。可以观察到该患者支撑坐位，难维持抗重力姿势而倒向右后方，在床上取半仰卧位，由视诊及触诊确认两侧下躯干弛缓。通过介绍的临床表现上看，似乎脑卒中后遗症患者躯干两侧易受损。本患者两侧下躯干同时活动弱是由于负责许多同侧性纤维的桥网状脊髓束损伤产生的影响大。对本例瘫痪侧左上肢进行治疗过程的先决条件是两侧躯干不能分开而运动以形成稳定的坐位。然后在展开左上肢够取运动过程中以预备性先行性姿势调整功能来改善与损伤脑同侧的右侧骨盆下肢的平衡。之后由治疗师为了能让左侧上肢保持在空间而进行够取运动而将左骨盆、下肢及躯干恢复伴随性先行性姿势调整功能。

五、有关姿势及平衡控制起源的神经机制

基于 Kuypers 分类为基础的腹内侧系与背外侧系的下行性控制，从脑卒中后遗症患者的神经学方面运动学习的观点来介绍。腹内侧系主要调整姿势，背外侧系调整四肢运动。在脊髓前角由内向外依次排列为躯干部、骨盆带、四肢近端部、伸肌群及屈肌群。

腹内侧系负责姿势张力调整及躯干肌、肩胛带及骨盆带的四肢近端部肌群

姿势调整。与主要是两侧支配的身体中枢部的位移有关。背外侧系进行四肢近端及远端肌群协调的四肢够取运动，在手指灵活运动中的作用重大，也与步行开始与停止有关。

（一）腹内侧系

1. 皮质网状脊髓束与桥网状脊髓束

皮质网状脊髓束是中枢神经系统中最大通路，有 1 800 万神经纤维。有下行性纤维与上行性纤维，前者主要作用为调整肌张力、躯干抗重力运动，修饰吞咽咀嚼运动及步行和呼吸的模式发生器。在与环境、课题相关中基本是在此路径调整肌张力。

从补充运动区（SMA）与运动前区发出皮质脊髓束的一部分与皮质网状束向脑干网状结构下行。皮质网状束是双侧性下行通路，对侧纤维以稍占优势的比率投射。这在桥网状结构通过突触与桥网状脊髓束相连，向竖脊肌及骨盆等躯干及上下肢近端部投射。尾侧桥网状核发出桥网状脊髓束中同侧性约 80％、双侧性投射约 20％。脑卒中后遗症患者不仅是偏瘫，而且躯干易形成双侧性障碍。Pai 等学者报道能用瘫痪侧下肢单脚站立的占 20％，非瘫痪侧下肢可取单脚站立的只不过 48％。Pai 等未记录其理由，由临床观察考虑为躯干尤其是两侧腰腹部肌群的运动作用缺乏所致。尤其是从事急性期患者治疗的治疗师更应注重深入评定与治疗易发生双侧性障碍的躯干。

2. 顶盖脊髓束

顶盖脊髓束起始于中脑上丘。负责头颈部控制、视觉定向和由上胸廓进行躯干的翻正运动。躯干由同侧性桥网状脊髓束起作用翻正时，顶盖脊髓束进行向对侧旋转的翻正运动。神经支配是对侧多、同侧少。此路径功能下降则上肢够取易停滞，眼球与头颈部控制不协调。对上丘深层的输入是由 4 区、8 区（额眼区）及听区皮质（22 区）发出的，下丘发出的听觉性输入，躯体感觉纤维的脊髓顶盖纤维等发出的视觉性、听觉性及躯体感觉性的输入所构成。视觉会产生对视网膜中心凹的定位，是上丘在外界出现东西时立即形成相应眼球、头部、身体的定位反应的基础。

3. 间质核脊髓束

中脑被盖内 Cajal 间质核发出间质核脊髓束，为非交叉性下行通路。间质核接受脑桥前庭神经核发出通过内侧纵束的上行纤维及上丘发出的纤维，调整头颈部控制及眼球的垂直运动。

4. 前庭脊髓束

1）外侧前庭脊髓束（lateralvestiburospinal tract，LVST）。按前庭器官

的倾斜从 Diter 核（外侧前庭核）向同侧颈髓下部脊髓下降的粗大通路。主要增加同侧上下肢伸肌张力与平衡有关。由于支配四肢，故在前庭脊髓束中也称为外侧系。步行中在支撑早期足跟接地及离地时作用强。

2）内侧前庭脊髓束（medial vestibulospinal tract，MVST）。从颈髓至上部脊髓双侧性支配、使颈髓兴奋。双侧支配颈部及背肌群。前庭脊髓束中也称为内侧系。与其他下行通路均有从皮质来的前馈功能相比，前庭脊髓束没有从皮质至前庭核的直接下行通路故仅有反馈作用。

（二）背外侧系

本文先介绍背外侧系代表性的下降通路，然后再介绍红核脊髓束。腹内侧系皮质脊髓前束与背外侧系皮质脊髓侧束合成皮质脊髓束，约有 10 万根纤维下降。皮质脊髓束的 50％下降到颈髓、20％下降到胸髓、30％下降到腰骶髓。

1. 上肢手足部的运动

皮质脊髓侧束的 30％发自于初级运动区（M1：4 区）、30％发自于运动前区（6 区）、20％发自于初级感觉区（S1：3、1、2 区），此外顶叶（S2：5、7 区）发出有感觉调整的下行、补充运动区（SMA.M2）及带状回运动区也有投射。交叉性下行通路多，部分为同侧性。不仅与运动也与感觉的调整有关，运动上也作用于手与足部的选择运动。

有研究发现双上肢缺损的海豹儿童（phocomelia）使用足趾持笔描绘图画。这一研究表明足趾也可有皮质脊髓侧束的投射。正常人使用手指，故足趾的皮质脊髓侧束已退变。治疗师应理解皮质脊髓侧束也可支配足部，可对脑卒中后遗症患者自律性高的移动运动之步行治疗中施加随意因素，并能确认足部的身体图式更新。另外，投射到上肢支配区域脊髓（$C_4 \sim T_2$）皮质脊髓束有从初级运动区（48.5％）、运动前区（11％）、补充运动区（13.5％）、带状回运动区（21.3％）及初级躯体感觉区来的投射。由带状回运动区投射的皮质脊髓侧束中带状回最吻侧部的，32 区调整运动的开始结束及手的选择运动为系统发生中新的部分。

带状回后部皮质（23 区）负责步行、咀嚼、瘙痒等周期性律动性反复运动。带状回也是大脑边缘系、新皮质的一部分。

2. 皮质脊髓侧束与向心性感觉输入的调整

进行随意运动控制的大脑皮质使用突触前抑制可有效抑制不太重要的感觉输入，在运动开始前可确认运动时有突触前抑制。Gardner 等认为可主动地形成抑制功能。由此意味着人类通过活跃运动使躯体感觉区投射到上肢手及足部的皮质脊髓侧束也发挥出作用，进行下行性感觉调整。躯体感觉区来的皮质脊髓侧束兴奋以突触终止于丘脑腹后侧核、后索核、脊髓后角。在脊髓后角 Rexed Ⅰ～Ⅴ 层与感觉神经形成突触。其形式是由后角内的中间神经元的突触前抑制与后抑制，尤其是前者起作用，专门来调整对进行中运动的预测的向心性感觉输入，形式有前馈与反馈。对从侧方抑制、周围抑制、两点识别觉、立体觉的感知觉发展上是很重要的功能。也包括痛觉信息的调整，在痛觉感觉输入时，由躯体感觉区发出的信号与感觉进入的脊髓后角及脑干后索核均工作而去除不必要的感觉。由于皮质脊髓侧束与上肢手的运动与感觉功能相关大。

3. 红核脊髓束

从运动区发出投射与中脑顶盖的大细胞性红核联结后，形成均是交叉性的红核延髓束与红核脊髓束。红核脊髓束支配是屈肌优势，猴的红核大细胞不仅在远端，在近端也强力抑制屈肌。在上肢够取运动中有调整近端肌及远端肌协调性的作用。猫则是支配前后肢、也与前肢的够取运动有关。交叉性红核脊髓束在无尾类、爬行类、鸟类、哺乳类有作用，在蟒蛇及鲨鱼则无。为了移动胸部有大鳍的鱼也可见到。尤其是与陆生脊椎动物的运动进行有关。

（三）固有脊髓束

固有脊髓束在颈膨大与腰膨大有丰富的神经通路网，由整合下行性运动命令及四肢的运动向心性信息的短轴索性系统与长轴索性系统构成。C_3～C_4 动物中有目的指向运动控制中前肢移动运动模式发生器。L_2～L_5 的短轴索性系统有腹内侧系的腰髓内短轴索性系统，整合躯干内及躯干与四肢的运动。背外侧系腰髓内短轴索性系统调整四肢的远端运动。长轴索性系统存在于颈髓与胸髓向腰髓下行。整合下行性命令与节段间协调性有关。步行模式发生器存在于脊髓内，这在脊髓损伤患者协作的实验中已得到明确。

第五章　脑卒中运动障碍的康复评定

第一节　脑卒中病损水平评定

一、颅脑损伤严重程度的评定

脑损伤的程度主要通过意识障碍的程度反映，昏迷的深度和持续时间是判断颅脑损伤严重程度的指标。国际上普遍采用格拉斯哥昏迷量表（Glasgow coma scale，GCS）（表 5-1）来判断急性损伤期的意识状况。该方法检查颅脑损伤患者的睁眼反应、运动反应和言语反应 3 项指标，确定这 3 项反应的计分后，再累积得分，作为判断伤情轻重的依据。GCS 能简单、客观、定量评定昏迷及其深度，而且对预后也有估测意义。

表 5-1　格拉斯哥昏迷量表

项目	试验	患者反应	评分（分）
睁眼反应	自发	自己睁眼	4
	言语刺激	大声向患者提问时患者睁眼	3
	疼痛刺激	捏患者时患者能睁眼	2
	疼痛刺激	捏患者时患者不睁眼	1
运动反应	口令	能执行简单命令	6
	疼痛刺激	捏痛时患者拨开医生的手	5
	疼痛刺激	捏痛时患者撤出被捏的手	4
	疼痛刺激	捏痛时患者身体呈去皮质强直（上肢屈曲、内收内旋；下肢伸直，内收内旋，踝屈曲）	3
	疼痛刺激	捏痛时患者身体呈小脑去皮质强直（上肢伸直、内收内旋；腕指屈曲，下肢去皮质强直）	2
	疼痛刺激	捏痛时患者毫无反应	1

项目	试验	患者反应	评分（分）
言语反应	言语	能正确说话，并回答医生他在哪、他是谁及年和月	5
	言语	言语错乱，定向障碍	4
	言语	说话能被理解，但无意义	3
	言语	发出声音但不能被理解	2
	言语	不发声	1

GCS总分为15分。根据GCS计分和昏迷时间长短分为：轻度脑损伤（13～15分），昏迷时间在20 min以内；中度脑损伤（9～12分），伤后昏迷时间为20 min～6 h；重度脑损伤（≤8分），伤后昏迷时间在6 h以上，或在伤后24 h内出现意识恶化并昏迷6 h以上。

二、美国国立卫生研究院卒中量表

美国国立卫生研究院卒中量表（national institution health stroke scale, NIHSS）（表5-2），是国际上公认的、使用频率最高的脑卒中评定量表，有11项检测内容，得分越低说明神经功能损害程度越重，得分越高说明神经功能损害程度越轻。

表5-2　美国国立卫生研究院卒中量表（NIHSS）

项目	评分标准	得分
Ⅰa. 意识水平： 即使不能全面评价（如气管插管、语言障碍、气管创伤、绷带包扎等），检查者也必须选择1个反应。只在患者对有害刺激无反应时（不是反射），方记录3分	0＝清醒，反应敏锐 1＝嗜睡，最小刺激能唤醒患者完成指令、回答问题或有反应 2＝昏睡或反应迟钝，需要强烈反复刺激或疼痛刺激才能有非固定模式的反应 3＝仅有反射活动或自发反应，或完全没反应、软瘫、无反应	
Ⅰb. 意识水平提问：（仅对最初回答评分，检查者不要提示） 询问月份、年龄，回答必须正确，不能大致正常。失语和昏迷者不能理解问题记2分；患者因气管插管、气管创伤、严重构音障碍、语言障碍或其他任何原因不能说者（非失语所致）记1分	0＝都正确 1＝正确回答一个 2＝两个都不正确或不能说	

续表

项目	评分标准	得分
Ⅰc. 意识水平指令： 要求睁眼、闭眼；非瘫痪手握拳、张手。若双手不能检查，用另一个指令（伸舌）。仅对最初的反应评分，有明确努力但未完成也给评分。若对指令无反应，用动作示意，然后记录评分。对创伤、截肢或其他生理缺陷者，应给予一个适宜的指令	0＝都正确 1＝正确完成一个 2＝都不正确	
2. 凝视： 只测试水平眼球运动。对自主或反射性眼头运动记分。若眼球侧视能被自主或反射性活动纠正，记录1分。若为孤立性外周神经麻痹（Ⅲ、Ⅳ、Ⅴ），记1分。在失语患者中，凝视是可测试的。眼球创伤、绷带包扎、盲人或有视觉或视野疾病的患者，由检查者选择一种反射性运动来测试。建立与眼球的联系，然后从一侧向另一侧运动，偶能发现凝视麻痹	0＝正常 1＝部分凝视麻痹（单眼或双眼凝视异常，但无被动凝视或完全凝视麻痹） 2＝被动凝视或完全凝视麻痹（不能被眼球动作克服）	
3. 视野： 用手指数或视威胁方法检测上、下象限视野。如果患者能看到侧面的手指，记录正常。如果单眼盲或眼球摘除，检查另一只眼。明确的非对称盲（包括象限盲），记1分。患者全盲（任何原因）记3分，同时刺激双眼。若人濒临死亡记1分	0＝无视野缺失 1＝部分偏盲 2＝完全偏盲 3＝双侧偏盲（全盲，包括皮质盲）	
4. 面瘫： 言语指令或动作示意，要求患者示齿、扬眉和闭眼。对反应差或不能理解的患者，根据有害刺激时表情的对称情况评分。有面部创伤/绷带、经口气管插管、胶布或其他物理障碍影响面部检查时，应尽可能移至可评估的状态	0＝正常 1＝最小（鼻唇沟变平、微笑时不对称） 2＝部分（下面部完全或几乎完全瘫痪，中枢性瘫） 3＝完全（单或双侧瘫痪，上下面部缺乏运动，周围性瘫）	

项目	评分标准	得分
5. 上肢运动: 上肢伸展: 坐位90°, 卧位45°。要求坚持10 s; 对失语的患者用语言或动作鼓励, 不用有害刺激。评定者可以抬起患者的上肢到要求的位置, 鼓励患者坚持	0＝上肢于要求位置坚持10 s, 无下落 1＝上肢能抬起, 但不能维持10 s, 下落时不撞击床或其他支持物 2＝能对抗一些重力, 但上肢不能达到或维持坐位90°或卧位45°, 较快下落到床上 3＝不能抗重力, 上肢快速下落 4＝无运动 9＝截肢或关节融合	
6. 下肢运动: 下肢卧位抬高30°, 坚持5 s; 对失语的患者用语言或动作鼓励, 不用有害刺激。评定者可以抬起患者的下肢到要求的位置, 鼓励患者坚持	0＝于要求位置坚持5 s, 不下落 1＝在5 s末下落, 不撞击床 2＝5 s内较快下落到床上, 但可抗重力 3＝快速落下, 不能抗重力 4＝无运动 9＝截肢或关节融合	
7. 共济失调: 目的是发现双侧小脑病变的迹象。实验时双眼睁开, 若有视觉缺损, 应确保实验在无缺损视野内进行。双侧指鼻、跟膝胫试验, 共济失调与无力明显不呈比例时记分。如患者不能理解或肢体瘫痪不记分。盲人用伸展的上肢摸鼻。若为截肢或关节融合, 记录9分, 并解释清楚	0＝没有共济失调 1＝一个肢体有 2＝两个肢体均有 如有共济失调: 左上肢　1＝是 　　　　2＝否 　　　　9＝截肢或关节融合 右上肢　1＝是 　　　　2＝否 　　　　9＝截肢或关节融合 左下肢　1＝是 　　　　2＝否 　　　　9＝截肢或关节融合 右下肢　1＝是 　　　　2＝否 　　　　9＝截肢或关节融合	

续表

项目	评分标准	得分
8. 感觉： 用针检查。测试时，用针尖刺激和撤除刺激观察昏迷或失语患者的感觉和表情。只对与卒中有关的感觉缺失评分。偏身感觉丧失者需要精确检查，应测试身体多处部位：上肢（不包括手）、下肢、躯干、面部。严重或完全的感觉缺失，记2分。昏迷或失语者可记1或0分。脑干卒中双侧感觉缺失记2分。无反应及四肢瘫痪者记2分。昏迷患者（1a＝3）记2分	0＝正常，没有感觉缺失 1＝轻到中度，患侧针刺感不明显或为钝性或仅有触觉 2＝严重到完全感觉缺失，面、上肢下肢无触觉	
9. 语言： 命名、阅读测试。要求患者叫出物品名称、读所列的句子。从患者的反应以及一般神经系统检查中对指令的反应判断理解能力。若视觉缺损干扰测试，可让患者识别放在手上的物品，重复和发音。气管插管者手写回答。昏迷患者（1a＝3）记3分，给恍惚或不合作者选择一个记分，但3分仅给哑巴或一点都不执行指令的人	0＝正常，无失语 1＝轻到中度：流利程度和理解能力有一些缺损，但表达无明显受限。 2＝严重失语，交流是通过患者破碎的语言表达，听者须推理、询问、猜测，能交换的信息范围有限，检查者感交流困难。 3＝哑或完全失语，不能讲或不能理解	
10. 构音障碍： 不要告诉患者为什么做测试。读或重复附表上的单词。若患者有严重的失语，评估自发语言时发音的清晰度。若患者气管插管或其他物理障碍不能讲话，记9分。同时注明原因	0＝正常 1＝轻到中度，至少有一些发音不清，虽有困难，但能被理解 2＝言语不清，不能被理解 9＝气管插管或其他物理障碍	

续表

项目	评分标准	得分
11. 忽视症： 若患者严重视觉缺失影响双侧视觉的同时检查，皮肤刺激正常，则记分为正常。若患者失语，但确实表现为关注双侧，记分正常 通过检验患者对左右侧同时发生的皮肤感觉和视觉刺激的识别能力来判断患者是否有忽视。把标准图显示给患者，要求他来描述。医生鼓励患者仔细看图，识别图中左右侧的特征。如果患者不能识别一侧图的部分内容，则定为异常。然后，医生请患者闭眼，分别测上或下肢针刺觉来检查双侧皮肤感觉。若患者有一侧感觉忽略则为异常	0＝没有忽视症 1＝视、触、听、空间觉或个人的忽视；或对任何一种感觉的双侧同时刺激消失 2＝严重的偏身忽视；超过一种形式的偏身忽视；不认识自己的手，只对一侧空间定位	
总计：		

注意事项：

（1）快速检查，以第 1 次或 3 s 内回答的正确与否进行判断。

（2）按表评分，评分时间 2 min，逐项记录结果，最后计算总分。

（3）不要更改计分，计分所反映的是患者的实际情况，而不是医师认为患者应该是什么情况。

（4）除非必要的说明，不要给予提示、暗示，不要训练患者（如反复要求患者做某种努力）。

（5）如个别项目未评定或无法判断正确与否，应在表格中详细说明。未评定的项目也可通过监视录像回顾研究，并与检查者共同探讨。

三、中国脑卒中临床神经功能缺损

中国脑卒中临床神经功能缺损程度评分标准（表5-3）于 1988 年全国第二次脑血管病学术会议上首次通过，1995 年在全国第四次脑血管病学术会议上重新修订通过。该量表是根据斯堪的纳维亚卒中量表（scandinavian stroke scale，SSS）修订而来。目的是对脑卒中后患者所存留的或新出现的神经功能缺损进行识别和评定，并进行疗效考评。临床神经功能缺损评分省时，信度效度较好，得到了广泛的应用。虽然该方法简便易行，但不适用于后循环病变患者，步态项目难以在某些急性期患者中应用。

表 5-3 中国脑卒中临床神经功能缺损程度评分量表

项目		评分标准	评分
意识（最大刺激，最佳反映）	两项提问：年龄？现在是几月？相差 2 岁或 1 个月都算正确	均正确	0
		一项正确	1
		都不正确，做以下检查	
	两项指令（可以示范）：握拳、伸拳；睁眼、闭眼	均完成	3
		完成一项	4
		都不能完成，做以下检查	
	强烈局部刺激（健侧肢体）	定向退让（躲避动作）	6
		定向肢体会缩回（对刺激的反射性动作）	7
		肢体伸直	8
		无反应	9
水平凝视功能		正常	0
		侧视运动受限	2
		眼球侧凝视	4
面肌		正常	0
		轻瘫、可动	1
		全瘫	2
语言		正常	0
		交谈有一定困难，借助表情动作表达，或言语流利但不易听懂，错语较多	2
		可简单对话、但复述困难，言语多迂回，有命名障碍	5
		词不达意	6
上肢肌力		Ⅴ°正常	0
		Ⅳ°（不能抵抗外力）	1
		Ⅲ°抬臂高于肩	2
		Ⅲ°平肩或以下	3
		Ⅱ°上肢与躯干夹角>45°	4
		Ⅰ°上肢与躯干夹角≤45°	5
		0°不能动	6

项目	评分标准	
手肌力	Ⅴ°正常	0
	Ⅳ°（不能紧握拳）	1
	Ⅲ°握空拳、能伸开	2
	Ⅲ°能屈指、不能伸	3
	Ⅱ°屈指不能及掌	4
	Ⅰ°指微动	5
	0°不能动	6
下肢肌力	Ⅴ°正常	0
	Ⅳ°（不能抵抗外力）	1
	Ⅲ°抬腿45°以上，踝或趾可动	2
	Ⅲ°抬腿45°左右，踝或趾不能动	3
	Ⅱ°抬腿离床不足45°	4
	Ⅰ°水平移动，不能抬高	5
	0°不能动	6
步行能力	正常行走	0
	独立行走5 m以上，跛行	1
	独立行走，需扶杖	2
	有人扶持下可以行走	3
	自己站立，不能走	4
	坐不需支持，但不能站立	5
	卧床	6

备注：最高分45分；最低0分；轻型0～15分；中型16～30分；重型31～45分。

四、肌张力评定

手法检查是按对关节进行被动运动时所感受的阻力来进行分级评定的。常用的评定方法为改良 Ashworth 分级（表 5-4）。

1. 适应证

各种原因引起的肌肉运动功能障碍，如制动、失用、肌病、神经系统病变及关节病变等。

2. 禁忌证

关节不稳、骨折未愈合又未做内固定、急性渗出性滑膜炎、严重疼痛、关节活动范围极度受限、急性扭伤、骨关节肿瘤等。

表 5-4　改良 Ashworth 分级

级别	评定标准
0 级	无肌张力增加
1 级	肌张力略微增加，受累部分被动屈伸时，在关节活动之末时出现突然卡住然后呈现最小的阻力或释放
1＋级	肌张力轻度增加，表现为被动屈伸时，在 ROM 后 50％范围内出现突然卡住，然后均呈现最小的阻力
2 级	肌张力较明显增加，通过关节活动范围的大部分时肌张力均较明显的增加，但仍可以活动
3 级	肌张力严重增高，被动活动困难
4 级	僵直，受累部分被动屈伸时呈现僵直状态，不能活动

3. 注意事项

1）痉挛是速度依赖的，所以涉及牵张反射的痉挛评定方法会因为被动运动的速度问题而影响信度。

2）痉挛量化评定的信度还受患者努力的程度、情感、环境温度、评定同时并存的问题（如尿路结石、感染、膀胱充盈、便秘、压疮、静脉血栓、疼痛、局部肢体受压等可使肌张力增高）、患者的整体健康水平（如发热）、药物、患者的体位等影响。

3）应避免在运动后、疲劳时及情绪激动时进行检查。

4）检查时室温应保持在 22～24℃。

五、关节活动度评定

通用量角器法测定：量角器又称关节角度尺，由一个带有半圆形或圆形角度计的固定臂及一个普通长度尺（称为移动臂）组成，两臂交点用铆钉固定，为量角器的中心。两臂以轴心为轴，可自由转动，随着关节远端肢体的移动，在量角器刻度盘上读出关节活动度。由于量角器使用简单，携带方便，在临床中广泛应用。量角器可由金属或塑料制成，其规格不等。量角器的选择：量角器的长度为 7.5～40 cm，检查者根据所测关节的大小，选择合适的量角器。如测膝关节、髋关节等大关节时应选择长臂量角器，而测量手或趾关节时，应选用短臂量角器。

1. 适应证

当关节水肿、疼痛，肌肉痉挛、短缩，关节囊及周围组织的炎症及粘连、皮肤瘢痕等发生时，会影响关节的运动功能，这些情况需要进行关节活动度（range of motion，ROM）测量。关节的炎症、痛风、截肢、关节周围软组织损伤及关节继发性损害患者，ROM 测量也是必查项目。

2. 禁忌证

关节脱位或骨折未愈合；刚刚经历肌腱、韧带、肌肉手术后；骨化性肌炎。

3. 操作流程

测量时，量角器的轴心（中心）应对准关节的运动轴中心；固定臂与构成关节的近端骨的长轴平行，移动臂与构成关节的远端骨的长轴平行（当患者有特殊障碍时可以变化）。例如，测量肩关节屈曲时，量角器轴心位于肱骨头中心点的外侧面，固定臂与腋中线平行，移动臂与肱骨长轴平行。

体位：确定关节运动范围的方法为关节运动委员会推荐的中立位法，即解剖学中立位时关节角度定为"零"起始点。测量旋转度时则选正常旋转范围的中点作为"零"起始点。另外，检查者要保证被检者体位舒适，测量在全关节活动范围不受限的解剖位上进行。例如，测量前臂旋前、旋后角度时，应取坐位，上臂紧靠躯干，肘关节屈曲 90°，前臂呈中立位。可让被检者手中握一支笔，与地面垂直，以确认体位的正确与否。

固定：被测量的关节在运动时，如有其他关节参与，将会出现代偿动作，其结果产生一个较大的 ROM。为了防止这样的假象发生，应在构成关节的远端骨运动时充分固定近端骨。固定方法可以借助体重、体位以及测量者所施加的外力。

4. 主要关节的活动度测量

主要关节活动度测量包括上肢 ROM 测量法（表 5-5）和下肢 ROM 测量法（表 5-6）。

表 5-5 上肢 ROM 测量法

关节	运动	受检体位	测角器放置位置			正常范围
			轴心	固定臂	移动臂	
肩	屈	坐位或仰卧位，肱骨处于中立位	肱骨侧面肩峰	躯干腋中线平行	肱骨平行	0°～170°/180°
	伸	坐位或仰卧位，肱骨处于中立位	肱骨侧面肩峰	躯干腋中线平行	肱骨平行	0°～60°
	外展	坐位、仰卧位肱骨处于外旋位	肩峰	与躯干平行	与肱骨平行	0°～180°
	内旋、外旋	仰卧位，肩外展90°，屈肘90°	尺骨鹰嘴	与地面垂直	与前臂平行	内旋 0°～70°外旋 0°～90°
	水平外展、内收	坐位，肩关节90°外展，掌心朝下，肘伸展	肩峰	肩峰至头颈的连线平行	肱骨平行	外展 0°～40°内收 0°～130°
肘	伸展	站位，坐位，仰卧位	肱骨外上髁	肱骨纵轴平行	前臂中线平行	0°
	屈曲	站位，坐位，仰卧位	肱骨外上髁	肱骨纵轴平行	前臂中线平行	0°～150°
前臂	旋前、旋后	坐位或站位，肱骨紧靠躯干，肘关节屈曲90°，前壁处于中立位，被测者手持一支笔与地面垂直	第三掌骨头	与地面垂直	与笔平行	0°～90°
腕	掌屈	坐位，前臂旋前放于桌上，腕关节中立位	尺骨茎突	尺骨纵轴平行	第五掌骨长轴平行	0°～80°
	背伸	坐位，前臂旋前放于桌上，腕关节中立位	尺骨茎突	尺骨纵轴平行	第五掌骨长轴平行	0°～70°
	尺偏	坐位，前臂旋前，掌心朝下置于桌面	第三掌骨根部	前臂中线长轴	第三掌骨平行	0°～30°
	桡偏	坐位，前臂旋前，掌心朝下置于桌前	第三掌骨根部	前臂中线长轴	第三掌骨平行	0°～20°

表 5-6　下肢 ROM 测量法

关节	运动	受检体位	测角器放置位置			正常范围
			轴心	固定臂	移动臂	
髋	屈	仰卧或侧卧、对侧下肢伸直	股骨大转子	与身体纵轴平行	与股骨纵轴平行	0°～135°
	伸	侧卧、被测下肢在上	股骨大转子	与身体纵轴平行	与股骨纵轴平行	0°～30°
	内收外展	仰卧位	髂前上棘	左右髂前上棘连线的垂直线	髂前上棘至髌骨中心的连线	各 0°～45°
	内旋外旋	仰卧位，两小腿悬于床沿外	髌骨下端	垂直于地面	与胫骨纵轴平行	各 0°～45°
膝	伸展	仰卧位	膝关节腓骨小头	股骨纵轴平行	腓骨纵轴平行	0°
	屈曲	仰卧位	膝关节排骨小头	股骨纵轴平行	腓骨纵轴平行	0°～135°
踝	背屈	仰卧位、坐位、踝关节处于中立位	腓骨纵轴线与足外缘交叉处	腓骨纵轴平行	第五跖骨纵轴平行	0°～20°
	跖屈	仰卧位、坐位、踝关节处于中位	腓骨纵轴线与足外缘交叉处	腓骨纵轴平行	第五跖骨纵轴平行	0°～45°
	内翻	俯卧位，足位于床沿边	踝后方，内外踝中点	小腿后纵轴	轴心与足跟中点的连线	0°～35°
	外翻	俯卧位，足位于床沿边	踝后方，内外踝中点	小腿后纵轴	轴心与足跟中点的连线	0°～25°

5．注意事项

为使测试结果准确可靠以及做出合理评价，必须注意以下几点：

1）熟悉关节的解剖位、中立位和关节的运动方向。

2）测量前要对患者说明方法，取得合作，防止出现错误的姿势和代偿运动。

3）根据测量部位选择适当的关节角度测量尺。

4）读取量角器刻度盘上的刻度时，刻度应与视线同高。

5）关节测量尺的轴心、固定臂和移动臂的放置要严格按规定方法实施。最好由专人进行，以提高检查的精确性。

6）被动运动关节时手法要柔和，速度要缓慢、均匀，尤其对伴有疼痛和痉挛的患者不能做快速运动。

7）通常应先测量关节的主动活动范围，后测量被动活动范围。关节的主动与被动活动范围明显不一致时，提示运动系统存在问题，如肌肉瘫痪、肌腱粘连等，应分别记录。

8）关节本身活动范围应以被动活动度为准。

9）避免在按摩、运动及其他康复治疗后立即进行检查。

10）应与健侧相应关节的 ROM 进行比较，亦应测量与之相邻的上下关节的活动范围。

11）关节活动度测定方法尚缺乏统一规范，但在同一单位内必须统一。对测定时所观察到的内容要记录在备注中，如关节变形、肿胀、疼痛、痉挛、挛缩及测定时患者的反应等。

六、运动功能评定

中枢运动障碍的评定量表较常用的有 Brunnstrom 评定法、简式 Fugl-Meyer 运动功能评分法等。

（一）Brunnstrom 评定法

Brunnstrom 在观察了大量偏瘫患者的基础上，总结出中枢性运动功能障碍的恢复过程，即著名的 Brunnstrom 6 个分期。

Ⅰ期：弛缓性瘫痪。

Ⅱ期：联合反应明显，出现共同运动，肌张力开始增高，出现肌腱反射。

Ⅲ期：以共同运动为主，联合反应减弱，肌张力增高达高峰，肌腱反射增高。

Ⅳ期：随意共同运动减弱，出现部分分离运动，肌张力开始降低。

Ⅴ期：随意分离运动明显，可做一般技巧运动，随意共同运动成分部分消失，肌张力继续降低。

Ⅵ期：运动能力接近正常水平，可作精细技巧运动，肌张力正常或近似正常。

Brunnstrom 评定法就是在这个基础上制定的，它将上肢、下肢和手分别按照这六个分期进行评定（表5-7）。

表 5-7 Brunnstrom 运动功能评定法

分期	特点	上肢	手	下肢
1	无随意运动	无任何运动	无任何运动	无任何运动
2	引出联合反应、共同运动	仅出现协同运动模式	仅有极细微的屈曲	仅有极少的随意运动
3	随意出现的共同运动	可随意发起协同运动	可有钩状抓握，但不能伸指	在坐位和站立位上，有髋、膝、踝的协同性屈曲
4	共同运动模式的打破，开始出现分离运动	出现脱离协同运动的活动：肩0°，肘屈90°的条件下，前臂可旋前、旋后；肘伸直的情况下，肩可前屈90°；手臂可触及腰骶部	能侧捏及松开拇指，手指有半随意的小范围伸展	在坐位上，可屈膝90°以上，足可向后滑动。在足跟不离地的情况下踝能背屈
5	肌张力逐渐恢复，有分离精细运动	出现相对独立同运动的活动，肘伸直时肩可外展90°；肘伸直，肩前屈30°～90°时，前臂可旋前旋后；肘伸直，前臂中立位，上肢可举过头	可作球状和圆柱抓握，手指同时伸展，但不能单独伸展	健腿站立，病腿可先屈膝，后伸髋；伸膝下，踝可背屈
6	运动接近正常水平	运动协调近于正常，手指指鼻无明显辨距不良，但速度比健侧慢（≤5 s）	所有抓握均能完成，但速度和准确性比健侧差	在站立位可使髋外展到抬起该侧骨盆所能达到的范围；坐下，伸直膝可内外旋下肢，合并足内外翻

（二）简式 Fugl-Meyer 评定法

Fugl-Meyer 等人于1975年发表的专门用于脑卒中偏瘫的评定，累加积分量表。该评定法量表由以下几部分组成：运动、平衡、感觉、关节活动度及疼痛。后经简化形成针对运动障碍的评分表。

运动部分评定法是在 Brunnstrom 评定法的基础上建立的，按照偏瘫恢复过程，分为 6 个大项：有无反射、随意的协同运动、部分脱离随意的协同运动、完全脱离或基本无随意共同运动、反射活动、协同运动。其中又分为 50 个小项目，每一项进行二级或三级评定，即 0 分、1 分、2 分，"0 分"表示不能做某一动作，"1 分"表示部分能做，"2 分"表示能充分完成。总分 100 分为功能正常，其中上肢积分为 1～66 分，下肢积分为 1～34 分，其中也评定了协调运动功能和运动速度，手及腕的功能（表 5-8）。

Fugl-Meyer 评定法能较详细地、定量地对偏瘫患者肢体的运动功能进行评定，科学性较强，可在 10～20 min 内完成，且评定者间信度较高，结果解释较确切，因而得到广泛的使用。

表 5-8 简化 Fugl-Meyer 运动功能评分表

评估内容		评分	0 分	1 分	2 分	评估日期
上肢（共 33 项，各项最高为 2 分，共 66 分）	坐位与仰卧位	1. 有无反射活动				
		（1）肱二头肌	不能引起反射活动		能引起反射活动	
		（2）肱三头肌	不能引起反射活动		能引起反射活动	
		2. 屈肌协同运动				
		（3）肩上提	完全不能进行	部分完成	无停顿地充分完成	
		（4）肩后缩	完全不能进行	部分完成	无停顿地充分完成	
		（5）肩外展 ≥90°	完全不能进行	部分完成	无停顿地充分完成	
		（6）肩外旋	完全不能进行	部分完成	无停顿地充分完成	
		（7）肘屈曲	完全不能进行	部分完成	无停顿地充分完成	

续表

评估内容		评分	0分	1分	2分	评估日期
上肢（共33项，各项最高为2分，共66分）	坐位与仰卧位	（8）前臂旋后	完全不能进行	部分完成	无停顿地充分完成	
		3. 伸肌协同运动				
		（9）肩内收、内旋	完全不能进行	部分完成	无停顿地充分完成	
		（10）肘伸展	完全不能进行	部分完成	无停顿地充分完成	
		（11）前臂旋前	完全不能进行	部分完成	无停顿地充分完成	
		4. 伴有协同运动的活动				
		（12）手触腰椎	没有明显活动	手仅可向后越过髂前上棘	能顺利进行	
		（13）肩关节屈曲90°，肘关节伸直	开始时手臂立即外展或肘关节屈曲	在接近规定位置时肩关节外展或肘关节屈曲	能顺利充分完成	
		（14）肩0°，肘屈90°，前臂旋前、旋后	不能屈肘或前臂不能旋前	肩、肘位正确，基本上能旋前、旋后	顺利完成	
		5. 脱离协同运动的活动				
		（15）肩关节外展90°，肘伸直，前臂旋前	开始时肘就屈曲，前臂偏离方向，不能旋前	可部分完成此动作或在活动时肘关节屈曲或前臂不能旋前	顺利完成	
		（16）肩关节前屈举臂过头，肘伸直，前臂中立位	开始时肘关节屈曲或肩关节发生外展	肩屈曲中途、肘关节屈曲、肩关节外展	顺利完成	

续表

评估内容		评分	0分	1分	2分	评估日期
上肢（共33项，各项最高为2分，共66分）	坐位与仰卧位	（17）肩屈曲30°～90°，肘伸直，前臂旋前旋后	前臂旋前旋后完全不能进行或肩肘位不正确	肩、肘位置正确，基本上能完成旋前旋后	顺利完成	
		6. 反射亢进				
		（18）检查肱二头肌、肱三头肌和指屈肌三种反射	至少2～3个反射明显亢进	一个反射明显亢进或至少二个反射活跃	活跃反射≤1个，且无反射亢进	
		7. 腕稳定性				
		（19）肩0°，肘屈90°时，腕背屈	不能背屈腕关节达15°	可完成腕背屈，但不能抗拒阻力	施加轻微阻力仍可保持腕背屈	
		（20）肩0°，肘屈90°，腕屈伸	不能随意屈伸	不能在全关节范围内主动活动腕关节	能平滑地不停顿地进行	
		8. 肘伸直，肩前屈30°时				
		（21）腕背屈	不能背屈腕关节达15°	可完成腕背屈，但不能抗拒阻力	施加轻微阻力仍可保持腕背屈	
		（22）腕屈伸	不能随意屈伸	不能在全关节范围内主动活动腕关节	能平滑地不停顿地进行	
		（23）腕环形运动	不能进行	活动费力或不完全	正常完成	
		9. 手指				
		（24）集团屈曲	不能屈曲	能屈曲但不充分	能完全主动屈曲	

续表

评估内容		评分	0分	1分	2分	评估日期
上肢（共33项，各项最高为2分，共66分）	坐位与仰卧位	（25）集团伸展	不能伸展	能放松主动屈曲的手指	能完全主动伸展	
		（26）钩状抓握	不能保持要求位置	握力微弱	能够抵抗相当大的阻力	
		（27）侧捏	不能进行	能用拇指捏住一张纸，但不能抵抗拉力	可牢牢捏住纸	
		（28）对捏（拇食指可挟住一根铅笔）	完全不能	捏力微弱	能抵抗相当的阻力	
		（29）圆柱状抓握	不能保持要求位置	握力微弱	能够抵抗相当大的阻力	
		（30）球形抓握	不能保持要求位置	握力微弱	能够抵抗相当大的阻力	
		10. 协调能力与速度（手指指鼻试验连续5次）				
		（31）震颤	明显震颤	轻度震颤	无震颤	
		（32）辨距障碍	明显的或不规则的辨距障碍	轻度的或规则的辨距障碍	无辨距障碍	
		（33）速度	较健侧长6 s	较健侧长2～5 s	两侧差别<2 s	
下肢（共17项，各项最高为2分，共34分）	仰卧位	1. 有无反射活动				
		（1）跟腱反射	无反射活动		有反射活动	
		（2）膝腱反射	无反射活动		有反射活动	
		2. 屈肌协同运动				
		（3）髋关节屈曲	不能进行	部分进行	充分进行	
		（4）膝关节屈曲	不能进行	部分进行	充分进行	
		（5）踝关节背屈	不能进行	部分进行	充分进行	

续表

评估内容		评分	0分	1分	2分	评估日期
下肢（共17项，各项最高为2分，共34分）	仰卧位	3. 伸肌协同运动				
		（6）髋关节伸展	没有运动	微弱运动	几乎与对侧相同	
		（7）髋关节内收	没有运动	微弱运动	几乎与对侧相同	
		（8）膝关节伸展	没有运动	微弱运动	几乎与对侧相同	
		（9）踝关节跖屈	没有运动	微弱运动	几乎与对侧相同	
	坐位	4. 伴有协同运动的活动				
		（10）膝关节屈曲	无主动运动	膝关节能从微伸位屈曲，但屈曲<90°	屈曲>90°	
		（11）踝关节背屈	不能主动背屈	主动背屈不完全	正常背屈	
	站位	5. 脱离协同运动的活动				
		（12）膝关节屈曲	在髋关节伸展位时不能屈膝	髋关节0度时膝关节能屈曲，但<90度，或进行时髋关节屈曲	能自如运动	
		（13）踝关节背屈	不能主动活动	能部分背屈	能充分背屈	
	坐位	6. 反射亢进				
		（14）查跟腱、膝和膝屈肌3种反射	2～3个明显亢进	1个反射亢进或至少2个反射活跃	活跃的反射≤1个且无反射亢进	

95

续表

评估内容		评分	0分	1分	2分	评估日期
下肢（共17项，各项最高为2分，共34分）	仰卧位	7．协调能力和速度（跟-膝-胫试验，快速连续作5次）				
		（15）震颤	明显震颤	轻度震颤	无震颤	
		（16）辨距障碍	明显不规则的辨距障碍	轻度规则的辨距障碍	无辨距障碍	
		（17）速度	比健侧长6 s	比健侧长2～5 s	比健侧长2 s	

注意事项：

检查者位于患者对面，按要求进行检查、发出口头指令或让患者模仿规定动作，观察患者完成情况，并记录于检查表中。如患者有严重的意识、语言、认知等障碍，无法配合检查，则不必进行该项检查。如患者不能保持规定的初始体位和肢位，则该项不能得分。如患者为偏瘫，则仅检查瘫痪侧，并与健侧做对比；如患者为双侧瘫，则检查双侧，并与正常人做对比。可用言语鼓励患者，但不能辅助。让患者重复做3次，选最好的1次计分。对于脊髓损伤、锥体外系疾病、小脑疾病、周围神经损伤等导致的肢体运动功能障碍则不适合使用该量表。

七、平衡功能评定

Berg平衡量表（表5-9）、Fugl-Meyer平衡量表（表5-10）是临床常见的评价脑卒中患者平衡功能的半定量评定方法。

1. 适应证

任何引起平衡功能障碍的疾病都有必要进行平衡功能的评定，临床常见的疾病包括各种原因引起的中枢神经系统损害（脑外伤、脑血管意外、帕金森病、多发性硬化、脑肿瘤、脑瘫、脊髓损伤等）、耳鼻喉科疾病（梅尼埃病、前庭神经元炎、良性位置性眩晕等）、骨科疾病或损伤（下肢骨折后、骨关节疾患、截肢、关节置换、影响姿势与姿势控制的颈部与背部损伤以及各种运动损伤、肌肉疾患及外周神经损伤）等。

2. 禁忌证

下肢骨折未愈合；不能负重站立；严重的心血管疾病；发热、急性炎症；不能主动合作者。

表 5-9　Berg 平衡量表评定标准

测试		评分标准
1. 从坐位站起	4 分	不用手扶能够独立地站起并保持稳定
	3 分	用手扶着能够独立地站起
	2 分	几次尝试后自己用手扶着站起
	1 分	需要他人小量的帮助才能够站起或保持稳定
	0 分	需要他人中等或大量的帮助才能够站起或保持稳定
2. 无支持站立	4 分	能够安全地站立 2 min
	3 分	在监视下能够站立 2 min
	2 分	在无支持的条件下能够站立 30 s
	1 分	需要若干次尝试才能无支持地站立 30 s
	0 分	无帮助时不能站立 30 s
3. 无靠背坐位，但双脚着地或放在一个凳子上	4 分	能够安全地保持坐位 2 min
	3 分	在监视下能够保持坐位 2 min
	2 分	能坐 30 s
	1 分	能坐 10 s
	0 分	没有靠背支持不能坐 10 s
4. 从站立位坐下	4 分	最小量用手帮助安全地坐下
	3 分	借助于双手能够控制身体的下降
	2 分	用小腿后部顶住椅子来制身体的下降
	1 分	独立地坐，但不能控制身体的下降
	0 分	需要他人帮助坐下
5. 转移	4 分	稍用手扶就能够安全地转移
	3 分	绝对需要用手扶着才能够安全地转移
	2 分	需要口头提示或监视才能够转移
	1 分	需要一个人的帮助
	0 分	为了安全，需要两个人的帮助或监视

测试	评分标准	
6. 无支持闭目站立	4分	能够安全地站立 10 s
	3分	监视下能够安全地站立 10 s
	2分	能站 3 s
	1分	闭眼不能达 3 s，但站立稳定
	0分	为了不摔倒而需要两个人帮助
7. 双脚并拢无支持站立	4分	能够独立地将双脚并拢并安全地站立 1 min
	3分	能够独立地将双脚并拢并在监视下站立 1 min
	2分	能够独立地将双脚并拢，但不能保持 30 s
	1分	需要别人帮助将双脚并拢，但能够双脚并拢站 15 s
	0分	需要别人帮助将双脚并拢，双脚并拢站立不能保持 15 s
8. 站立位时双上肢抬高 90°，手指伸直并最大可能前伸	4分	能够向前伸出＞25 cm
	3分	能够安全地向前伸出＞12 cm
	2分	能够安全地向前伸出＞5 cm
	1分	上肢能够向前伸出，但需要监视
	0分	在向前伸展时失去平衡或需要外部支持
9. 站立位时从地面捡起物品	4分	能够轻易地且安全地将鞋捡起
	3分	能够将鞋捡起，但需要监视
	2分	伸手向下达 2～5 cm，且独立地保持平衡，但不能将鞋捡起
	1分	试着做伸手向下捡鞋的动作时需要监视，但仍不能将鞋捡起
	0分	不能试着做伸手向下捡鞋的动作，或需要帮助免于失去平衡或摔倒
10. 站立位转身向后看	4分	从左右侧向后看，重心转移良好
	3分	仅从一侧向后看，另一侧重心转移较差
	2分	仅能转向侧面，但身体的平衡可以维持
	1分	转身时需要监视
	0分	需要帮助以防身体失去平衡或摔倒

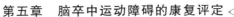

续表

测试	评分标准	
11. 转身360°	4分	在＜或＝4 s的时间内安全地转身360°
	3分	在＜或＝4 s的时间内仅能从一个方向安全地转身360°
	2分	能够安全地转身360°但动作缓慢
	1分	需要密切监视或口头提示
	0分	转身时需要帮助
12. 无支持站立时将一只脚放在台阶或凳子上	4分	能够安全且独立地站立，在20 s时间内完成8次
	3分	能够独立地站立，完成8次时间＞20 s
	2分	无须辅助具在监视下能够完成4次
	1分	需要少量帮助能够完成＞2次
	0分	需要帮助以防止摔倒或完全不能做
13. 无支持两脚前后站立	4分	能够独立地将双脚一前一后地排列（无间距）并保持30 s
	3分	能够独立地将一只脚放在另一只脚的前方（有间距）并保持30 s
	2分	能够独立地迈一小步并保持30 s
	1分	向前迈步需要帮助，但能够保持15 s
	0分	迈步或站立时失去平衡
14. 单腿站立	4分	能够独立抬腿并保持时间＞10 s
	3分	能够独立抬腿并保持时间5～10 s
	2分	能够独立抬腿并保持时间＞3 s
	1分	试图抬腿，但不能保持3 s，但可以维持独立站立
	0分	不能抬腿或需要帮助以防摔倒

Berg平衡量表最高分56分，最低分0分，分数越高平衡能力越强。0～20分，提示平衡功能差，患者需要乘坐轮椅；21～40分，提示有一定平衡能力，患者可在辅助下步行；41～56分，说明平衡功能较好，患者可独立步行。＜40分提示有跌倒的危险。

表 5-10   Fugl-Meyer 平衡量表

内容	患者反应	评分标准（分）	得分
1. 无支撑坐位	不能保持坐位	0	
	能坐但少于 5 min	1	
	能坚持坐位 5 min 以上	2	
2. 健侧"展翅"反应	肩部无外展肘关节无伸展	0	
	反应减弱	1	
	正常反应	2	
3. 患侧"展翅"反应	肩部无外展肘关节无伸展	0	
	反应减弱	1	
	正常反应	2	
4. 支撑站立	不能站立	0	
	他人完全支撑时可站立	1	
	一个人稍给支撑能站立 1 min	2	
5. 无支撑站立	不能站立	0	
	不能站立 1 min 或身体摇晃	1	
	能平衡站 1 min 以上	2	
6. 健侧站立	不能维持 1～2 s	0	
	平衡站稳达 4～9 s	1	
	平衡站立超过 10 s	2	
7. 患侧站立	不能维持 1～2 s	0	
	平衡站稳达 4～9 s	1	
	平衡站立超过 10 s	2	
总分			
评定者			
评定时间			
注：最大平衡积分 14 分			

Fugl-Meyer 平衡量表最高评分为 14 分，最低为 0 分。评分少于 14 分说明平衡功能有障碍，评分越少，功能障碍程度越严重。

3．注意事项

（1）测试时须确保患者能够准确理解检查者的指令。

（2）患者不能安全独立完成所要求动作时，要注意予以保护以免摔倒，必要时给予帮助。

八、步行功能的评定

Holden 步行功能评级是临床常用的评价脑卒中患者步行功能的量表（表 5-11）。

表 5-11　Holden 步行功能评级

级别	表现
0 级：无功能	患者不能走，需要轮椅或 2 人协助才能走
Ⅰ级：需要大量持续性的帮助	需使用双拐或需要 1 个人连续不断地搀扶才能行走及保持平衡
Ⅱ级：需少量帮助	能行走但平衡不佳，不安全，需要 1 个人在旁给予持续或间断的接触身体的帮助或需使用膝-踝-足矫形器（KAFO），踝-足矫形器（AFO）、单拐、手杖等以保持平衡和保证安全
Ⅲ级：需监护或言语指导	能行走，但不正常或不够安全，需 1 人监护或用言语指导，但不接触身体
Ⅳ级：平地上独立	在平地上能独立行走，但在上下斜坡、在不平的地面上或上下楼梯时仍有困难，需他人帮助或监护
Ⅴ级：完全独立	在任何地方都能独立行走

1．适应证

步行功能评定适用于神经系统和骨骼运动系统的病变或损伤影响步行功能的患者，如脑外伤或脑血管意外引起的偏瘫、帕金森病、小脑疾患、脑瘫、截肢后安装假肢、髋关节置换术后等。

2．禁忌证

下肢骨折未愈合者、各种原因所致的关节不稳。

第二节　脑卒中活动水平评定

一、日常生活活动能力

日常生活活动能力（activities of daily living，ADL）反映了人们在家庭、社区中最基本的能力，直接影响其心理、家庭及与整个社会的联系，因此是康复医学中最基本的、最重要的内容。ADL是指人们在每日生活中，为了照料自己的衣、食、住、行，保持个人卫生整洁和进行独立的社区活动所必需的一系列基本活动，是人们为了维持生存及适应生存环境而每天必须反复进行的、最基本的、最具有共性的活动。ADL包括以下两大类：

1）基础性ADL（basic activities of daily living，BADL）。指日常生活中最基本的活动，一般为比较粗大的、无须利用工具的活动。

2）工具性ADL（instrumental activities of daily living，IADL）。指为了在家庭和社区中独立生活所需的关键的、较高级的技能；大多为需要借助工具的、较精细的活动。

二、ADL的评定方法

ADL有许多种评定方法，常用的标准化BADL评定方法有改良Barthel指数、功能独立性评定（functional independent measure，FIM）；常用的IADL评定方法为功能活动问卷（the functional activities questionary，FAQ）。

（一）改良Barthel指数评定

Barthel指数是国际康复医学界常用的方法，评定简单，可信度高，灵敏性也高，1987年修订后的改良Barthel指数评定表（modified Barthel index，MBI）更具有临床可操作性和实用性（表5-12）。

表5-12　改良Barthel指数

评定项目	1级（分）	2级（分）	3级（分）	4级（分）	5级（分）
大便控制	0	2	5	8	10
膀胱控制	0	2	5	8	10
进食	0	2	5	8	10
穿衣	0	2	5	8	10

评定项目	1级（分）	2级（分）	3级（分）	4级（分）	5级（分）
如厕	0	2	5	8	10
个人卫生	0	1	3	4	5
自己洗澡	0	1	3	4	5
椅/床转移	0	3	8	12	15
行走	0	3	8	12	15
坐轮椅	0	1	3	4	5
上下楼梯	0	2	5	8	10
总分	0				100

评分标准如下：100分：完全自理；75～90分：轻度功能缺陷；50～70分：中度功能缺陷；25～45分：严重功能缺陷；0～20分：极严重功能缺陷。

（二）功能独立性评定（FIM）

FIM评定分为6类18项，包括自理能力、括约肌控制、转移、行走、交流、社会认知6类。每项分7级，最高7分，最低1分。FIM总分最高为126分（运动功能评分91分，认知功能评分35分），最低为18分。126分＝完全独立；108～125分＝基本独立；90～107分＝有条件的独立或极轻度依赖；72～89分＝轻度依赖；54～71分＝中度依赖；36～53分＝重度依赖；19～35分＝极重度依赖；18分＝完全依赖（表5-13）。

表5-13　FIM评定表

项目			得分	评估日期
运动功能	自理能力	进食		
		梳洗修饰		
		洗澡		
		穿裤子		
		穿上衣		
		上厕所		

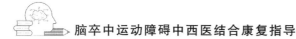

续表

	项目		得分	评估日期
	括约肌控制	膀胱管理		
		直肠管理		
	转移	床、椅、轮椅间		
		如厕		
		盆浴或淋浴		
	行走	步行/轮椅		
		上下楼梯		
认知功能	交流	理解		
		表达		
	社会认知	社会交往		
		解决问题		
		记忆		
认知功能评分：				
FIM 总分：				
评估人：				

评分标准如下：

（1）独立（活动中不需他人帮助）。

7分（完全独立）：构成活动的所有作业均能规范、完全地完成，不需修改和辅助设备或用品，并在合理的时间内完成。

6分（有条件的独立）：具有下列一项或几项：活动中需要辅助设备，活动需要比正常长的时间，或有安全方面的考虑。

（2）部分依赖（为了进行活动，患者需要另一个人予以监护或身体的接触性帮助，患者可以承担50％以上的活动）。

5分（监护和准备）：患者所需的帮助只限于备用、提示或劝告，帮助者和患者之间没有身体的接触或帮助者仅需要帮助准备必需用品；或帮助带上矫形器。

4分（少量身体接触的帮助）：患者所需的帮助只限于轻轻接触，自己能付出75％或以上的努力。

3分（中度身体接触的帮助）：患者需要中度的帮助，自己能付出50％～75％的努力。

（3）完全依赖（患者用力少于50％或完全依赖他人，否则活动就不能进行）。

2分（大量身体接触的帮助）：患者付出的努力小于50％，但大于25％。

1分（完全依赖）：患者付出的努力小于25％。

（三）功能活动问卷

功能活动问卷（FAQ）（表5-14）：FAQ评定分值越高表明障碍程度越

重，正常标准为小于 5 分；大于或等于 5 分为异常，表示该患者在家庭和社区中不可能独立。FAQ 是目前 IADL 量表中效度最高的，而且项目较全面，建议首先使用。对于轻症的患者可自行填写或由专业人员填写。

表 5-14　功能活动问卷（FAQ）

项目	正常或从未做过，但能做（0分）	困难，但可单独完成或从未做过（1分）	需要帮助（2分）	完全依赖他人（3分）
1. 每月平衡收支的能力，算账的能力				
2. 患者的工作能力				
3. 能否到商店买衣服、杂货和家庭用品				
4. 有无爱好、会不会下棋和打扑克				
5. 会不会做简单的事情，如点炉子、泡茶等				
6. 会不会准备饭菜				
7. 能否了解最近发生的事件（时事）				
8. 能否参加讨论和了解电视、书和杂志的内容				
9. 能否记住约会时间、家庭节日和吃药				
10. 能否拜访邻居、自己乘公共汽车				
总分				

评分标准如下：

0 分：正常或从未做过，但能做。

1 分：困难，但可单独完成或从未做过。

2 分：需要帮助。

3 分：完全依赖他人。

第三节　脑卒中参与水平评定

生活质量（quality of life，QOL），又称生存质量，是对人们生活好坏程度的一个衡量。由于现代康复治疗重视使用干预的质量和获得的结局，20 世纪 90 年代 QOL 的评定已被广泛引进多种伤病和残疾的康复效果和结局的评定中。多数集中在对脑卒中、脑外伤、脊髓损伤等疾病康复治疗患者的 QOL 评定。

应用标准化量表进行 QOL 评定常用以下几种方法：访谈法、自我报告法和观察法。在康复治疗领域，用于 QOL 评定的常用量表主要有世界卫生组织与健康有关生存质量测定量表（WHOQOL）、健康生活质量量表（quality of well-being scale，QWB）及简明健康调查量表（36-item short-from health survey，SF-36）等。

SF-36 量表（表 5-15）内容：该量表包括 8 个领域，涉及躯体健康（生理功能、生理职能、躯体疼痛和总体健康）和精神健康（活力、社会功能、情感职能和精神健康）2 个方面。

（1）生理功能（physical functioning，PF）。评定健康状况是否妨碍了正常的生理活动。

（2）生理职能（role-physical，RP）。评定由于生理健康问题所造成的职能限制。

（3）躯体疼痛（bodily pain，BP）。评定疼痛程度及疼痛对日常活动的影响。

（4）总体健康（general health，GH）。评定个体对自身健康状况及其发展趋势的评定。

（5）活力（vitality，VT）。评定个体对自身精力和疲劳程度的主观感受。

（6）社会功能（social functioning，SF）。评定生理和心理问题对社会活动的数量和质量所造成的影响，用于评定健康对社会活动的效应。

（7）情感职能（role-emotional，RE）。评定由于情感问题所造成的职能限制。

（8）精神健康（mental health，MH）。评定四类精神健康项目，包括激励、压抑、行为或情感失控、心理主观感受。

表 5-15 健康状况调查问卷（SF-36）

1. 总体来讲，您的健康状况是：

①非常好　　　　　②很好　　　　　③好　　　　　④一般　　　　　⑤差

（权重或得分依次为 5，4.4，3.4，2.0，1）

2. 跟 1 年前相比，您觉得自己的健康状况是：

①比 1 年前好多了　　②比 1 年前好一些　　③跟 1 年前差不多　　④比 1 年前差一些

⑤比 1 年前差多了

（权重或得分依次为 1，2，3，4，5）

3. 健康和日常活动

以下这些问题都和日常活动有关。请您想一想，您的健康状况是否限制了这些活动？如果有限制，程度如何？

（1）重体力活动（如跑步、举重物、剧烈运动等）

①限制很大　　　　②有些限制　　　　③毫无限制

（2）适度活动（如移桌子、扫地、打太极拳、做简单体操等）

①限制很大　　　　②有些限制　　　　③毫无限制

（3）手提日用品（如买菜、购物等）

①限制很大　　　　②有些限制　　　　③毫无限制

（4）上几层楼梯

①限制很大　　　　②有些限制　　　　③毫无限制

（5）上 1 层楼梯

①限制很大　　　　②有些限制　　　　③毫无限制

（6）弯腰、屈膝、下蹲

①限制很大　　　　②有些限制　　　　③毫无限制

（7）步行 1 500 m 左右的路程

①限制很大　　　　②有些限制　　　　③毫无限制

（8）步行 800 m 左右的路程

①限制很大　　　　②有些限制　　　　③毫无限制

（9）步行约 100 m 的路程

①限制很大　　　　②有些限制　　　　③毫无限制

（10）自己洗澡、穿衣

①限制很大　　　　②有些限制　　　　③毫无限制

（上述问题权重或得分均依次为 1，2，3）

续表

4. 在过去 4 个星期里，您的工作和日常活动有无因为身体健康的原因而出现以下这些问题？

（1）减少了工作或其他活动时间：

①是　　　　　　　②不是

（2）本来想要做的事情只能完成一部分：

①是　　　　　　　②不是

（3）想要做的工作或活动种类受到限制：

①是　　　　　　　②不是

（4）完成工作或其他活动有困难（比如需要额外的努力）：

①是　　　　　　　②不是

（上述问题权重或得分均依次为 1，2）

5. 在过去 4 个星期里，您的工作和日常活动有无因为情绪的原因（如压抑或忧虑）而出现以下这些问题？

（1）减少了工作或其他活动时间：

①是　　　　　　　②不是

（2）本来想要做的事情只能完成一部分：

①是　　　　　　　②不是

（3）做工作或其他活动不如平时仔细：

①是　　　　　　　②不是

（上述问题权重或得分均依次为 1，2）

6. 在过去 4 个星期里，您的健康或情绪不好在多大程度上影响了您与家人、朋友、邻居或集体的正常社会交往？

①完全没有影响　②有一点影响　　③中等影响　　　④影响很大

⑤影响非常大

（权重或得分依次为 5，4，3，2，1）

7. 在过去 4 个星期里，您有身体疼痛吗？

①完全没有疼痛　②有一点疼痛　　③中等疼痛　　　④严重疼痛

⑤很严重疼痛

（权重或得分依次为 6，5.4，4.2，3.1，2.2，1）

8. 在过去 4 个星期里，您的身体疼痛影响了您的工作和家务吗？

①完全没有影响　②有一点影响　　③中等影响　　　④影响很大

⑤影响非常大

（如果 7 无 8 无，权重或得分依次为 6，4.75，3.5，2.25，1.0；如果为 7 有 8 无，则为 5，4，3，2，1）

续表

9. 您的感觉

以下这些问题是关于过去 1 个月里您自己的感觉，对每一条问题所说的事情，您的情况是什么样的？

（1）您觉得生活充实：

①所有的时间　　②大部分时间　　③比较多时间　　④一部分时间

⑤小部分时间　　⑥没有这种感觉

（权重或得分依次为 6，5，4，3，2，1）

（2）您是一个精神紧张的人：

①所有的时间　　②大部分时间　　③比较多时间　　④一部分时间

⑤小部分时间　　⑥没有这种感觉

（权重或得分依次为 1，2，3，4，5，6）

（3）您的情绪非常不好，什么事都不能使您高兴起来：

①所有的时间　　②大部分时间　　③比较多时间　　④一部分时间

⑤小部分时间　　⑥没有这种感觉

（权重或得分依次为 1，2，3，4，5，6）

（4）您的心里很平静：

①所有的时间　　②大部分时间　　③比较多时间　　④一部分时间

⑤小部分时间　　⑥没有这种感觉

（权重或得分依次为 6，5，4，3，2，1）

（5）您做事精力充沛：

①所有的时间　　②大部分时间　　③比较多时间　　④一部分时间

⑤小部分时间　　⑥没有这种感觉

（权重或得分依次为 6，5，4，3，2，1）

（6）您的情绪低落：

①所有的时间　　②大部分时间　　③比较多时间　　④一部分时间

⑤小部分时间　　⑥没有这种感觉

（权重或得分依次为 1，2，3，4，5，6）

（7）您觉得筋疲力尽：

①所有的时间　　②大部分时间　　③比较多时间　　④一部分时间

⑤小部分时间　　⑥没有这种感觉

（权重或得分依次为 1，2，3，4，5，6）

（8）您是个快乐的人：

①所有的时间　　②大部分时间　　③比较多时间　　④一部分时间

⑤小部分时间　　⑥没有这种感觉

（权重或得分依次为 6，5，4，3，2，1）

（9）您感觉疲劳：

①所有的时间　　②大部分时间　　③比较多时间　　④一部分时间

⑤小部分时间　　⑥没有这种感觉

（权重或得分依次为 1，2，3，4，5，6）

（10）您的健康影响了您的社会活动（如走亲访友）：

①所有的时间　　②大部分时间　　③比较多时间　　④一部分时间

⑤小部分时间　　⑥没有这种感觉

（权重或得分依次为 1，2，3，4，5，6）

10.总体健康情况

请看下列每一条问题，哪一种答案最符合您的情况？

（1）我好像比别人容易生病：

①绝对正确　　②大部分正确　　③不能肯定　　④大部分错误　　⑤绝对错误

（权重或得分依次为 1，2，3，4，5）

（2）我跟周围人一样健康：

①绝对正确　　②大部分正确　　③不能肯定　　④大部分错误　　⑤绝对错误

（权重或得分依次为 5，4，3，2，1）

（3）我认为我的健康状况在变坏：

①绝对正确　　②大部分正确　　③不能肯定　　④大部分错误　　⑤绝对错误

（权重或得分依次为 1，2，3，4，5）

（4）我的健康状况非常好：

①绝对正确　　②大部分正确　　③不能肯定　　④大部分错误　　⑤绝对错误

（权重或得分依次为 5，4，3，2，1）

评定结束，需进行量表健康状况各个方面计分及得分换算。得分换算的基本公式为：换算得分＝（实际得分－该方面的可能的最低得分）/（该方面的可能的最高得分与最低得分之差）×100。评分原则是分量表及各条目积分越高，则表示健康状况越好。

第六章　脑卒中运动障碍的现代康复治疗

第一节　脑卒中运动障碍的现代康复治疗技术

物理治疗（physical therapy，PT）是通过功能训练、手法治疗和物理因子治疗，重点改善肢体功能。国外称为 3M 治疗：运动治疗（movement therapy）、手法治疗（manipulation therapy）、物理因子治疗（physical modality therapy）。

一、运动治疗

运动治疗指以生物力学和神经发育学为基础，采用主动和被动运动，通过改善、代偿和替代的途径，旨在改善运动组织（肌肉、骨骼、关节、韧带）的血液循环和代谢，促进神经肌肉功能，提高肌力、耐力、心肺功能和平衡功能，纠正躯体畸形和功能障碍。运动治疗以功能训练为主要手段，以手法和器具为载体，着眼于躯体功能的恢复、改善或重建。其内容涵盖以下几个主要部分。

（一）关节活动技术

1. 主动运动

常用各种徒手体操或器械体操。动作的设计原则是根据患者关节活动受限的方向和程度、肌力的大小及可使用的器械，设计出一些有针对性的动作，内容可简可繁，可以个人练习，也可以将有相同关节活动障碍的患者分组集体练习。主动运动适应面广，不受场地限制；缺点是运动强度通常不大，在重度粘连和挛缩时治疗作用不太明显。

2. 主动助力运动

常用的有悬吊练习、滑轮练习和器械练习。

1）悬吊练习。利用挂钩、绳索和吊带组合将拟活动的肢体悬吊起来，使肢体在去除重力的前提下主动活动。

2）滑轮练习。利用滑轮和绳索，通过健侧肢体的活动来帮助或带动患侧肢体的活动。

3）器械练习。利用杠杆原理，以器械为助力，带动活动受限的关节进行活动。应用时应根据病情及治疗目的，选择相应器械，如体操棒，以及针对四肢关节活动障碍而专门设计的练习器械，如肩关节练习器等。

3. 被动运动

根据力量来源分为两种，一种是由治疗人员完成的被动运动，如关节可活动范围内的运动和关节松动技术；另一种是借助外力由患者自己完成的被动运动，如关节牵引、持续性被动活动等。

1）关节可动范围内运动。治疗师根据关节运动学原理，在关节活动容许范围内完成的关节各个方向的活动，具有维持关节现有的活动范围、预防关节挛缩的作用。

2）关节松动技术。利用关节的生理运动和附属运动被动活动患者关节，以达到维持或改善关节活动范围、缓解疼痛的目的。

3）持续性被动活动。利用机械或电动的活动装置，使肢体进行持续性、无痛范围内的被动活动。

（二）软组织牵伸技术

1. 概念

牵伸是指拉长挛缩或短缩软组织的治疗方法。其目的主要为改善或重新获得关节周围软组织的伸展性，降低肌张力，增加或恢复关节的活动范围，防止发生不可逆的组织挛缩，预防或降低躯体在活动或从事某项运动时出现的肌肉、肌腱损伤。

2. 分类

根据牵伸力量的来源、牵伸方式和持续时间，把牵伸分为手法牵伸、器械牵伸和自我牵伸三种。

1）手法牵伸。治疗师对发生紧张或挛缩的组织或活动受限的关节，通过手法牵伸，并通过控制牵伸的方向、速度和持续时间，来增加挛缩组织的长度和关节活动范围。与被动活动相比，被动牵伸是使受限的关节活动范围增大，而关节的被动活动是在关节活动未受限、可运动范围内进行活动，以维持关节现有的活动范围，但无明显增加关节活动范围的作用。与机械被动牵伸相比，手法被动牵伸是一种短时间的牵伸，每次牵伸持续 $10 \sim 15$ s，重复 $3 \sim 4$ 次。

2）机械装置被动牵伸。利用小强度的外部力量，较长时间作用于缩短组织。牵伸的力量可以通过重量牵引、滑轮系统或系列夹板而发生作用。牵伸时间至少要 20 min，甚至数小时。

3）自我牵伸。由患者自己完成的一种肌肉伸展性训练，可以利用自身重量作为牵伸力量。

3. 临床应用

凡是由于软组织挛缩、粘连或瘢痕形成，引起肌肉、结缔组织和皮肤缩短，关节活动范围降低均可采用牵伸治疗。当肌无力和拮抗肌紧张同时存在时，先牵伸紧张的拮抗肌，再增强无力肌肉的力量。

4. 禁忌证

主要为关节内或关节周围组织有炎症，如结核、感染，特别是在急性期；新近发生的骨折、肌肉韧带损伤；组织内有血肿或有其他创伤；神经损伤或神经吻合术后 1 个月内；关节活动或肌肉被拉长时剧痛；严重的骨质疏松。此外，当挛缩或缩短的组织具有维持关节的稳定性或使肌肉保持一定力量、增加功能活动的作用时，牵伸应慎重，特别是四肢瘫或肌肉严重无力的患者。

5. 注意事项

牵伸虽然安全性比较大，但具体应用时，仍然需要注意以下几个方面。

1）先评估。牵伸前先评估患者，了解关节活动受限的原因，并了解牵拉这些结构的可能性及实际价值。

2）患者体位。牵伸时，患者尽量保持在舒适、放松的体位。牵伸局部可先用热疗，以增加组织的伸展性以降低发生损伤的可能性。

3）牵伸方向。牵伸力量的方向应与肌肉紧张或挛缩的方向相反。先在关节可动范围内缓慢活动肢体到受限处，然后固定关节近端，牵伸远端。

4）避免过度牵伸。特别是已长时间制动或不活动的组织、肿胀的组织或肌力较弱的肌肉。

（三）肌力训练技术

肌力训练是根据超量恢复的原理，通过肌肉的主动收缩来改善或增强肌肉的力量。

1. 肌力训练的分类

根据肌肉的收缩方式可分为等长运动和等张运动；根据是否施加阻力分为非抗阻运动和抗阻运动。非抗阻运动包括主动运动和主动助力运动，抗阻力运动包括等张性（向心性、离心性）、等长性、等速性抗阻力运动。

2. 肌力训练的方法选择

1）当肌力为 1 级或 2 级时，进行徒手助力肌力训练或悬吊助力运动，随着主动运动能力的改善，逐步减少帮助。

2）当肌力达 3 级或以上时，进行主动抗重力或抗阻力肌力训练。主动抗重力训练时，让患者将需要训练的肢体在抗重力位置进行主动运动。

3. 注意事项

由于人体各关节的运动都是由几组肌群分工合作，因此肌力训练通常是训练一组肌群，而不是一块肌肉。训练中需要注意：

1）心血管反应。等长抗阻力运动，特别是抗较大阻力时，具有明显的升压反应。有高血压、冠心病或其他心血管疾病者应禁忌在等长抗阻运动时过分用力或闭气。

2）选择适当的训练方法。训练前应先评估训练部位的关节活动范围和肌力是否受限及其程度，根据评估结果选择运动方法。

3）阻力施加及调整。阻力通常加在需要增强肌力的肌肉远端附着部位，但肌力稍弱时也可靠近肌肉附着的近端。阻力的方向总是与肌肉收缩使关节发生运动的方向相反。每次施加的阻力应平稳。

4）掌握运动量。根据患者全身状况（素质、体力）、局部状况（关节活动、肌力强弱），选择适当的训练方法。运动量以训练后第 2 天不感到疲劳和疼痛为宜。

（四）神经生理学疗法

神经生理学疗法（neurophysiological therapy，NPT），又称神经发育疗法（neurodevelopment treatment，NDT）。是根据实际的临床经验再经理论证明，逐渐形成的以改善脑损伤后肢体运动功能障碍的一类康复治疗技术与方法，又称为应用神经生理学法则的促进技术或易化技术。其典型代表为 Bobath 技术、Brunnstrom 技术、Rood 技术、PNF 技术等。其中各方案都有其理论基础和临床应用实践的侧重点和优缺点，在治疗脑卒中运动功能障碍方面，没有证据表明一种康复治疗方法优于其他方法。治疗师可以根据各自掌握的理论体系和患者具体的功能障碍特点，以任务为导向，综合实施康复治疗方案。

1. Bobath 技术

Bobath 技术的核心是通过控制关键点，运用反射性抑制模式，利用生理或病理反射调节肌肉收缩反应，即各种功能性技能都是以姿势控制、翻正反应、平衡反应和其他保护性反应，以及伸手、抓握和松开等基本模式为基础。中枢性瘫痪治疗的关键是控制异常运动模式，为此可以通过姿势与运动的基本模式，诱发出非随意反应，从而达到调节肌张力或引出所需要运动的目的。该技术在偏瘫和脑瘫应用较普遍，其治疗原理及基本技术包括：

1）反射性抑制。利用与痉挛模式相反的体位或姿势来抑制痉挛。

正常姿势控制的缺乏是由中枢神经抑制不足引起的。缺乏这种抑制，动作便不能变化更不能协调。如果提供这种抑制，患者的运动质量就会有所改善。因此必须在希望患者产生有效活动之前，对产生痉挛模式的肌群进行与痉挛模式方向相反的抑制。不论是屈肌痉挛还是伸肌痉挛模式，都可以采用反射性抑制模式（RIP）来对抗。此外，在达到抑制体位时，要持续 6 s 以上的时间，此方法也被称作持续牵伸。同理对于其他需要反射性抑制的部位均需要遵循"持续足够的时间，才能达到抑制"的原则，以达到减轻痉挛、改善症状的效果。

2）控制关键点。在治疗过程中，治疗师操作患者身体的某些部位，以达到抑制痉挛和异常姿势反射、促进正常姿势反应的目的。Bobath 将这种操作称之为控制关键点，被操作的部位称之为关键点。肩部、躯干（如胸骨柄）都可以作为控制上肢痉挛和姿势的关键点。可以分为中心关键点和周围关键点。中心关键点包括肩、骨盆、胸椎（剑突）、胸骨柄、头颈；周围关键点包括腕关节、踝关节、拇指、踇趾。

使用关键点来调整，不是以活动关键点部位为目的，而是以此来诱发整个身体正常化的运动模式为目的，如患者不能保持坐位平衡时，或含胸驼背坐位时，很难有效地使用上肢。此时治疗的切入点是操作者的手放在胸骨及胸椎（关键点）使躯干做前后的移动，或利用肩胛骨（关键点）的前伸性活动。在这些关键点得到控制后，继续改善上肢的活动性。

3）姿势控制。姿势控制强调躯干的抗重力性和近端肢体的稳定性，包括姿势稳定性即控制重心与支撑面间的关系。姿势控制可以在学习如何活动的过程中获得。

Bobath 技术作为一种治疗理念，重点是通过治疗师的观察，发现中枢损伤后患者的运动表现，在尽量抑制异常模式的情况下，促进患者进行主动活动。主动活动是促进中枢损伤后功能重组的关键，利于大脑选择性地接受和处理信息，特别是在损伤后的早期，在有限的治疗时间内，治疗师需要尽量刺激多肌群的活动，同时将这些刺激的效果逐渐应用到日常活动中。

2. Brunnstrom 技术

Brunnstrom 技术主要用于评估和治疗成年偏瘫患者，它注重于利用偏瘫后患者所产生的共同运动模式来促进患者的运动康复。核心为中枢神经兴奋扩散原理，瘫痪早期利用协同运动和反射模式作为促进手段诱发肢体的运动反应，再从异常模式中引导正常运动成分，最终脱离异常模式，形成正常模式，恢复运动控制能力。Brunnstrom 认为任何有理由的训练方法都应该尝试应用。

Brunnstrom 治疗的介入方式根据卒中后患者六个运动恢复分期阶段（详见第五章第一节）而考虑，治疗的目的是让患者有次序地经过每一个恢复时期。

3. Rood 技术

Rood 技术的主要观点：感觉输入决定运动输出；运动反应按一定的发育顺序出现；身、心、智是相互作用的。核心是对运动终板较丰富（一般为肌腹）的皮肤区域施加机械刺激或温度刺激，诱发或抑制骨骼肌运动，达到恢复肌肉正常运动模式的目的。其技术重点强调有控制的感觉刺激，根据人体的发育顺序，利用温觉、痛觉、触觉、视觉、听觉等多种感觉刺激，调整感觉通路的兴奋性，以诱发出有目的的反应，又称为多感觉刺激疗法。如果对瘫痪患者的皮肤感受器反复施加正确的刺激，就可能重建正确的运动模式。

4. PNF 技术

PNF 是一种治疗方法，也是一种治疗观念，是通过对本体感受器刺激，达到促进相关神经肌肉反应，以增强相应肌肉的收缩能力的目的，同时通过调整感觉神经的异常兴奋性，以改变肌肉的张力，使之以正常的运动方式进行活动的一种康复训练方法。该技术强调对角螺旋斜线抗阻的运动模式。

5. 神经生理学疗法各技术对比

1）共同特点。

（1）治疗原则。以神经系统作为治疗重点对象。将神经发育学、神经生理学的基本原理和法则应用到脑损伤后运动障碍的康复治疗中。按照个体发育的正常顺序，通过对外周（躯干和肢体）的良性刺激，抑制异常的病理反射和病理运动模式，引出并促进正常的反射和建立正常的运动模式。

（2）治疗目的。把治疗与功能活动特别是 ADL 结合起来，在治疗环境中学习动作，在实际环境中使用已经掌握的动作并进一步发展技巧性动作。

（3）治疗顺序。按照头到尾，近端到远端的顺序治疗，将治疗变成学习和控制动作的过程。在治疗中强调先做等长练习（如保持静态姿势），后做等张练习（如在某一姿势上做运动）；先练习离心性控制，后练习向心性控制；先掌握对称性的运动模式，后掌握不对称性的运动模式。

（4）治疗方法。应用多种感觉刺激，包括躯体、语言、视觉等，反复强化训练对动作的掌握、运动控制及协调具有十分重要的作用。

（5）工作方式。强调早期治疗、综合治疗及各相关专业的全力配合，如物理治疗、作业治疗、言语治疗、心理治疗及社会工作者等的积极配合；重视患者及其家属的主动参与。

2）不同特点。如表 6-1 所示。

表 6-1 神经生理学疗法各技术不同特点

	治疗观念差异	基本技术不同
Bobath 技术	主张早期抑制不正常的姿势、病理反射或异常运动，再利用正常的自发性姿势反射和平衡反应来调节异常的肌张力，尽可能诱发正常运动，达到提高患者日常生活活动能力。反对使用不正常的反射（联合反应）及阻力（产生扩散效应）来诱发动作	通过对身体关键点的手法操作、反射性抑制、促进姿势反射及刺激固有感受器和体表感受器等治疗师的基本手法，达到控制运动障碍、促进功能性活动的目的。现代 Bobath 技术发展更新为：影响张力性姿势、诱导姿势模式及活动性负重、改善核心稳定及任务解决型方法等治疗技术
Brunnstrom 技术	主张早期充分利用姿势反射、联合反应、共同运动等各种方法诱发出运动反应，再从异常模式中引导、分离出正常的运动成分，最终脱离异常运动模式逐渐向正常、功能性运动模式过渡	弛缓期通过对健侧肢体施加阻力引出患侧肢体的联合反应或共同运动及利用本体感受刺激和局部皮肤刺激，促进较弱的肌肉收缩。出现痉挛后再用抑制共同运动的模式来抑制痉挛，促进随意运动，最后将共同运动模式与 ADL 结合
Rood 技术	强调多种感觉刺激技术，主张适当的感觉刺激是保持正常肌张力的基本条件，并可诱发所需要的肌肉反应。正确的感觉输入是产生正确运动反应的必要条件，有控制的感觉输入可以反射性地诱发肌肉活动	主要应用促进技术和抑制技术。通过对皮肤、本体感觉等刺激来诱发肌肉反应。包括：触觉刺激、温度刺激、挤压关节、快速地牵伸肌肉、轻叩及特殊感觉刺激来促进肌肉的活动。利用挤压关节、对肌腱附着点的加压、持续的牵张等达到降低肌张力、抑制痉挛的目的
PNF 技术	强调应用本体感觉刺激，通过刺激本体感受器来改善和促进肌肉功能，治疗并不针对特定障碍或身体节段而是直接作用于个人整体	主要应用本体感觉刺激通过挤压、牵伸、抗阻等，结合视觉刺激及治疗师的口令。螺旋、对角线性的运动模式是 PNF 的基本特征

（五）运动再学习疗法

运动再学习技术主要应用于成人脑卒中后运动功能恢复的康复治疗方法。

运动再学习疗法是根据对正常人习得运动技能过程的充分认识，通过分析与运动功能障碍相关的各种异常表现或缺失成分，针对性地设计并引导患者主动练习运动缺失成分和功能性活动，获得尽可能接近正常的运动技能。运动再学习技术将成人中枢神经系统损伤后运动功能的恢复训练视为一种再学习或再训练的过程，强调患者主动参与的前提下，以任务或功能为导向，按照科学的运动技能获得方法对患者进行再教育以恢复其运动功能，强调早期活动、主动活动及功能性活动，康复训练及优化环境要在患者形成错误运动模式之前开始，将脑卒中后的康复训练视为一种应用运动科学任务。

运动再学习疗法由 7 个部分组成，包含了日常生活中的基本运动功能：①上肢功能；②口面部功能；③仰卧到床边坐起；④坐位平衡；⑤站起与坐下；⑥站立平衡；⑦步行。治疗时根据患者存在的具体问题选择最适合患者的部分开始训练。每一部分分为 4 个步骤：①了解正常的活动并通过观察患者的动作来分析缺失的基本成分；②针对患者丧失的运动成分，通过简洁的解释和指令，反复多次的练习，并配合语言、视觉反馈及手法指导，重新恢复已经丧失的运动功能；③把所掌握的运动成分与正常的运动结合起来，不断纠正异常，使其逐渐正常化；④在真实的生活环境中练习已经掌握的运动功能，指导患者自我监督和亲属参与，使其不断熟练。

（六）强制性使用运动治疗

强制性使用运动治疗的基本概念是在生活环境中限制脑损伤患者使用健侧上肢，强制性反复使用患侧上肢，以改变患侧上肢的失用性强化过程。强制性使用运动治疗的前提就是最大限度地应用"脑的可塑性理论"。患者通过强制性使用运动治疗逐渐地将"习得性失用"改为"习得性使用"，充分调动脑的学习能力，加快运动能力的恢复。

强制性使用运动治疗主要用于慢性期脑卒中患者（发病 6 个月～1 年后）的上肢治疗。被治疗患者的上肢至少要具备伸腕 10°，拇指掌侧或桡侧外展 10°，其余四指中任意 2 指的掌指和指间关节可以伸展 10°；患者没有明显的平衡障碍，能自己穿戴吊带（一般第 1 天在治疗人员监督下练习如何操作），能安全地戴着吊带走动；无严重的认知障碍，如感觉性失语、注意力不集中、患侧忽略、视觉缺陷、记忆障碍；无严重并发症；无严重的痉挛和疼痛。治疗包括两个方面：限制性使用健侧、强制性使用患侧。

（七）运动处方

运动处方是对准备接受运动治疗或参加运动锻炼的患者，由专科医生通过必要的临床检查和功能评定后，根据所获得的资料和患者的健康状况，为患者开出合适的运动处方，一个完整的运动处方应包括运动治疗项目、运动治疗量以及运动治疗的注意事项3个方面内容。

1. 运动治疗项目

耐力性项目、力量性项目、放松性项目、矫正性项目。

2. 运动治疗量

运动治疗量是指运动治疗中的总负荷量，其大小取决于运动治疗的强度、运动治疗的频度（密度）和运动治疗的总时间。其中运动治疗的强度是运动处方中定量化的核心，直接影响运动治疗的效果和治疗的安全性，心率是确定运动治疗强度的可靠指标。在制定运动治疗处方时，应注明运动治疗中允许达到的最高心率和应该达到的适宜心率即靶心率。根据运动治疗中所选择的最高心率，可以将运动治疗量分为大、中、小3种。大运动量相当于最高心率的80％以上，中运动量相当于最高心率的70％，小运动量相当于最高心率的60％。其他的指标还包括机体耗氧量、代谢当量、主观感觉。

3. 治疗频度

治疗频度是指每周参与或接受运动治疗的次数。一般小运动治疗量每天一次；大运动治疗量时可隔天一次，如果间隔的时间超过3d，运动治疗效果的蓄积作用就会消失。

4. 治疗时间

治疗时间取决于治疗强度，对耐力性或力量性运动治疗项目，一次运动治疗时间可以分为准备、练习、结束3个部分。准备部分通常采用小强度的活动使心肺功能、肌肉韧带以及血压逐渐适应练习部分的运动治疗；练习部分是治疗的主要部分，至少维持20～30 min；结束部分主要做一些放松性活动，防止在运动治疗完成后，由于血液聚集于肢体，回心血量减少而出现心血管症状。

二、手法治疗

手法治疗包括西方的手法治疗和传统医学中的手法治疗。西方手法治疗应用最多的是关节松动术。

（一）关节松动术

1. 概念

关节松动术是指治疗师在关节活动允许的范围内完成的一种针对性很强的手法操作技术。操作时常选择关节的生理运动和附属运动作为治疗手段。

1）关节的生理运动。是指关节在生理范围内完成的运动，可主动或被动完成，在关节松动技术中属于被动运动。

2）关节的附属运动。是指关节在自身及其周围组织允许的范围内完成的运动，是维持关节正常活动不可缺少的运动，一般不能主动完成，需他人或本人的对侧肢体帮助才能完成。

2. 手法等级

关节松动技术将操作时的手法分为 4 级。

Ⅰ级：在关节活动范围的起始端，小幅度节律性地来回松动关节。

Ⅱ级：在关节生理活动范围内，大幅度节律性地来回松动关节，但不接触关节活动的起始端和终末端。

Ⅲ级：在关节运动允许范围内，大范围节律性地来回松动关节，每次均接触到关节的终末端，并能感觉到关节周围软组织的紧张。

Ⅳ级：在关节活动的终末端，小范围节律性地来回松动关节，每次均接触到关节的终末端，并能感觉到关节周围软组织的紧张。

3. 治疗作用

1）生理效应。关节松动术的生理效应主要通过力学与神经作用而达到：①改善关节软骨和软骨盘无血管区的营养，缓解疼痛，防止关节退变；②可以抑制脊髓和脑干致痛物质的释放，提高痛阈。

2）保持软组织的伸展性。关节松动术直接牵拉关节周围的软组织，可保持或改善其伸展性，改善关节活动范围。

3）增加本体感觉反馈。关节松动术可刺激位于关节、关节囊与肌腱内的本体感受器，传入神经将感受器接受的冲动传入中枢神经，增加位置觉与运动觉。

4. 临床应用

Ⅰ、Ⅱ级用于治疗因疼痛引起的关节活动受限；Ⅲ级用于治疗关节疼痛并伴有僵硬；Ⅳ级用于治疗关节因周围组织粘连、挛缩而引起的关节活动受限。

5. 禁忌证

关节活动过度、外伤或疾病引起的关节肿胀（渗出增加）、炎症，以及恶性疾病和未愈合的骨折。

（二）传统手法治疗

传统手法治疗或称为按摩、推拿，是指通过手或器械，以力的形式作用于人体，以防治疾病的方法。可分为手法按摩、器械按摩、自我按摩三类。可以调节神经、促进体液循环、改善关节功能、松解软组织粘连、消除疲劳、增强体质，还可以放松紧张的情绪，减轻或消除疾病产生的心理影响。

三、物理因子治疗

（一）电疗法

电疗法是指应用电治疗疾病的方法。根据所采用电流频率（f）的不同，通常分为直流电疗法、低频电疗法（$0 < f < 1000$ Hz）、中频电疗法（1 kHz$< f < 100$ kHz）、高频电疗法（100 kHz$< f < 300$ GHz）。常用的电疗法：

1. 直流电疗法

包括直流电疗法、直流电药物离子导入疗法、电化学疗法。直流电疗法是使用低电压的平稳直流电通过人体部位以治疗疾病的方法，是最早应用的电疗法之一。目前，单纯应用直流电疗法较少，但它是离子导入疗法和低频电疗法的基础。直流电药物导入疗法是使用直流电将药物离子通过皮肤、黏膜或伤口导入体内进行治疗的方法。

2. 低频电疗法

以低频脉冲电流刺激神经或肌肉以促进功能恢复的方法称为神经肌肉电刺激疗法。包括经皮神经电刺激疗法（TENS）、电体操疗法、功能性电刺激。

3. 中频电疗法

包括等幅正弦中频电治疗、正弦调制中频电治疗、脉冲调制中频电治疗、干扰电疗法等。

1）镇痛作用。中频电流（特别是低频调制的中频电流）的镇痛作用与低频脉冲电流相似。

2）促进局部血液循环。中频电流单次作用时间停止即刻皮肤充血反应不明显，而在停止治疗 $10 \sim 15$ min 后比较明显。在几种中频电流中，以$50 \sim 100$ Hz的低频调制的中频电流的作用较强。

3）锻炼肌肉。由 $1 \sim 150$ Hz 的低频调制的中频电流能引起肌肉收缩，和低频脉冲电流产生同样的生理和治疗效果。因此中频电流亦可用于锻炼肌肉、预防肌肉萎缩、提高平滑肌张力、调整自主神经功能。

4）软化瘢痕、松解粘连。由于中频电流刺激能扩大细胞与组织的间隙，使粘连的结缔组织纤维、肌纤维、神经纤维等活动而后分离，中频电流有较好的软化瘢痕、松解粘连作用。

5）消炎作用。中频电流对一些慢性非特异性炎症有较好的治疗作用。这主要是由于中频电流作用后局部血液循环改善，炎症产物的吸收加速，局部组织的营养和代谢增强，免疫功能提高。

4. 高频电疗法

短波疗法与超短波疗法：短波波长 10～100 m，频率 3～30 MHz，超短波波长 1～10 m，频率 30～300 MHz。短波、超短波作用于人体时均可产生明显的温热效应，小剂量或脉冲波治疗时无明显温热效应，但可引起生理功能或病理过程的变化，为非热效应。

（二）光疗法

光疗法是利用各种光源的辐射能或太阳能，作用于人体来治疗疾病的一种治疗方法。在康复医学中主要借助于光的热及化学作用来促进机体功能的恢复，应用比较广泛。

1. 红外线疗法

红外线可分为两段：波长 1.5～1 000 μm 的波段为远红外线，波长 0.76～1.5 μm 的波段为近红外线。治疗作用主要有：

1）促进血液循环。首先使受照射的局部温度升高，局部皮肤毛细血管扩张充血，形成局部网状分布的红斑，血液及淋巴循环加速，增强局部的组织营养，促进渗出物的吸收。

2）加强组织细胞活力及再生能力。由于血液循环的加快，新陈代谢旺盛，加强组织营养，因而能加速组织再生及修复。

3）消炎作用。在红外线作用下，血液循环加速，可加速炎性产物及代谢产物的吸收，周围白细胞浸润，网状内皮系统吞噬能力增强，人体免疫力提高，对慢性及浅表性炎症有明显的消炎作用。

4）镇痛、镇静作用。红外线的热作用能降低神经末梢的兴奋性，故有镇痛作用。热对肌肉有松弛作用，可解除肌痉挛及增加肌腱延伸性。

5）促进排泄。通过出汗增多，体温升高，呼吸加快，氧化代谢加强，肾血管反射性扩张，使尿量增多。

2. 紫外线疗法

紫外线是太阳光谱中 180～400 nm 的一段光谱。紫外线可分为长波紫外线、中波紫外线及短波紫外线。长波紫外线生物作用弱，色素作用较强，主要是荧光作用；中波紫外线生物作用明显，主要用于医疗；短波紫外线具有较强的杀菌作用，可用于消毒。治疗作用包括：

1）消炎。紫外线能加快局部组织的血液和淋巴循环，提高皮肤内网状内皮系统的功能，使网状内皮细胞的吞噬能力增强，白细胞增加，抗体形成增多，因而可明显地提高人体的免疫功能。紫外线还可抑制细菌生长，故有明显的消炎作用。

2）止痛。通过局部病灶的治疗作用缓解疼痛，并且抑制感觉神经的兴奋性，同时红斑反应产生的反射机制具有中枢镇痛效果。

3）加速组织再生，促进伤口愈合。紫外线照射可引起细胞分解，其产物能刺激结缔组织及上皮细胞生长，并可作为未受损细胞的营养物质，改善细胞的再生条件，从而促进伤口和溃疡面的愈合。对压疮，用大剂量紫外线照射控制感染后，再用小剂量紫外线照射，可促使创面的上皮细胞生长，使创面愈合。

4）脱敏作用。应用紫外线对人体进行多次红斑量照射，可产生脱敏作用。由于组织胺的产生，刺激组织胺酶的形成，而组织胺酶有中和、分解及破坏血液中过量的组织胺，从而起到脱敏作用。

5）提高免疫功能。阳光中的紫外线可通过神经反射的途径，调动人体各系统的功能，激活免疫系统，增强 T 淋巴细胞、B 淋巴细胞及白细胞的作用。通过体液途径，使某些生物活性物质激活免疫系统。

3. 激光疗法

激光是受激辐射放大的光，激光疗法的治疗作用包括改善组织血液循环，加快代谢和致痛物质的排除，有镇痛效应；提高白细胞的吞噬能力，增强免疫功能；增强组织代谢与生物合成，加速组织修复。

（三）超声波疗法

超声波是一种机械振动波，作用于人体时引起细微的按摩效应、温热效应、空化效应及多种生理效应，连续式超声波的温热作用较明显，脉冲式超声波的非热效应较明显。治疗作用包括：镇痛、解痉作用；改善血液循环作用；松解粘连、软化瘢痕作用；促进骨折愈合作用；溶栓效应，可使血栓形成的血管再通恢复血流。

（四）磁疗法

磁场作用于人体以治疗疾病的方法称为磁疗法，治疗作用包括：

1）镇痛。磁场能改善血液循环，改变神经的兴奋性，促使致痛物质分解和转化，从而达到止痛作用。

2）消肿、消炎。磁场可使局部血液循环加强，组织通透性改善，有利于渗出物的吸收、消退，并能提高人体的非特异免疫力，使白细胞活跃、吞噬能力增强而起消炎作用。

3）镇静。磁场可加强大脑皮层的抑制过程，改善睡眠，缓解肌肉痉挛。

4）降压。调节血管舒缩，扩张血管，改善循环，减少外周阻力，从而使血压下降。

5）软化瘢痕与松解粘连。

6）促进骨痂生长。促进成骨细胞、软骨细胞与骨细胞释放大量钙，加快骨折区的钙沉积，有利于骨痂生长。

（五）生物反馈疗法

肌电生物反馈疗法在临床上应用最早最多，通过肌电信号反馈进行治疗，适用于头痛、脑卒中后偏瘫、脊髓损伤后截瘫、脑瘫、周围神经损伤等患者，也可用于焦虑、失眠等的放松性治疗。

（六）蜡疗

用加热后的石蜡治疗疾病的方法称为石蜡疗法。石蜡疗法可以扩张血管，加强组织的血液循环，减轻疼痛，促进炎症吸收，加速组织修复，并可缓解痉挛，增加胶原组织的延展性。石蜡具有良好的可塑性、柔韧性、黏滞性和伸展性，热蜡贴敷于人体时可紧贴皮肤，冷却时体积缩小，对组织产生机械压迫作用，利于水肿的消散。

第二节　急性期的康复治疗

脑卒中的急性期通常是指发病后的 1～2 周，相当于 Brunnstrom 分期 1～2 期，此期的患者从偏瘫肢体无主动运动到肌肉张力开始恢复，并有弱的屈肌和伸肌共同运动，康复治疗是在神经内科或神经外科常规治疗的基础上，患者病情稳定 48 h 后开始进行，一般是床边训练阶段。本期的康复治疗为一级康复，其目标是通过被动活动和主动参与，促进偏瘫侧肢体肌张力的恢复和主动活动的出现，以及良肢位的摆放和正确的体位转换，预防可能出现的压疮、关节挛缩、肩关节半脱位、下肢深静脉血栓形成、泌尿道感染、肺部感染等并发症。同时积极控制相关的危险因素（如高血压、高血糖、心房纤颤等），做好脑卒中的二级预防。

（一）体位与患肢的摆放

偏瘫早期的康复治疗中，良肢位的摆放能预防和减轻偏瘫典型的上肢屈肌或下肢伸肌痉挛模式的出现和发展，是为了保护肩关节及早期诱发分离运动而设计的一种治疗性体位。偏瘫患者典型的痉挛模式表现为肩关节内收、内旋、下坠后缩；肘关节屈曲；前臂旋前；腕关节掌屈、尺偏；手指屈曲。下肢髋关节内收、内旋；膝关节伸展；踝关节跖屈、内翻。早期注意偏瘫患者在床上保持正确体位，有助于预防和减轻上述痉挛模式的出现和发展。在此阶段，治疗师必须取得家属的配合，并教会他们如何帮助患者翻身及保持各种正确的体位。

1. 患侧卧位

可以增加患侧感觉输入，有助于防止痉挛，健手可以自由活动。具体为躯干稍向后旋，后背用枕头稳定支撑，患侧肩胛带向前伸、肩关节屈曲、肘关节伸展、前臂旋后、掌心向上、腕关节背伸、手指伸展。患侧下肢髋关节伸展，膝关节轻度屈曲。健侧上肢自然放在身上或身后枕上，避免前伸引起患侧肩胛骨相对后缩。健侧下肢呈迈步位，髋、膝关节屈曲置于体前支撑良好的枕上（图 6-1）。

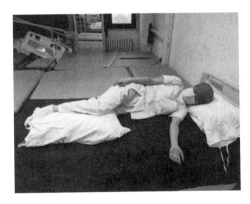

图 6-1　患侧卧位

2. 健侧卧位

患者感觉比较舒适的体位，具有抗偏瘫上肢屈肌痉挛和下肢伸肌痉挛模式的作用，同时便于治疗师对偏瘫肢体的治疗操作。具体为患侧上肢向前方伸出，肩关节屈曲约90°，肘、腕、指各关节伸展放于胸前的枕垫上，健侧上肢可自由摆放。患侧下肢髋、膝关节屈曲，置于枕头上，足不要内翻。健侧下肢髋关节伸展，膝关节轻度屈曲，背后放一个枕头，使躯干呈放松状态（图 6-2）。

3. 仰卧位

由于受颈紧张反射和迷路反射的影响，仰卧位时患者的异常反射活动较强，同时，仰卧位也容易引起骶尾部、足跟外侧或外踝部发生压疮，因此，脑卒中患者应以侧卧为主。必须采取仰卧位时，头部放在枕头上，稍偏向健侧，面部朝向患侧，枕头高度适当，胸椎不得出现屈曲。患侧臀部下方垫一个薄枕使患侧骨盆前伸，防止髋关节屈曲、外旋。患侧肩胛骨下方垫一个薄枕使肩胛骨向前突。上肢肘关节伸展，置于枕头上，腕关节背伸，手指伸展。下肢大腿及小腿中部外侧各放一楔形垫防止髋关节外展外旋，腘窝处垫一薄枕以防止膝关节过伸展，足底避免接触任何支撑物，以免足底感受器受刺激，通过阳性支撑反射加重足下垂（图 6-3）。

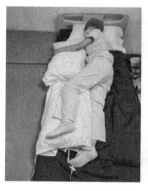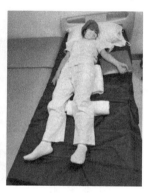

图 6-2　健侧卧位　　　　　图 6-3　仰卧位

4. 半卧位

床上坐位难以使患者的躯干保持端正，多数情况下都容易出现躯干后仰，呈半卧位姿势，而半卧位会助长躯干的屈曲，激化下肢的伸肌痉挛。因此原则上不主张采取半卧位，仅在卧床患者进食、排泄等不得已的情况下采取，其他时间应尽可能采取相对良好的姿势。首先要保持患者躯干的端正，为此可以用大枕垫于身后，使髋关节屈曲 90°，将双上肢置于移动小桌板上，防止躯干后仰，肘及前臂下方垫枕，以防肘部受压。

（二）体位变换

为了防止关节挛缩和维持某一种体位时间过长而导致的压疮，应及时变换体位。定时翻身（每两小时一次）是预防压疮的重要措施，开始以被动为主，待患者掌握翻身动作要领后，由其主动完成。

在学习翻身动作之前，应该先指导患者掌握双手掌心相对、十指交叉（患侧拇指位于上方）的动作，称之为 Bobath 握手。在 Bobath 握手的状态下，上举双上肢。

1. 向健侧翻身

首先在仰卧位下，用健侧足从患侧腘窝处插入，并沿患侧小腿伸展，将患足至于健足上方，上肢 Bobath 握手，伸展肘关节，上举至肩关节屈曲 90°后向左右两侧摆动，利用躯干的旋转和上肢摆动的惯性向健侧翻身（图 6-4 以左侧偏瘫为例）。

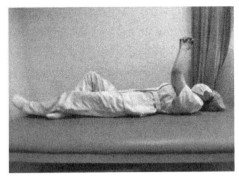 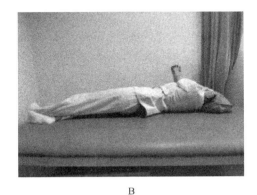

A B

图 6-4　向健侧翻身

2. 向患侧翻身

双手 Bobath 握手，伸肘，肩关节前屈 90°，健侧下肢屈髋屈膝，脚踩在床面上，头转向偏瘫侧，健侧上肢带动患侧上肢向偏瘫侧转动，并带动躯干向偏瘫侧转动，同时健侧脚用力蹬床面，使骨盆和下肢转向偏瘫侧（图 6-5 以左侧偏瘫为例）。

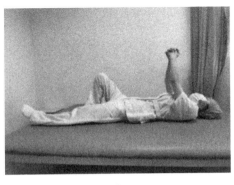 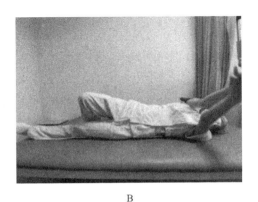

A B

图 6-5　向患侧翻身

（三）床上运动

早期床上运动是脑卒中康复的重要内容之一，目的是使患者独立完成各种床上的早期训练后达到独立地完成从仰卧位到床边坐位的转换。研究发现，不论是主动活动还是被动活动，对脑的可塑性都有积极的促进作用。但从功能和实用性来看，床上活动可以从被动活动开始，通过自助活动尽快过渡到主动的康复训练程序中。

1. 被动活动关节

多数早期脑卒中患者的患侧肢体不能主动活动或活动能力很弱，肌张力低。为了保持关节的活动度，预防关节肿胀和僵硬等继发性损害，促进偏瘫侧肢体主动活动的早日出现，以被动活动偏瘫肢体为主。活动顺序应从近端关节至远端关节，活动幅度应由小逐渐至全范围，每天 2～3 次，每次 10～20 min，直至主动运动恢复。同时，嘱患者头转向偏瘫侧，通过视觉反馈和治疗师的言语刺激，帮助患者主动参与。被动活动宜在无痛或少痛的范围内进行，避免粗暴而造成软组织损伤。鼓励多做一些抗痉挛模式的活动，如肩外展、外旋，前臂旋后，腕背伸，指伸展，伸髋，屈膝，踝背伸等。在被动活动肩关节时，偏瘫侧肱骨应呈外旋位，即手掌向上（仰卧位），注意肩肱节律，防止医源性肩痛和肩关节半脱位的发生。

（1）治疗师手对患者手部正确的握持动作。

（2）肩胛骨的活动：患者健侧卧位，治疗师一只手于肘关节处握住患侧上肢，使肩关节外展外旋，另一只手呈弓状固定肩胛骨，向上方、下方、内侧和外侧活动肩胛骨（图 6-6）。

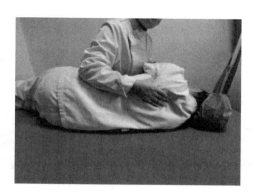

图 6-6　肩胛骨的活动

（3）肩关节屈曲和外展：在弛缓期，肩关节屈曲和外展方向的训练达到正常关节活动范围的 1/2 即可，即活动到 90° 左右为限度。治疗师一手握住患者上肢做运动，另一手固定于患者肩关节予以保护。

（4）肩关节内旋和外旋：肩关节内外旋活动范围，应掌握在正常范围的 1/2 以内，并注意保护关节，避免不必要的损伤。

（5）肘关节屈伸与旋转训练：患者仰卧位，治疗师一只手固定患侧肘关节，另一只手固定患侧手，将患者肘、腕关节同时处于伸展位，缓慢地将患侧肘关节屈曲和内外旋转至最大活动度，然后缓慢回到原始位置。

（6）前臂：前臂易出现旋前挛缩（即旋后受限）。训练时治疗师一手固定患者上臂下部，另一手握紧腕部，缓慢地充分旋转前臂。

（7）腕关节屈伸、尺侧桡侧偏训练：患者仰卧位，治疗师一只手固定患侧前臂远端，另一只手固定患侧手掌，治疗师缓慢地将患侧腕关节屈伸和尺侧桡侧偏至最大活动度，然后缓慢回到原始位置。

（8）手指关节：在肌张力高的情况下，掌指关节及指间关节都容易发生挛缩，需特别注意。训练时应充分对腕关节、掌指关节和指间关节进行伸展和屈曲，并注重拇指外展方向的运动。

（9）髋关节伸展：保持髋关节的伸展能力非常重要。在仰卧位下，充分屈曲健侧下肢的髋关节和膝关节，同时用另一侧手向下方（即床面方向）按压患侧膝关节，达到伸展患侧髋关节的作用。

（10）髋关节外展内收：利用沙袋固定健侧膝部，使健侧下肢保持在轻度外展位。治疗师用双手托起患侧下肢，做外展内收运动。

（11）内旋：患侧下肢较易出现髋关节的外旋，因此除了在仰卧位垫靠大枕预防之外，还要定时做充分的髋关节内旋的运动。具体方法：仰卧位下患侧髋关节屈曲，治疗师以手托起小腿做髋关节的内旋运动。

（12）牵张腘绳肌的方法：可以利用沙袋固定健侧下肢。治疗师用一手固定患侧膝部，保持膝关节伸展位，另一手托住足部向上抬起下肢，牵张腘绳肌。

（13）踝关节：足下垂会影响患者的步行能力，需防止出现足下垂。以患侧为右侧为例，具体措施：训练时，治疗师用左手固定踝部，右手指握住足跟向后下方牵拉，同时用右侧前臂将足底向背伸方向运动，这样就可以达到牵张跟腱、预防足下垂的作用。

2. 上肢自助被动活动

双手手指交叉，患手拇指置于健手拇指掌指关节之上（Bobath 握手），利用健侧上肢的活动带动患侧上肢的被动活动，运动时注意肘关节要充分伸展，在健侧的辅助下进行双侧肩关节上举的训练，拇指碰鼻的屈曲肘关节训练等。注意活动过程中始终保持躯干及双上肢姿势对称。

3. 桥式运动

桥式运动不仅可以促进下肢的分离运动，还可以增强躯干肌肌力，尤其是腰背肌肌力。

1）双侧桥式运动（双桥运动，图 6-7）。仰卧位，上肢放于体侧，双下肢屈髋屈膝，双足平踏于床面，治疗师嘱患者双足跟用力踩床，伸髋并将臀部抬离床面，维持该姿势并酌情持续 5～10 s。如患髋外展外旋不能支持，治疗师帮助将患膝稳定。

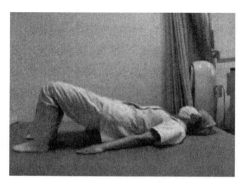

图 6-7　双桥运动

2）单侧桥式运动（单桥运动，图 6-8）。当患者能够完成双桥动作后，可让患者伸展健侧腿，患侧腿完成屈膝、伸髋、抬臀的动作。也可让患者患侧腿屈髋屈膝，健腿伸展悬空或搭于患侧股骨远端，患侧下肢支撑将臀部抬离床面。

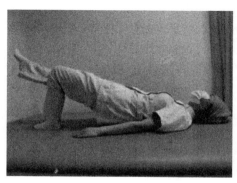

A

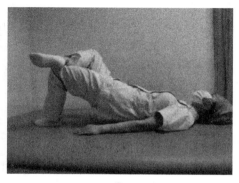

B

图 6-8　单桥运动

3）动态桥式运动。为了获得下肢内收和外展控制能力，患者仰卧屈膝，双足踏在床面，双膝平行并拢，健腿保持不动，患腿做交替的幅度较小的内收和外展动作，并学会控制动作的幅度和速度。然后患腿保持中立位，健腿做内收外展练习，并与双桥运动结合起来。

4）注意事项。当患侧腰背肌收缩不充分，身体向偏瘫侧倾斜时，治疗师可用手拍打患侧腰背肌，使其收缩、上抬臀部。注意患者在抬起臀部时应避免通过弓背、头部用力完成。

（四）日常活动能力的练习

应鼓励利用健手（或健手带患手）完成日常活动，如自己洗脸、吃饭、刷牙等，尽量减少他人的帮助，充分调动患者的主观能动性。

（五）呼吸训练

患者意识转清后，即应鼓励其进行呼吸练习，以深长呼吸为宜。

（六）物理因子治疗

常用的有局部机械性刺激（如用手在相应肌肉表面拍打、采用毛刷轻刷患肢前臂及胫前部等）、冰刺激、功能性电刺激、肌电生物反馈和局部气压治疗等，可使瘫痪肢体肌肉通过被动引发收缩与放松，逐步改善其张力。对软瘫肢体的关节部位（如肩关节）可以用超短波，对肌张力低的肢体可以用中频电、低频电，以促进血液循环，防治肌肉萎缩。如果出现肌肉痉挛，也可用低频电同时治疗痉挛肌和拮抗肌，以调节痉挛肌和拮抗肌之间的平衡。如果没有认知障碍，病情许可时还可以采用生物反馈疗法，患者通过肌电反馈有意识地控制肌肉收缩。

低频电刺激（如功能性电刺激）是最近几十年来发展比较快的一种用于治疗脑卒中后肢体瘫痪的技术。低频电刺激有助于促进肢体肌张力低下肌群的主动收缩，降低痉挛肌群的肌张力，提高痉挛肌群拮抗肌的主动控制能力。在治疗肌张力低下肌群时，多采用单组电极，刺激电极放在瘫痪肌群的运动点上。在治疗痉挛肌群时，多采用双组电极，刺激电极分别放在痉挛肌两端的肌腱处和拮抗肌的肌腹处，但瘫痪肌群的刺激时间明显长于痉挛肌群。

（七）矫形器的应用

发病早期或在下肢软瘫期，卧位时可以用足托来固定瘫痪的踝足，使踝关节保持在中立位，避免以后发生足下垂。

（八）注意事项

加强对患侧肢体关节的保护，防止关节的损伤（特别是肩关节、髋关节）；

在各项康复训练中防止屏气；要求患者加强对患侧肢体的注意。例如，在做患侧肢体被动或主动活动时，应用眼睛注视，并尽量体会不同位置时的感觉等；对脑出血患者在早期康复治疗期间，应在治疗前后注意脉搏、血压的变化，一般心率不超过 120 次/min，收缩压升高不宜超过 20～40 mmHg；尽量调动主观能动性，积极配合治疗师的治疗。

第三节　恢复期的康复治疗

一、恢复期康复原则和目标

1. 时间窗

脑卒中发病后 1～2 周即进入恢复期。恢复早期（发病后 3～4 周）和恢复中期（发病后 4～12 周）是康复治疗和功能恢复的最佳时期。恢复后期（发病后 4～6 个月）功能恢复逐渐缓慢，如果患者较少使用患侧肢体，则容易出现肢体失用。

2. 康复原则

主要是综合治疗，强化治疗。综合治疗是指在药物治疗的同时实施全面的康复，即将现代康复治疗技术与传统的中医结合起来。强化治疗是指让患者逐渐参与较长时间的治疗，康复治疗既要达到一定的强度，又要持续一定的时间。对患侧上肢功能恢复很差的患者，应根据患侧上肢的现有功能，确定是否实施强制性使用疗法或充分发挥健侧的代偿作用。

3. 康复目标

此期的目标重在提高肢体的控制能力，恢复步行能力，增强肢体协调性和精细运动，提高和恢复日常生活活动能力，适时应用辅助器具。以补偿患肢的功能，重视心理、社会及家庭环境改造，使患者重返社会。

（二）康复治疗措施

1. 保持体位

保持正确的体位，定时翻身。

2. 诱发运功

利用促进技术诱发肢体的随意运动。

3. 物理因子治疗

利用功能性电刺激或低中频电疗法，刺激瘫痪肢体的运动点以诱发或辅助肌肉收缩，或用生物肌电反馈疗法促进随意运动出现。

4. 功能运动强化训练

包括体位转换、坐位平衡、从坐到站、站立平衡和行走等。必要时可使用电动起立床或站立架练习早期站立。还可以通过减重装置将患者部分悬吊，在活动平板上练习行走。

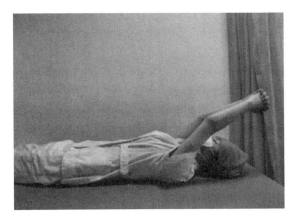

图 6-9　上肢自我辅助训练

1）上肢自我辅助训练（图6-9）。肩部及肩关节的活动性在很大程度上影响上肢运动功能的恢复，因此必须从早期采取措施，既能对容易受损的肩关节起到保护作用，又能较好地维持其活动性。Bobath握手同时上举上肢至头顶：这个动作可以在任何体位进行，用以维持肩关节的活动度及抑制痉挛。注意：躯干及双上肢应取对称姿势。

2）活动肩胛骨。肩胛骨是否具有良好的活动性，在相当大的程度上影响肩关节的运动能力、上肢的应用能力、平衡反应的效果及步行的质量。因此，必须从早期开始对肩胛骨施以必要的活动，防止由于肩胛骨周围的肌肉痉挛引起运动受限。具体方法同前所述。

3）床上坐起。尽早让患者坐起，能防止肺部感染，改善心肺功能。治疗时需要循序渐进，逐渐坐起，第一天坐起30°，上下午各5 min，如患者无头晕等不适，可加大角度，延长坐起时间，每隔一两天增加10°、5 min，为防止腘绳肌疼痛可以在患者膝下放毛巾卷。能坐起20 min后，可在坐位进食。

4）床边坐起。

（1）独立从健侧起坐（图 6-10）。从健侧起坐相对比较容易，可教会患者独立起坐。方法之一：先做翻身动作，获得健侧卧位，患腿跨过健腿，指示患者用健侧前臂支撑自己的体重，头、颈和躯干向上方侧屈，用健腿将患腿移到床沿下；改用健手支撑，使躯干直立。方法之二：利用床栏杆起坐。先将患侧上肢置于体上，以防忽视患侧。健侧下肢插入患侧下肢下方，并将患侧下肢逐渐移向床边，然后利用健侧手扶住床栏杆，抬起上部躯干同时将双下肢移向床边下垂。注意：应事先准备一个高度合适的踏板，便于患者取坐位后垫于双足下，以确保坐位稳定。

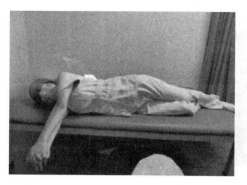
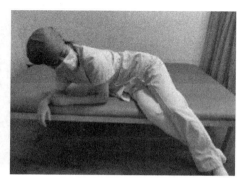
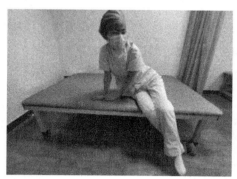
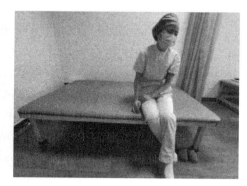

图 6-10　健侧起坐

（2）独立从患侧起坐（图 6-11）。从患侧起坐则先取患侧卧位，用健手将患臂置于胸前，提供支撑点。头、颈和躯干向上方侧屈，健腿跨过患腿，在健腿帮助下将双腿置于床沿下，用健侧上肢横过胸前置于床面上支撑，侧屈起身、坐直。

（3）治疗师辅助下坐起。患者侧卧位，两膝屈曲，治疗师先将患者双腿放

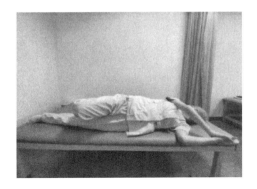

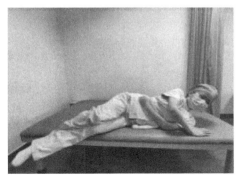

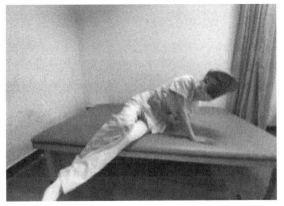

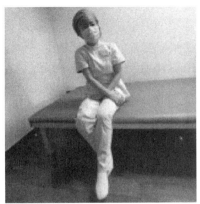

图 6-11 患侧起坐

于床边，然后一手托着位于下方的腋下或肩部，另一手按着患者位于上方的骨盆或两膝后方，命令患者向上侧屈头部，治疗师抬起下方的肩部，以骨盆为枢纽转移成坐位。

5）坐位活动。

（1）保持正确坐姿。与卧位相比，坐位有利于躯干的伸展，可以促进身体及精神状态的改善。因此，在身体条件允许的前提下，应尽早离床，采取坐位。但是，只有保持正确的坐姿，才能起到治疗和训练的目的。发现不良坐姿需要及时纠正。

正确坐姿：头、颈、躯干保持左右对称，躯干无扭转现象，尤其患侧肩部不得偏向后方。具体如下：躯干伸直，髋关节、膝关节均保持 90°屈曲位，臀部尽可能坐在椅子的偏后侧，以防止出现臀部过度前置，引起躯干后倾的现象，并保持双侧臀部同等负重；膝关节以下的小腿部分保持与地面垂直，避免出现患侧髋关节外展、外旋和患侧踝关节内翻、跖屈。

不良坐姿：头、颈、躯干不对称，患侧下肢外展、外旋，足内翻、下垂，两侧臀部负重不均等。

椅子和轮椅的调整：为尽可能保证患者取得良好的坐姿，有时需要对椅子或者轮椅进行调整，满足以下条件，即椅面保持水平，椅面高度应适合患者的身高及肢体长度。如患者身高较矮，可以用较硬的海绵垫垫于椅背前方，以弥补大腿的长度。另外，可以选择适合高度的木板垫于足下，以保持患者膝关节和踝关节的屈曲。可以利用一些简单的道具防止不良坐姿的出现，如对有髋关节外旋倾向的患者，在其双膝之间置一皮球（直径为 10 cm 左右），指示患者用双膝将球固定住，以促使患者自主地收缩髋关节内收肌，有效防止髋关节外旋。对有踝关节内翻倾向的患者，在其患侧足下垫一个楔形板，起防止及纠正踝关节内翻的作用。轮椅的椅背角度、椅面长度等调整要点以及坐位时的正确姿势，与椅子的内容基本一致。在此需要强调的是，使用轮椅的患者多为处于恢复初期，上肢仍处于尚未恢复的阶段，容易由于重力的牵拉或外界力量，造成或加重肩关节损伤。严重时会引起肩手综合征。因此，在此期间应采取一些保护措施，具体如下：①利用轮椅板保持肩部的正常位置，避免肩部的下坠和后撤。②在轮椅板上于放置前臂的位置上固定一块软垫，防止肘部长期受压损伤尺神经。③在轮椅板上于放置手的位置上固定一块较大的硬海绵，使患者的手置于其上时自然形成腕关节的背伸位。④前臂有旋前倾向的屈曲时，可以在轮椅板上放手的位置处固定一个小立柱，指示患者握住立柱，保持前臂中立位。

（2）控制头颈躯干。当患者能保持坐位静态平衡后，可反复将头颈转向健侧以充分牵拉患侧颈与躯干肌肉，躯干也可同时向健侧旋转以加强抑制患侧躯干肌痉挛作用。也可训练骨盆屈伸的分离运动，患者坐位反复屈伸腰椎，伸腰时避免伸髋，以免增加整个下肢伸肌张力。

（3）坐位平衡训练（如图 6-12）。患者坐位时不向患侧倾倒，表明躯干肌有一定的控制能力，达到了坐位一级平衡。但患侧常不能完全负重，髋关节和躯干肌还没有足够的平衡能力。因此，指导患者坐到普通的椅子上，患足稍后于健足，双足与肩同宽，双臀同时负重，双髋双膝充分屈曲。为了调整坐位平衡能力，让患者用健手从身体一侧向另一侧反复拾起及放下一个物体，并不断把物体向后外侧摆放，以增加坐位平衡难度或者身体向前后或左右倾斜，又慢慢恢复到中立位，反复训练，直到将患者轻轻推前推后都不倒为止，即达三级坐位平衡。

（4）偏瘫上肢的训练。①以抗痉挛模式负重：患者坐在治疗床上，偏瘫手臂伸直，掌面放在体侧稍后床面上，手指向外后方展开。这种负重可以促进肩

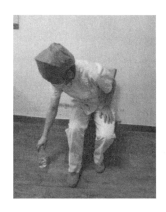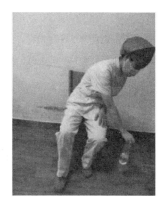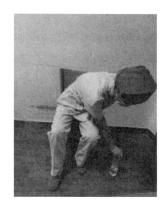

图 6-12　坐位平衡训练

胛上提、肘伸直、腕背伸和手指伸展（图 6-13）。②双手叉握向前抑制前臂旋转：患者双手叉握放于身前，双肘尽量向前伸直，然后向健侧转动，带动患侧肩胛骨充分前伸，接着双手再沿着水平面转向另一侧，使重心移向偏瘫侧（图 6-14）。③上肢随意控制能力训练：辅助下肩关节控制，即患者仰卧位，治疗师一只手固定患侧肘关节，另一只手置于肢体运动轨迹上，引导患者控制患肢并放置在某空间位置并保持稳定，并逐渐做肩关节向前方及侧方等各方向的主动训练；辅助下肘关节和手部控制训练，即患者仰卧位，患侧肘关节屈曲，治疗师一只手固定患侧上臂远端，另一只手置于肘关节伸直的运动轨迹上，引导患者进行肘关节的屈伸控制、腕关节背伸及手部的抓握控制训练（图 6-15）。④上肢任务导向训练：患者仰卧位，双手自然放置于体侧，治疗师将左手悬于患侧手上方，言语引导患者抬起前臂触碰治疗师的手。完成后，引导患者屈曲肘关节，用患手触碰患侧肩关节；完成后，治疗师引导患者肩关节内收，用患手触碰自身对侧肩关节。最后，治疗师协助患者患侧上肢伸展，缓慢回到起始位（图 6-16）。⑤上肢力量训练：减重下肩关节屈伸训练，即患者健侧卧位，双下肢膝关节屈曲，患侧下肢在前。患侧上肢伸展，肩关节前屈 90°，治疗师将悬吊带垂直悬挂于患者前臂上方，帮助患者将上肢固定于悬吊带上，治疗师引导患者开始肩关节的屈伸运动，反复进行；俯卧撑训练，即患者在俯卧位下先用健侧肘关节支撑床面，治疗师辅助患者患侧上肢从伸展位缓慢屈曲肘关节支撑在床面上。患者用力伸直双上肢以抬高躯干，治疗师在患者肘关节下保护，给予助力，反复进行。

　　（5）偏瘫下肢的训练。①训练足跟着地踝背伸：患者坐直，双膝屈曲，双脚平放地上。治疗师用一手放在患膝上并用力向下压，使足跟着地。用另一手

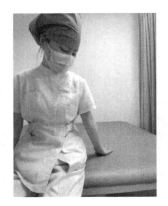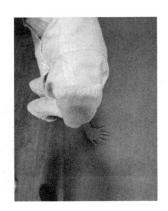

图 6-13 抗痉挛模式负重

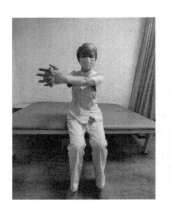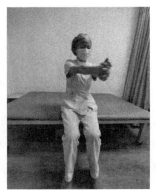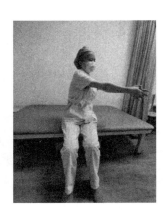

图 6-14 双手交叉握向前抑制前臂旋转

握住患侧足趾使踝充分背伸（图 6-17）。②学习用正常模式对偏瘫腿的控制：患者坐姿如前。慢慢屈髋抬起患腿，抬起时防止外旋外展，尽量保持踝关节背伸。患者的控制能力改善后进一步训练膝关节的屈伸动作。最后训练患腿充分提起并交叉到健腿上（图 6-18）。③下肢随意运动诱发训练：患者仰卧位，让患者完成屈膝屈髋及伸膝伸髋的动作，治疗师一只手保持患者踝背屈，另一只手维持髋关节的位置。引导患者伸腿时，让患者逐渐主动控制下肢逐渐放下。当治疗师感到患者腿在伸直过程中缺乏控制时立即让其做屈腿的动作，屈腿时应防止下肢外展外旋，最终使患者能进行下肢全活动范围的控制；患者仰卧位，治疗师把患侧下肢摆放于不同位置，让患者保持这一体位，也可让下肢控球。④膝关节控制：患者取仰卧位，健侧下肢伸展，患侧足跟放在治疗床上或由治疗师施加助力或阻力，做膝关节的屈曲和伸展运动。治疗师在患者屈膝时

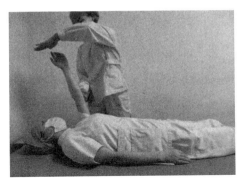

图 6-15　上肢随意控制能力训练

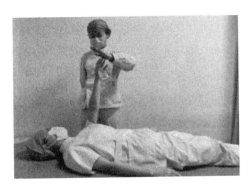 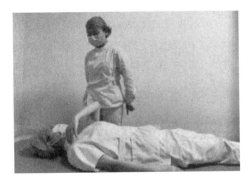

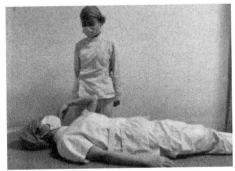 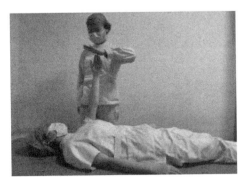

图 6-16　上肢任务导向训练

拍打刺激其股二头肌，伸膝时可适当刺激其股四头肌，诱发膝关节的主动运动。逐渐减少辅助量，增加膝关节主动活动的范围。⑤抑制下肢痉挛训练：患者取仰卧位，治疗师一只手握住患者股骨远端膝外侧，另一只手握住患者足掌趾处背侧，保持膝关节屈曲 15°～20°，髋关节内旋位，足跖趾关节处加压刺

激，诱导患侧屈曲模式来抑制伸肌痉挛。髋膝屈曲
到末端时，治疗师可用身体的重力加压，必要时可
通过患侧骨盆的旋转来牵伸躯干的伸肌。

6）从坐位到站立位的训练。当患者具备了坐位
静态平衡（一级平衡）能力后，在坐位动态平衡
（二级平衡）训练的同时，兼顾坐位-站立位训练。
在坐站转换之前，要求训练坐位屈膝，即在足跟不
离地面向后拉至座椅前沿下，以便为转移站立做准
备。患者先坐直，两脚平放地上，足尖与膝成一直
线。双手叉握带动躯干充分前伸，髋关节尽量屈曲，
然后重心从臀部慢慢转移到双脚上而站立。需要帮
助时，治疗师站在患者偏瘫侧，一手放在患者膝上，

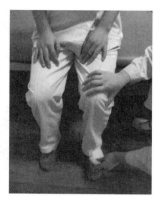

图 6-17　足跟着地踝背伸

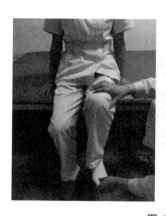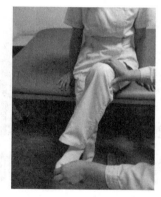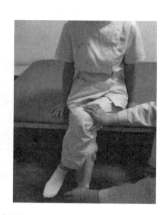

图 6-18　学习正常模式对偏瘫腿的控制

重心转移时帮助把患膝向前拉，另一手放在对侧臀部帮助抬起体重，同时防止
起立时躯干向后或向偏瘫侧倾倒。起立后要双腿同时负重。重点训练患者对全
过程的控制能力，让患者能在坐位-站立位过程中能随时停止动作或逆转动作
的方向，如在由坐位-站立位的过程中转为站立位-坐位的训练（图 6-19）。

7）站立位平衡训练。

（1）保持正确的站姿。站立时头要向前直视。躯干挺直，臀部前挺以保持
伸髋，膝微屈，足跟触地，双下肢同等负重。低头、弯腰会使伸髋困难，足跟
离地会加重足趾跖屈。

（2）双下肢负重站立活动。①重心垂直方向上下移动：患者双下肢站立，
保持伸髋，通过膝关节的屈伸使重心于垂直方向上下移动。训练中，治疗师可

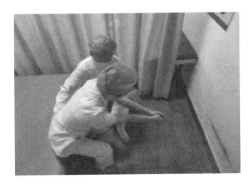
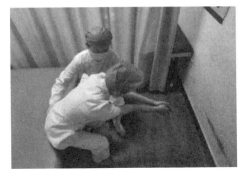
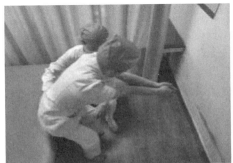
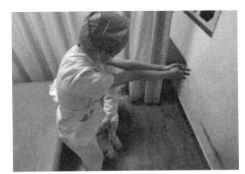

图 6-19　从坐位到站立位

在患者前面，双手放在患者双膝上，膝关节屈曲时帮助向下压，同时防止大腿内收内旋。②重心前移：患者双膝屈曲，用叉握的手向前推身体前方的大球，使身体重心前移。治疗师注意帮助稳定膝关节，双腿保持同时负重。③重心后移：患者通过屈髋，骨盆后倾使重心后移，躯干和两上肢相对向前以维持平衡。训练中治疗师站在患者后面，帮助把骨盆向后拉。该活动还可刺激足跟着地。④重心两侧双向转移：患者双腿站立，双膝微屈，把重心从一侧腿转移到另一侧腿。治疗师可站在患者偏瘫侧后方，双手放在骨盆两侧，帮助重心转移的髋部向前，带动骨盆有所旋转。两上肢放松摆动于体侧。

（3）患腿负重的站立活动。①膝关节屈伸：患腿负重时最容易出现膝关节的屈伸活动及膝过伸而加重伸肌痉挛。为此，训练开始时治疗师应在患者患侧，双膝关节夹住患者的患侧膝，用自己的双膝关节的屈伸活动来防止膝过伸。同时用手在患髋和腰部帮助伸髋，协调躯干姿势（图 6-20）。②健侧迈步训练：患者站于治疗床旁，双脚同肩宽；治疗师位于患者患侧，一只手固定患肩、另一只手固定患侧骨盆；嘱患者向前内侧迈出健侧下肢并越过中线；治疗师引导患侧骨盆向前，使重心转移至患侧前足掌。治疗师也可绕过患者身后固定健侧髂前上棘诱导重心向前，以增强患者的安全感及主动性（图6-21）。③患侧单腿站立，面前摆放低木凳或台阶，将健侧下肢踏在上面，治疗师一手下压、前推患侧骨盆，辅助髋关节伸展；另一只手置于健侧躯干协助将重心转移到患侧。随着患者水平提高，可以增加踏凳的次数和延长负重时间（图6-22）。④患腿负重，健腿上、下台阶：患者站在一台阶上。先用健腿上一台阶，再把健腿慢慢放在身后下一台阶。训练中，治疗师应确

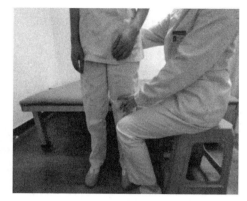

图6-20　膝关节屈伸

保髋、膝、踝关节以上述的正常模式活动（图6-23）。⑤健侧下肢外展，患腿负重训练：在患者健侧下肢的侧方放一矮凳，健侧下肢外展，将足置于凳上（不负重）。治疗师一只手置于患侧髋关节协助伸髋，另一只手置于健侧腰部，诱导体重向患侧下肢转移。患侧下肢及躯干维持原姿势不变，抬起健侧足在空中保持，再放回原处。反复训练多次（图6-24）。

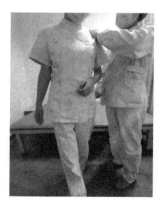
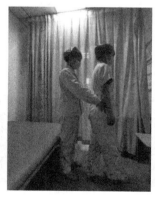
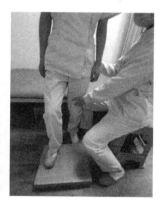

图6-21　患侧负重下健侧迈步训练　　　　　图6-22　患侧单腿站立

（4）健腿负重的站立活动。①放松患腿的伸肌：患者学会在健腿站立时放松患腿的伸肌有助于恢复正常步态。训练时患足平放在地面上而不负重，治疗师在患者前面，一手放在患侧骨盆上帮助骨盆向前下方向放松，另一手放在患膝前面引导患膝向前，同时防止足的跖屈和内翻，使整个下肢的伸肌得到放松。②原地抬患腿：治疗师在患者前面，一手放在健侧髋部指导患者用健腿负

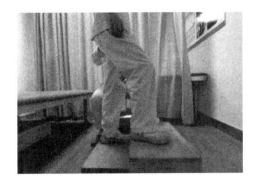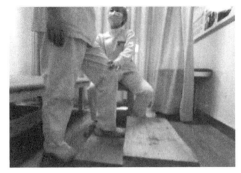

图 6-23 患侧负重，健侧上下台阶

重，另一手握住患足，指导患者原地抬起患腿，然后再慢慢放回地面上。③患腿伸髋屈膝：患者健侧腿站立，患侧腿伸髋，膝向后面屈曲。治疗师站在患者后面，用两膝夹住屈曲的患腿，双手放在患者两肩上，维持躯干挺直。训练完毕后再帮助患腿慢慢放到地面上（图 6-25）。④患腿向后迈步：用患腿向后迈步能使患者选择性地运动下肢，患腿伸髋屈膝和踝背伸。治疗时，治疗师在患侧后方，一手放在患髋处防止患者将患腿后迈时上提骨盆，另一手握住患足使呈背伸。能控制患腿后，嘱患者提起患足随意地向后摆动（图 6-26）。

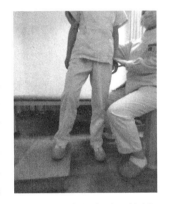

图 6-24 患侧负重，健侧下肢外展

（5）站立位上肢活动。①通过伸直的手臂负重以抑制屈肌痉挛：患者患腿负重在前，健腿在后成弓字步，双上肢伸直支撑在身前的桌面上以适当负重，肘伸直，手指展开，通过负重抑制屈肌痉挛（图 6-27）。患者也可以双脚平衡站立，双上肢伸直支撑在身后的治疗床上，向前突出髋部以伸展整个脊柱。②伸展手臂外展并外旋：治疗师站在偏瘫侧帮助患者把伸展的患臂充分外展并外旋，腕背伸，各手指充分外展。若患者脊柱向健侧弯曲，被牵拉的患侧躯干可进一步抑制患者前臂的屈肌痉挛（图 6-28）。③双手叉握伸肘并上举：该项运动可使肩胛骨充分前伸与上提，肘伸直，腕充分背伸。而双臂向健侧倾斜还可明显牵拉患侧躯干（图 6-29）。④偏瘫上肢的选择性分离运动：如果偏瘫上肢痉挛已明显缓解，各种日常性或作业性治疗活动都应继续反复学习与练习。

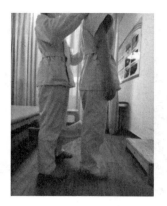

图 6-25　健侧负重，患侧伸髋屈膝

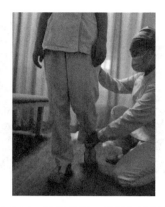

图 6-26　健侧负重，患侧向后迈步

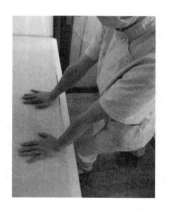

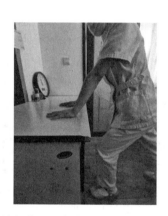

图 6-27　站立位抑制上肢屈肌痉挛

8）步行训练。恢复步行是大多数偏瘫患者的基本要求，通过前述的康复治疗与下述的步行训练，不但能使患者恢复步行能力，还能改善步态质量。步行训练前要加强患肢负重能力训练，同时加强髋、膝的控制能力训练。步行训练时注意纠正划圈步态，主要加强踝背屈、伸髋屈膝的控制练习。逐渐增加训练难度。

（1）患腿支撑期，避免膝过伸。患腿负重时为避免膝过伸，患者一定要主动选择性伸髋。如果需要帮助，当患者将重心转移至患腿上时，治疗师应用手帮助使骨盆向前以确保伸髋。

（2）患腿摆动期，放松髋膝踝的痉挛。当患者把重心转移到向前迈出的健腿上时，患腿的摆动期开始，此时如患者不能放松地屈髋和屈膝，必然上提骨盆，使患腿以全伸模式作划圈运动。训练时，在指导患者放松髋膝的同时，治疗师可站在患者后面用手沿股骨线向前下施压骨盆，帮助骨盆向前下运动。

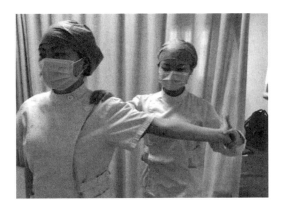

图 6-28 伸展手臂外展并外旋

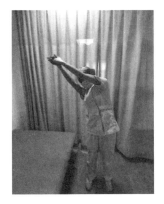

图 6-29 双手叉握伸肘并上举

9）上下阶梯训练。上下阶梯比平地步行难度大，但是从利用扶手步行与拄拐步行的角度相比较，上下阶梯又显得比较容易。经过上下阶梯训练的患者，更容易掌握平地步行。

（1）上阶梯。健手抓住扶手，用健足上台阶，利用健手和健足将身体重心引向上一层台阶，患侧下肢尽量以内收内旋的状态上抬，与健足站到同一层台阶上，治疗师在患者身后予以保护。当患者熟练掌握后，或为了练习重心转移、患侧支撑等，可训练一足一阶梯法，方法同上，区别是患足不与健足站在同一层台阶上，治疗师辅助的重点是协助患肢上抬的正确模式及患肢的稳定支撑。治疗师可用手放在胫骨前面帮助患腿屈髋屈膝并将患足带至第二台阶上，同时防止患者用力上提骨盆。

（2）下阶梯。下阶梯比上阶梯困难，开始患者可用健手握住前下方的扶手，利用健侧手足支撑身体，患足先下一层台阶，再将健足下到与患足同一层台阶上，治疗师在前方予以保护。当患者熟练掌握后，或为了练习重心转移、患侧支撑等，可训练一足一阶梯法，方法同上，区别是患足不与健足站在同一层台阶上，治疗师辅助的重点是协助身体重心向患肢转移及患肢支撑的稳定性。

10）减重步行训练。在偏瘫侧下肢不能适应单腿支撑的前提下可以进行减重步行训练，训练通过支持部分体重使得下肢负重减轻，又使得患侧下肢尽早负重，为双下肢提供对称的重量转移，重复进行完整的步行周期训练，同时增加训练的安全性。

临床功效：减重步行训练系统的优点如下。①患者能够反复进行整个步态训练，并逐渐进入正常步态。②活动平板可带动患者步行，从而增强步态周期中站立相末期对髋屈肌和踝屈肌的牵引。③下肢肌肉获得全面的被动和主动练习，可防止失用现象的发生。④活动平板的速度因人而异，有时可提高到最大速度和耐力，迫使患者加速行走。⑤患者可以独立训练或仅需他人少许帮助。⑥强化的活动平板行走训练可增加肌肉耐力和增强心血管功能。⑦产生最大节段的感觉输入，最佳地促进脊髓上运动网络的功能。

11）平行杠内行走。在偏瘫侧下肢能够适应单腿支撑的前提下可以进行平行杠内行走，为避免偏瘫侧伸髋不充分、膝过伸或膝软，治疗师应在偏瘫侧给予帮助指导。如果患侧踝背伸不充分，可穿戴踝足矫形器，预防可能出现的偏瘫步态。在患者能较平稳地进行双下肢交替运动的情况下，可行室内步行训练，必要时可加用手杖，以增加行走时的稳定性。

12）矫形器的应用。患者行走时，如果存在足下垂，使用高温材料制作的足托，可以帮助患者行走时保持踝关节在中立位。有助于纠正异常步态。另外，肩吊带可以预防或治疗患侧肩关节半脱位。

第四节　后遗症期的康复治疗

尽管偏瘫患者经过各种临床和康复治疗，仍有部分患者留有不同程度的后遗症，如痉挛、挛缩畸形、姿势异常等。临床上有的出现在发病后 6～12 个月，但多数出现在发病后 1～2 年。导致脑卒中后遗症的主要原因有颅脑损伤严重、未及时进行早期规范的康复治疗、治疗方法或功能训练指导不合理而产生误用综合征、危险因素（高血压、高血糖、高血脂）控制不理想导致原发病加重或再发。脑卒中常见的后遗症主要表现为患侧上肢运动控制能力差、手功能障碍、偏瘫步态、患足下垂、行走困难等。此期应加强残存和已有的功能，即代偿性功能训练，包括矫形器、步行架和轮椅等的应用，以及环境改造和必要的职业技能训练，以适应日常生活的需要。同时，注意防止异常肌张力和挛缩的进一步加重，避免失用综合征、骨质疏松和其他并发症的发生，帮助患者下床活动，进行适当的户外活动，注意多与患者交流和进行必要的心理疏导，激发其主动参与的意识，发挥家庭和社会作用。

1. 加强健侧肢体的代偿功能训练

重点进行健侧肢体肌力的训练，学会日常生活中的单手操作程序，如单手穿脱衣、洗脸、洗澡、做家务，可借助一些辅助用具，像碟挡（防止勺将食物推到碟外）、有吸盘的碗（防止碗在桌上滑动）、纽扣器、持物器、固定式切板等，都有助于单手操作。

2. 保持患侧肢体的关节活动范围不受限制

患侧肢体功能虽不能恢复，但仍要注意加强该侧肢体的被动活动，防止关节、肌腱、韧带挛缩造成的关节活动范围受限，尽量发挥患手的辅助功能。

3. 学会正确使用各种支具、辅助用具

对于那些仍有部分功能的患肢，可以通过支具的运用，改善功能，辅助步行。常用的有踝足支具、膝踝足支具，主要是矫正足下垂、内翻畸形和膝过伸、膝不稳。治疗师应指导患者如何穿脱支具及在支具保护下进行功能活动。对于那些无法步行者，可以用轮椅代步，要教会他们正确地使用轮椅。

4. 环境的改造与适应

进行适当的环境改造，如将门槛和台阶改成坡道、蹲式便器改成坐式便器、厕所及浴室加扶手等。

第七章　脑卒中运动障碍的作业治疗

第一节　作业治疗概述

一、作业

（一）作业活动

作业（occupation）是作业活动的总称。是人们利用自己时间所做的一切事情，包括照顾自己，享受生活，并且有助于他们的小区的社会和经济发展。

（二）作业范围

作业的范围主要是指日常生活活动、工作与生产力及休闲活动这三个方面，三者之间互相关联。作业活动关心的是生物-心理-社会的范畴（biopsychosocial paradigm），包括生物学方面（biological dimension）、心理方面（psychological dimension）及社会方面（social dimension）的特征。

（三）作业内容

1. 日常生活活动

日常生活活动这是每个人为了生存而必须进行的作业活动。具体包括：自我照料、家务活动及睡眠活动。

2. 工作与生产力

工作与生产力是个体作为社会成员的一分子必须进行的作业活动。具体包括：付薪工作、没有付薪工作、学业活动。

3. 休闲活动

休闲活动也称为游戏与娱乐。具体包括：主动式休闲、被动式休闲、交际活动及艺术活动。

以上是目前经常应用的分类方法，实际应用时也会有不同的分类。

二、作业治疗

（一）概念

作业治疗（occupational therapy，OT）是康复医学重要组成部分，是一个相对独立的康复治疗专业。其目的是协助残疾者和患者选择、参与、应用有目的性和有意义的活动，预防、恢复或减少与生活有关的功能障碍（自理、工作、游戏/休闲）及促进最大程度的功能恢复，最大限度地恢复躯体、心理和社会方面的适应及功能，增进健康，预防能力的丧失及残疾的发生，使人可以在生活环境中得以发展，鼓励他们参与并为社会做贡献。

世界作业治疗师联盟（World Federation of Occupational Therapy，WFOT）把作业治疗定义为通过选择性的作业活动去治疗有身体及精神疾患的伤残人士，目的是使患者在生活的各方面达到最高程度的功能水平和独立性。

2002 年 WHO 颁布新的《国际损伤、残疾和障碍分类》第 2 版（*international classification impairment disability and handicap-2*，ICIDH-2），并且将其定名为《国际功能、残疾和健康分类》（*international classification functioning disability and health*，ICF）后，作业治疗的定义修改为协助残疾者和患者选择、参与、应用有目的和意义的活动，以达到最大限度地恢复躯体、心理和社会方面的功能，增进健康，预防能力的丧失及残疾的发生，以发展为目的，鼓励他们参与及贡献社会。

综上所述，作业治疗的定义基本上包含下列几个重要成分：

（1）作业治疗是一门专业，必须在受过专业训练的作业治疗师指导下进行。

（2）以作业活动作为治疗媒介，即作业可以作为作业治疗的方法。

（3）针对的是日常生活作业功能，包括自我照顾、工作及休闲；即作业可作为作业治疗的最终目的。

（4）学能行之，行而达之，即是要求患者主动参与治疗活动，学习或再学习新的失去的技能，从而使其得到最大行为上的改变，变成有作业意义之个体。

（5）最终目的包括预防伤病带来的残疾和残障、维持健康、促进生活独立、提升生活质量，使人可参与及对社会做出贡献。

（二）对象

作业治疗的对象是所有作业功能有障碍的人，主要以是否有功能障碍来界定。

（三）治疗项目

根据分类方式的不同，项目有不同的分类，常用的分类方法如下。

1. 按治疗的内容分类

日常生活活动训练，工艺治疗，园艺治疗，文娱治疗，自助具、矫形器制作及训练和假肢训练，就业前功能评估和功能性作业活动等。

2. 按作业治疗的名称分类

日常生活活动训练，手工艺作业，园艺作业，文书类作业，治疗性游戏作业，木工作业，黏土作业，编织作业，金工作业，制陶作业，计算器操作、书法、绘画作业等。

3. 按治疗目的和作用分类

用于改善关节活动度的作业，增强肌力的作业，减轻疼痛的作业，用于增强协调性的作业，用于改善步态的作业，用于改善整体功能的作业，用于调节心理、精神和转移注意力的作业等。

（四）意义

人类的生活主要由作业活动构成，作业活动是生活的重要组成部分。通过作业活动可以增进自己的健康，人类能够用双手进行作业活动，表现出人性的积极方面。如果作业活动不能得到满足，人类自身就会在精神方面及躯体方面出现问题，有损于健康。国民通过连续的作业活动不断地提升社会的文化水平，提高整体国民素质及推动社会发展。

（五）作业治疗在康复团队的角色

康复需众多专业团队的合作，作业治疗是其中之一。康复团队包括物理治疗、作业治疗、假肢矫形、言语治疗、康复护理等。而作业治疗的专长在于以"全人"的观念，不单纯考虑疾病，而着重疾病造成患者在日常生活中的困难和障碍及适应生活环境的整体表现。作业治疗和物理治疗不同，物理治疗会用运动或声、光、电、热、水等物理因子或仪器设备作为治疗方式；而作业治疗是运用目的性、功能性的活动达到治疗的目的，提升了患者的成就感及积极性。

第二节　脑卒中运动功能障碍的作业治疗

一、概述

脑卒中是神经系统的常见病、多发病，具有发病率高、致残率高、死亡率高和复发率高等特点。且近年，年轻脑卒中患者发病率提高，这对患者个人家庭和社会都会造成非常大的影响。据统计，在存活的脑卒中患者中，约有3/4患者不同程度地丧失劳动能力，其中重度致残者约占40%。随着医疗技术的提高，脑卒中患者的存活率提高，这也会提高遗留有功能障碍的脑卒中患者人数。在脑卒中患者遗留的功能障碍中，可能存在运动功能障碍、感觉功能障碍、呼吸功能障碍、排便功能障碍、心理障碍、情感障碍等，部分脑损伤患者还出现吞咽功能障碍、言语功能障碍、认知功能障碍等，这些功能障碍对患者的作业活动、日常生活活动、社会交往及娱乐休闲等多个方面会造成不同程度的影响。其中，运动功能障碍（可表现为肌肉无力、肌张力异常、异常运动模式和异常步态等）严重影响患者的日常生活能力。本章节主要阐述作业治疗在脑卒中患者运动功能障碍中的应用。

二、脑卒中运动功能障碍的作业治疗评估

（一）上肢功能评估

除常规关节活动度测量、徒手肌力检查评估外，上肢功能评估还包括简易上肢功能检查法（simple test for evaluating hand function，STEF）、Jebsen手功能评估（Jebsen hand function test）系统、普度钉板测验（Purdue peg-board test）、Minnesota 操作评估（Minnesota rate of manipulation test）、Bennett 手工具评估（Bennett hand tool test）、Crawford 手小件灵活性评估（Crawford small parts dexterity test）等。

（二）整体运动功能评估

Brunnstrom 运动功能分级法、上田氏分级、Fugl-Meyer 运动功能评价法等可用于评估脑损伤后偏瘫患者的运动模式和功能障碍的程度。特别是Brunnstrom 运动功能评价方法，虽然分级粗略，但可以明确运动功能恢复的阶段，而且省时，因而在临床上被广泛应用。Fugl-Meyer 运动功能评价法将平分量化，可准确地评价患者功能变化，在很多研究文献中被采用。

（三）作业活动行为评估

加拿大作业活动行为评估（the Canadian occupational performance meas-ure，COPM），是作业活动行为评估常用的方法，这是由加拿大作业治疗学会推广实施的。通常的作业治疗中，通过评估结果，由治疗师作为主体确立治疗目标，而 COPM 则是由患者作为主体确立治疗目标。在进行 COPM 评估时，采用按照基本活动范畴的项目，如 ADL 中包括修饰、个人卫生、洗澡、如厕、个人器具使用、穿衣、进餐、服药、健康维持、社会交流、功能性转移、社区转移、危机应对、性行为等。让患者自己选择出最迫切需要解决的 5 个治疗目标，并了解患者对各项受限活动的满意度，以此作为进行作业治疗的目标。从1～10 分的范围内为其确认活动受限程度评分，其中 1 分是完全受限（全部依

赖），10 分是完全不受限（完全独立）。同时，患者需确定调查当时患者对每项活动自身的满意度，评分也是从 1 分（完全不满意）到 10 分（完全满意）。继而根据计分结果进行治疗，治疗一段时期后重新进行评估，比较前后活动评分和满意度评分差异，调整治疗方案或终止整个治疗。

三、作业疗法在脑卒中运动障碍康复中的应用

针对脑卒中患者进行作业治疗的主要目的在于通过患者参与作业治疗活动，改善和维持身体、心理两大方面的功能，使患者最大限度地获得生活自理，最终回归家庭，重返社会，享受高质量的生活。脑损伤患者的作业治疗内容因损伤程度、部位、病程不同而异，主要包括正确摆放肢体、维持和改善关节活动度的活动、改善上肢和手的治疗性活动、日常生活活动能力训练、生活辅助器具的选择和使用、环境改造等。现按功能障碍分期介绍如下。

（一）急性期的作业治疗

急性期持续时间一般为 1～2 周，病情稳定后即可开始康复治疗。此期的主要目标：预防呼吸道感染、关节挛缩和变形等并发症，为主动活动训练打好基础，创造条件，尽早开始床上的生活自理，为恢复期功能训练做准备。视患者的病情可以进行基本日常生活活动的指导训练。

1. 床上正确体位摆放

体位摆放时的注意事项：床垫不宜太软，床应放平，床头不宜抬高；床上体位摆放必须根据实际情况，随时进行检查和调整，某些具体部位还要根据实际情况做特殊调整。比如可以让患者手掌握住一个小毛巾卷以防止手指屈曲挛缩，这时需要注意毛巾卷是否会刺激手掌引起抓握反射，出现时患侧手就不宜放置任何物品；足底部应避免放置任何东西，使其呈自然放置状态，但是对于需长期卧床或是迟缓性瘫痪的患者，有必要使用足底板等，使踝关节保持在 90°屈曲位，防止造成足下垂；仰卧位时双下肢自然伸展，但对于有膝反张的患者可以在膝关节的下方放置一个小枕头，使膝关节呈轻度屈曲状态。总之，可根据患者的实际情况灵活调整方案；如需穿戴休息位支具来保持腕关节或踝关节背伸的时候，需定时检查，避免局部压迫造成损伤，同时防止支具妨碍感觉的输入，限制主动运动，导致伸肌腱短缩；需要准备一些不同大小和形状的枕头，以便支撑身体的不同部位；为防止足下垂，可在床尾放置一个架子，被子搭在上面，避免直接压在患足上引起足下垂；在体位摆放过程中，应分别对上肢的近端和远端给予充分支撑，避免只控制上肢的远端而忽略近端。

2. 维持和改善关节活动度的活动

如患者意识清醒，病情允许，可以指导患者进行自助被动肢体运动。在患病初期，治疗师应该积极地为患者做所有关节各个方向的被动运动，必要时需要到患者病床旁进行以被动运动和辅助主动运动为主的关节活动，运动时指示患者眼睛追随运动方向进行运动确认。在进行关节活动度的训练中应遵循以下几项原则：

1）活动须缓慢、轻柔地进行，因为快速运动会增加关节强直的危险，过度用力容易造成关节脱位或其他损伤，还有可能产生疼痛。

2）活动从近端关节开始，所有关节、所有运动方向各运动 3～5 次，每日训练两次。

3）活动时要固定近端关节，活动远端关节，不能跨越数个关节固定肢体的远端。

4）被动活动结束后，注意维持患者良肢位。

5）注意鼓励和指导患者用正确的方法进行自我关节活动训练。如患者仰卧在床上，双手交叉握在一起，患侧拇指在最上面，肘关节伸直，进行肩关节屈曲伸展的运动（图 7-1）；另外可以做肩关节 90° 屈曲位下，向健侧方向做肩关节水平内收的运动，带动患侧肩胛骨充分前伸。

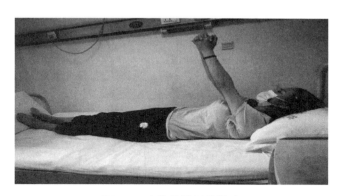

图 7-1　肩关节的屈伸运动

3. 坐位训练

当患者生命体征稳定 48 h，并且能够与人进行交流沟通后，就可以开始进行坐位训练。在患者可以耐受的时间内反复取坐位，从床上的长坐位开始，逐渐过渡到床上的端坐位和轮椅坐位。正确的坐姿要求骨盆提供稳定的支持，背部保持伸直。这种姿势可以解放上肢，并且可以让患者在水平位下观察到周围的环境。由于患者身体各部的肌紧张程度分布不均匀，患者常会表现为头颈和躯干向患侧侧屈、骨盆倾斜的姿势,这种姿势容易引起部分肌肉过度疲劳,而且会逐渐失去平衡甚至跌倒,治疗师必须随时纠正患者的不良坐姿。正确坐姿的原则是两侧身体对称。

1)床上长坐位。采取床上长坐位时必须保持髋关节 90°屈曲,双下肢自然伸展,背部伸直,必要时可用枕头或被子放置在患者后背给予支撑,头部无须支持。双上肢放在前方的小桌子上。避免身体斜靠在被服上的姿势,斜靠时往往会形成背部的弯曲、骨盆向后方倾斜、这种姿势容易诱发或者加重下肢伸肌的痉挛,阻碍下肢运动功能的恢复(图 7-2、图 7-3)。

每天坐起的次数和每次坐起的持续时间应根据患者的需要和耐受情况而定。例如,每日清晨起床后的洗脸、刷牙、梳头等动作可以在长坐位下进行,每日三餐的时间也可以采取长坐位。初期如果患者感觉疲劳,可在进食的过程中,随时调整患者的姿势。床上长坐位能够稳定、持久维持后,可逐步采取床边端坐位(双下肢自膝部向下垂于床沿)和轮椅坐位。

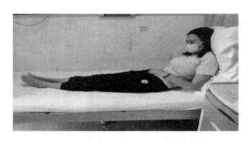
图 7-2　不正确的床上长坐位坐姿

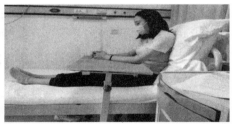
图 7-3　床上长坐位的正确姿势

2)轮椅坐位。首先应选用适合患者身材的轮椅,必要时可利用海绵垫来调整轮椅的高度和宽度,使患者坐在轮椅上时,髋、膝、踝关节都能保持在 90°屈曲位,背部伸展靠在椅背上,如果轮椅靠背过软使躯干过度屈曲,就应在其背后放置一块背板,帮助患者保持背部伸直的坐位。在患侧大腿的外侧放置海绵块以防止髋关节外展和外旋。当采取这种体位时,患者很少有向坐位下滑和半卧在轮椅上的倾向,为了使上肢处于一个良好的姿势,建议患者使用轮椅桌,将双上肢置于桌面。轮椅桌的主要作用:

(1)能够给患侧上肢以足够的支持,还能在轮椅桌上进行进食和其他简单的作业活动等。

(2)能够使患侧肩胛骨充分向前,抑制患侧上肢的屈肌痉挛。

(3)防止手部浮肿。

(4)将双上肢放在轮椅桌上,使患侧上肢处在患者的视野之内,有利于避免患侧忽视。

3）正确的椅坐位。左右两肩和躯干对称，背部伸直，髋、膝、踝关节保持90°屈曲，为避免髋关节外展和外旋，应将双脚分开与肩同宽，将双膝并拢。双上肢置于身前的桌面上。

急性期患者经作业治疗师仔细评估后，如情况允许，应该尽早进行早期自理活动训练，如喝水、进食、洗漱等（图7-4、图7-5）。一方面可以协助锻炼患者的肢体功能，另外可以提高患者的自理能力，提高生活参与度，增强患者的信心。

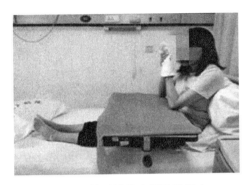

图7-4 健手辅助患手进行喝水

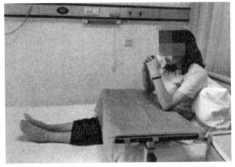

图7-5 健手辅助患手进行擦脸

（二）恢复期的作业治疗

2周后进入恢复期，发病后3个月内是康复治疗和功能恢复的最佳时期。此期运动功能恢复重点为抑制痉挛、原始反射和异常运动模式，增强耐力和肌力，促进协调性和精细运动，提高和恢复日常生活活动能力。作业治疗主要进行恢复功能的作业活动，如功能性作业治疗，旨在最大限度恢复患者的日常生活活动能力。

1. 上肢和手部动作的一般训练原则

1）训练的主要目的不是增强肌力，而是以改善运动模式为主要目的。

2）训练的重点如下。①形式（顺序，模式）；②准确性；③速度；④适应性（场面的变化等）；⑤耐久性。

3）完成作业活动所必要的上肢运动是从近端关节开始向远端关节转移，并且在运动中还要能够保持肢体的各种肢位。

4）手指不能运动时，可以利用训练用矫形器。

5）应该按照运动发育的顺序来选择作业活动。

6）动作难度和复杂程度要从简单到复杂。

7）患侧肢体肌张力仍低时，动作的选择旨在增强患侧肢体肌张力，诱发主动运动。肌张力高时，此阶段目标在于降低或缓解肌张力，进一步诱发主动运动或分离运动。

2. 肩、肘、腕的训练

应用墙式或桌式插件、桌面推磨砂板、推滚筒及其他动作进行肩、肘、腕关节的训练，插钉木板、调和黏土等做肘伸屈的训练。治疗师必须根据患者恢复的阶段，选择最适合的作业活动，有针对性地进行训练。下面举几个经典动作例子。

1）能够达到维持、扩大关节活动范围目的的作业活动，如桌面擦拭运动、推磨砂板训练（图7-6）。

2）滚筒运动。患者双手十指交叉，患侧拇指在上，腕关节置于滚筒上方，在健侧上肢带动下完成肩关节屈曲、肘关节伸展和肩关节伸展、肘关节屈曲交替的运动（图7-7）。

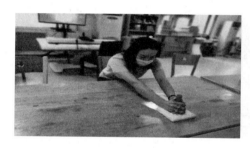
图7-6　双手推磨砂板运动

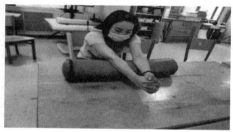
图7-7　滚筒运动（左侧偏瘫）

3）木钉摆放运动。患者取坐位，将物品摆放在患者身前的桌面上。患者双手十指交叉，患侧拇指在上，用两手的掌部握住木钉转运和移动，以促进上肢的上举，随患者运动控制程度调整治疗高度（图7-8）。

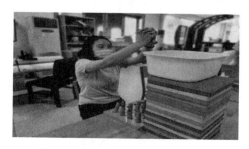
图7-8　木钉摆放运动（左侧偏瘫）

3. 作业治疗新技术

随着治疗技术的进展，近年来有许多新技术应用在作业治疗中。可根据患者的实际功能，选择合适的治疗进行训练，举例如下：

1）4E上肢康复评估训练系统（图7-9）。把上肢康复过程中四个对治疗效果起关键作用的环节（评估、方案、实施及延伸）设计进系统。图片为治疗师在指导患者根据屏幕指示动作对患者进行训练。

2）上肢智能反馈运动控制系统（图7-10）。可根据患者的情况选择被动和主动运动。

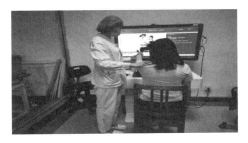

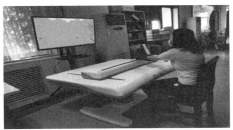

图7-9　4E上肢康复评估训练系统　　图7-10　上肢智能力反馈运动控制系统

3）气动式手康复设备（图7-11）。5个手指可同时受力，同时进行被动屈伸训练。

4）上肢机器人（图7-12）。模拟手臂的各种运动，根据患者的实际情况选择半主动（半助力）或主动（助力）运动。

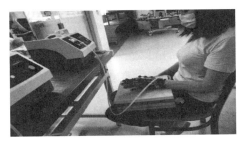

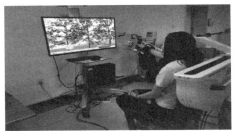

图7-11　气动式手康复设备　　　　　图7-12　上肢机器人

4. ADL训练

在患者功能允许情况下，尽早开始ADL方面的训练，如穿脱上衣、裤子、拧瓶盖、患手进食等（图7-13、图7-14）。

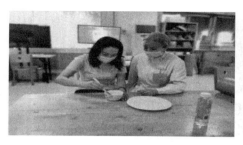

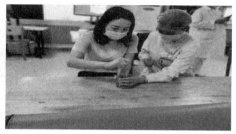

图 7-13　患手固定，健手拧瓶盖　　　　图 7-14　患手固定碗，健手夹菜

（三）后遗症期的作业治疗

此期患者患侧功能恢复较慢，训练目的为提高患侧遗留功能的实用能力，也可利用健侧发挥代偿作用。可通过辅助支具或者改造环境，提高患者的日常生活自理能力。尽可能最大限度地回归家庭或回归社会。

四、作业治疗常用治疗用具和自助具

（一）作业治疗的常用治疗用具

1）感觉运动技能训练用具。滚筒、木钉盘、治疗泥、砂板磨及磨具、哑铃、训练床、作业训练专用桌和椅子、姿势矫正椅、分指板、站床、治疗球等。

2）认知功能训练用具。卡片、课本、训练用计算机程序等。

3）治疗用游戏用具。各种球类，如排球、篮球、乒乓球；各种棋牌类，如军棋、象棋、跳棋、围棋、麻将、扑克等。

4）作业活动用具。绳编、木工、织布、书法绘画、陶艺、刺绣、雕刻等工艺的用具、材料和参考书籍。

5）日常生活活动训练用具。餐具、梳子、洗漱用具等。

6）自助具和矫形器。各种日常生活活动用自助具、手夹板制作工具及材料、各种上肢用矫形器。

7）职业前训练用具。打字机、毛衣编织机等。

（二）自助具的应用

自助具是为了最大限度地提高功能障碍者的日常生活能力而制作，用来代偿其已丧失的功能，辅助患者完成自理、工作或休闲娱乐等活动的一类专门器具。自助具的使用不仅是一种积极的治疗手段，而且还有助于患者树立重返社会的信心。治疗师根据患者的需要，选择自助具并指导患者正确使用。选用和制作应遵循的原则如下：

1）达到改善患者日常生活活动自理目的。

2）简便、易学，容易制作。

3）美观、轻便、坚固、耐用、舒适。

4）使用材料对患者无损害，容易清洁。

5）价格便宜，购买方便，容易维修。

6）大小、松紧可调，便于多人使用。

（三）自助具的种类

1）进食类自助具。把手加粗的叉、匙：适用于手指屈曲受限或者握力较弱的患者。把手加长的叉、匙：适用于肩、肘关节活动受限，够不到碟、碗或嘴的患者。把手弯曲的叉、匙：适用于腕、手控制差，叉或匙与碗碟或嘴之间无法达到合适角度的患者，故改变叉、匙的角度以满足不同患者的需要。

2）穿衣类自助具。穿衣棒：棒端有"L"形钩，可把要脱的衣服推下去，也可把要穿的衣服拉上来。系鞋带自助具等。

3）梳洗修饰类自助具。如插在万能袖带内的牙刷：适用于手指抓握功能差不能握住牙刷的患者。有延长手柄并弯曲成一定角度的梳子，适用于肩、肘关节活动受限，手不能够到头部的患者。有底座的指甲刀：适用于不能完成手指对掌或对掌力量弱的患者，利用手掌或腕关节按压指甲刀来完成剪指甲的动作。底座可用吸盘固定于桌子上。

4）如厕类自助具。如卫生纸挟持器，是特制的金属夹子，以便上肢活动功能差的患者，可挟持卫生纸进行会阴部的清洁。

5）厨房用自助具。如特制切菜板，带有竖直向上的钉子，用于固定蔬菜如土豆、洋葱等，其边缘有的还加装有直角形挡板，防止蔬菜滑出。

6）阅读书写类自助具。如打字自助器：手指运动不灵活或手指无力时利用"C"形夹插入带橡皮头的铅笔。

7）入浴类自助具及通讯类自助具。

第三节　环境改造

一、基本概念

（一）环境

环境（environment）是指围绕着人类周围的生存空间，是人类赖以生存和发展的外部条件的综合体,是可以直接及间接影响人类生存和发展的各种自然因素和社会因素的总体。环境因素包括自然界及其特征、人造自然界、与个体有不同关系和作用的其他人员、态度和价值、社会体制和服务及政策、规律和法律。ICF 将环境因素定义为"构成个体生活背景的外部或外在世界的所有方面,并对个体的功能发生影响"。具体来说,ICF 中将环境分为物理环境(人造环境、自然环境、设备、技术),社会环境(社会支持和社会态度),文化、制度和经济环境等方面,并从用品和技术,自然环境,对环境的人为改变、支持和相互联系、态度,以及服务体制和政策等方面进行分别限定。

人与环境的关系密不可分,互相影响。一方面人类的所有活动都发生在相应的环境之中,人试图通过这些活动去适应、影响甚至改变环境,使之更适合人类的生存及发展。另一方面,环境也在某种程度上支持和限制着人类的活动,使人类的活动符合相应的环境条件。

(二)无障碍环境

无障碍环境(accessibility)是指能够进去、可以接近、可以获得、易到达的环境。理想的无障碍环境是指为实现残疾人平等参与社会活动,使残疾人在任何环境下进行任何活动均无障碍。可以理解为,因为环境的改变,可使残疾人不会因为他的功能缺失,对他的个人生活及社会参与能力有影响。

(三)环境改造

环境改造(environmental modification)是通过对环境的适当调整,使环境能够适应残疾人的生活、学习或工作的需要。环境改造是作业治疗的重要工作之一,环境改造得是否合理,也是患者能否真正回归家庭和社会的重要条件。

1. 目的

无障碍环境改造的目的,包括以下几个主要方面:

1)补偿或替代因残疾带来的能力限制或障碍,增强参与社会能力。

2)提高日常生活活动的自理能力,改善生活质量。

3)提高参与工作、学习、休闲及社交的机会,改善心理状况,提高自信心。

4)减少辅助量,减少经济支出,减轻家庭及社会负担。

5)增强功能的独立性、便利性和舒适性。

6)增强移动能力、降低能量消耗,安全、有效率地完成活动。

7)增进照顾者的方便性及安全性。

8)预防残疾人受到伤害或发生意外。

无障碍环境改造后，环境对残疾人的要求，应低于残疾人拥有的技巧和能力水平，以保证残疾人对自己的活动表现感到舒适和满意，增强参与活动的自信。

2. 原则

由于每个残疾人的生活状况和所受的残疾程度不同，环境改造的目标也会有所不同，所以，要对残疾人的身体功能和辅助者的辅助能力进行认真的评定。无障碍环境改造，是将残疾人作为普通的生活个体，从最基础方面提供帮助，有关环境改造技术上的服务，要在尊重残疾人本人和家属意见的基础上，帮助他们实现自己的愿望。在残疾人与多位家属一起居住的情况下，如果只以残疾人本人为对象进行环境改造，可能会给家属在使用上带来不便。因此，在环境改造前，要与其家属进行协商，以取得残疾人本人和家属对改造后设计的充分认可。在设计意见难以取得一致时，可以参考已改造好的住宅样板间的设计，让残疾人在接近改造后的环境下进行操作、试用。由于环境改造需要一定的费用，所以需要取得家属的理解和配合，也可以争取残疾人所在单位或社会保障部门的帮助。

二、无障碍环境要求

（一）无障碍环境评定

无障碍环境评定，是对残疾人的生活环境进行实地考察、分析，找出影响其功能活动的因素，并提出改造方案，最大限度地满足或提高他们日常生活的安全性和舒适性，协助他们过上功能完全独立或功能相对独立的生活，使其回归家庭和社会。主要的方法有观察法和量表法。采用的形式主要是问卷调查或现场实地评估。

无障碍环境包括居家环境、生活环境、交流环境、移动环境、教育环境、文体环境、就业环境、宗教环境、公共环境等方面的无障碍。无障碍环境的基本要求：①可及性，即可达（achieve）、可进（entrance）、可用（usable）；②安全舒适；③符合使用者的特征；④能够提升残疾人的能力。

（二）居家环境改造具体要求

作业治疗干预中最主要的是居家环境，居家环境无障碍的要求具体介绍如下。

1. 通道

1）门。供功能障碍者通行的门最好使用自动门，而不宜采用旋转门和弹簧门，门锁的高度和开启的力度要符合患者的能力水平。

2）门口。完全开启门扇后门口的净宽需大于 0.80 m，门口不宜有门槛。

3）通道。有易进出、适合功能障碍者移动方式的通道，如平坦的路面、合适的扶手、没有或少台阶等。通道中不能有障碍物，光线需充足，照明及视线良好。

4）斜坡。室内需要装斜坡时，其长度与高度之比不应小于 12：1，两侧安装扶手，表面防滑处理。

2. 电梯、楼梯

1）电梯的深度和宽度至少为 1.5 m，门宽不小于 0.80 m，为方便残疾人了解自己的进出情况，电梯迎面应有镜子。

2）楼梯至少应有 1.2 m 的宽度，每阶高度应小于 0.15 m，深度为 0.30 m，两侧均应有 0.65～0.85 m 高的扶手，具体高度根据实际情况而定，梯面需进行防滑处理。

3. 走廊

功能障碍者需单拐步行时，通道所需宽度应为 0.70～0.90 m，如需借助双拐步行，通道需 0.90～1.20 m，需借助轮椅出入时，走廊或其他通道应有 1.2 m 的宽度。能够通过一位行人和一台轮椅的走廊宽度需大于 1.4 m，轮椅旋转 90°所需空间至少为 1.35 m×1.35 m；以车轮为中心，轮椅旋转 180°至少需要 1.7 m×1.7 m 的空间；功能障碍者如需用电动轮椅旋转 360°时，需有 2.1 m×2.1 m 空间，旋转 90°需有 1.5 m×1.8 m 的空间。

4. 室内安排

1）轮椅进入的房间，至少要有 1.5 m×1.5 m 的空间以供轮椅转动，厨房桌面或餐桌的高度在可供轮椅进入的前提下不能高于 0.8 m。

2）通过一辆轮椅的走道净宽度，应大于 1.20 m。床应固定不动，床前至少要有 1.5 m×1.5 m 的空间供轮椅转动。

3）床的高度应与轮椅的座位高度接近。非轮椅使用者，床的高度应以患者坐在床边，髋、膝关节保持约 90°时，双脚可以平放在地面为宜。床垫要坚固、舒适，应在床边设置台灯、电话及必要的药品。

4）电源插座、开关、电话应安装在方便、安全的位置，电源插座高于 0.5 m，开关高度低于 1.2 m。

5）室内外的照明及光线要好，室内温度应能够随时调节，对于存在体温调节障碍的患者，如脊髓损伤患者和烧伤患者，室温的调节十分重要。

5. 厨房

1）操作台板的高度应适合轮椅使用者的需求，高度一般小于 0.79 m，台板的深度至少应有 0.60 m，从地面到膝部的间隙为 0.70～0.76 m。

2）台面应有利于功能障碍者操作过程中，将重物从一个地方转移到另一个地方。桌子应能使轮椅使用者的双膝放到桌下，其高度也最好可以调节。如有必要，可配备带有脚轮的推车，以方便转移物品。

6. 卫生间

1）门。供功能障碍者使用的卫生间门应该向外开，已保证室内有足够的空间，且假如功能障碍者发生意外，外面的人容易从外面打开门施救，而不至于因轮椅或辅助器具挡在门内，在外无法开启门，从而影响及时救治。

2）便池。大便池常采用坐式马桶，常与轮椅同高（0.40～0.48 m）方便转移，两侧安装扶手，两侧扶手间距离一般为 0.80 m 左右，扶手可采用固定式的或是可移动的，移开一侧以便轮椅靠近。

3）洗手盆。洗手盆底最低处一般要大于 0.69 m，方便功能障碍者使用轮椅时，大腿部可进入池底下面，便于接近水池，方便洗手和脸。池深不必太深，一般 0.10 m 左右即可，水龙头最好能够采用长手柄式，以便使用者操作；排水口应位于患者方便够得到处；镜子中心应在离地 1.05～1.15 m 高处，具体可根据实际情况，最终为方便功能障碍者的应用。

4）卫生间内。安排在靠近浴卫处的地方，应留有可使轮椅回转的空间，卫生间内的轮椅使用面积不应大于 1.20 m×0.80 m。在浴盆的一端，应设宽约为 0.30 m 的洗浴坐台。应在大便器、浴盆及淋浴器邻近的墙壁上，安装扶手，方便功能障碍者使用。

7. 地面

1）室内的地面应平整，避免凹凸不平，地面宜选用防滑、不易松动的材料。

2）地板不应打蜡或放置地毯及其他装饰品，房间之间的通道要保证畅通没有阻碍，所有的物件要保证安全。

3）门把手最好使用向外延伸的按压式把手，以利开关，最好能够不使用旋转把手。

4）如为视力残疾者使用的出入口及地面，最好铺设有触感提示的地面块材及涂刷上色彩艳丽的地面图标，以方面视力残疾者的使用。

当然，如需让患者走出家门，能够更多地完成日常活动，社区环境也需进行改造，社区无障碍环境改造主要包含：无障碍设施、无障碍信息交流和无障碍社区服务等内容。社区无障碍环境改造方案，要从不同类别的残疾人的角度，全方位考虑各类残疾人的使用需求。社区环境改造还需要注重实用性，且能够有效地弥补环境的缺陷与不足。

社区环境无障碍改造方案的实施，需要政府部门的政策、资金支持，行政部门和行业之间的协调配合，同时，还需要社区多部门的合作，如城市规划部门、市政管理部门、交通管理部门、街道办事处、社区服务中心或物业管理中心是否批准和同意对社区中的公共设施进行改造，社区其他居民是否认同对公共设施的改造；由谁提供和实施社区环境无障碍改造等问题，都需要妥善解决。

三、环境改造流程

（一）对环境和患者的功能状况进行详细的评估

了解患者的功能情况、需要进行的活动、环境情况、个人及家庭的要求等。

（二）分析活动受限的环境方面的因素，进行阶梯化的环境改造过程

1）首先考虑是否可以对活动进行调整，达到适应环境的目的。

2）接着考虑是否可以通过调整物品的位置来解决。

3）然后考虑是否可以通过使用辅助器具来解决活动问题。

4）最后才考虑物理结构的改造。

（三）出具环境改造方案

如果已经确定环境改造方法，可根据实际情况做出环境改造方案，如需进行物理结构的改造，还需出具图纸，对比改造前的图纸，详细标明需改造环境的具体位置、尺寸、具体要求等信息。

（四）实施环境改造

根据实际环境改造方案，进行物品重新摆放或者使用辅助器具。如需进行物理结构改造，一般由患者家人自行施工或者请工程队施工，施工过程按已确认的环境改造方案进行。

（五）再评估

改造完成后需再次进行评估，确保使用者可安全有效使用改造的环境，尽可能地能让使用者达到最高自理，对需要训练者进行环境适应训练，在患者或家属掌握方法后方可交付使用。

（六）随访

定期进行随访，了解使用者环境适应情况和独立生活情况。

四、环境改造的应用

环境的改造可以应用到物件改造、作业活动的调整、辅助器具的使用和物

理结构环境的改造四个方面。

（一）物件改造

物件改造的目的是使物件易于使用、更实用或更易于拿取。一方面，在考虑物件的实用性时，必须要注意所选择物件的外观是否与周围环境或个人风格相符合，避免格格不入，同时又可弥补环境的缺陷与不足。另一方面，物件的使用要符合具体使用患者的感觉运动功能及认知功能水平，例如，在楼梯上加装高度适合的扶手，就可以弥补患者肌力和关节活动度的不足，使患者可借助上肢力量帮助上下楼梯。对于有认知障碍的患者，可在扶手上加一些简单的指引图片，以便于患者理解扶手的使用。或视力有问题的患者，可选一些颜色明显的物品或指示符号。

（二）作业活动的调整

作业活动的调整是环境改造的重要内容，治疗师可以从以下几个方面考虑：

1）简化作业活动的复杂程度，使其与患者的功能水平相适应，若患者无法单独完成整个活动，可以简化活动以适合患者的功能状况。例如，穿带纽扣的衬衣时，先将纽扣扣上，再作为套头衫穿上。如患者手功能差，不能完成系扣子动作，尽量将衣服换成套头衫。如系鞋带困难，避免买需系鞋带的鞋子等。

2）预定活动流程可节省体能及节省活动时间。进行活动前应提前计划好整个活动流程，设定好活动的步骤及所需的时间，规范活动并且记录下来，使得整个作业活动步骤清晰明了，并对有功能障碍的患者进行反复练习。例如，将从卧位到坐位转移活动分解成若干步骤，逐一记录下来，遵照步骤反复强化训练，形成习惯化动作。

3）调节活动结果。根据患者反复练习的实际情况，降低完成活动的质量和数量要求，以利于患者独立完成活动。如允许患者用比平时更长的时间来完成进食活动，允许使用勺子进食而非必须使用筷子进食，在进食活动中也不一定要求完成的和平时一样好。

4）节省体力训练。改变活动形式，以节省患者的体力消耗，降低完成活动的技能要求。如取高处物体时，不必手举过头顶，也可以站在凳子或者梯子上去取物；需移动重物（如较沉的快递等）时，不必抬起重物，可以在地面挪动。

5）注重活动协作。任务或者活动可以单独完成，也可以和别人合作完成，如有必要，可通过多人协作的方式，完成本来只需一人就能完成的活动。如拿快递、准备食物、洗衣服均可由多人合作完成。

（三）辅助器具的使用

为患者的生活自理提供一个有效的帮助，使患者能完成徒手难以完成的动作，以减少患者对他人的依赖。提高 ADL 自理能力。辅助器具也属于物理环境中的人工物件的一种，所以辅助器具的使用也是环境改造的一部分。如轮椅或助行器具的使用可以使部分残疾人到达所需要的位置，并且无安全方面的顾虑。使用改造过的筷子可使患者更有效的夹菜，更方便患者完成进食活动，提高可进食的食品的选择，减少别人喂食的可能性及次数，提高进食独立性及生活幸福度。

（四）物理结构环境的改造

物理结构环境的改造包括非房屋结构的改造和房屋结构的改造。

1）非房屋结构的改造。指治疗师帮助患者找一些更安全的地方存放那些可能引起危险的物品、家具，或重新摆放物件以腾出更多的空间方便日常生活活动。

2）房屋结构上的改造。如门口、通道及楼梯的改造。改造的目的是增加活动的安全性和有效性，如在楼梯上增加斜坡、增加门的宽度以便于轮椅通过、对浴室和厕所的改造等。

五、家访

（一）家访的目的

家访的目的在于对患者的现在居住环境和患者在目前实际的环境中的作业表现进行再评估，提出环境是否需再次改造的意见和方案，以供患者和家属参考和选择，同时为家属提供必要的辅导及咨询。

（二）家访的时间

家访的时间应该是在患者出院前的 1～2 周，以便提供时间，让家属有足够的时间为患者出院做好准备，提供适合患者居住的环境。

（三）家访前的准备

除了要有主管医生和患者的同意，也要与患者家属沟通，以便征得家属的支持和配合。在对患者的资料和功能状况有了详尽的了解后，列出你和患者认为最有可能发生问题的作业活动，以便在家访时能够有针对性地进行重点评估。要对患者所居住的区域有初步的了解，以便于安排交通和家访的时间，同时准备家访时必要的工具，如软尺、相机等。家访时最好有家属和（或）患者在场。

（四）家访内容

在家访中，对物理环境危险因素应提供及时有效的改造建议。如有必要，对物理环境的结构进行改造，在经过准确的现场测量和考证之后，需画出建筑和安装平面图，再由患者或家属找合格的施工单位，进行改造和安装，并办理有关的手续。对预先列举的作业活动，包括自理和家务活动进行评估，同时找出患者的风险行为，对生活习惯方面提供调整和改进建议。同时可以在实际环境中为患者家属或照顾者提供必要的专业知识，以及技术和技巧上的专业指导。如有必要，应确定下次随访的时间。

第八章 康复辅具在脑卒中运动障碍康复治疗中的应用

第一节 康复辅具概述

一、康复辅具概念

康复辅助器具（康复辅具），具有鲜明的行业及专业的代表性，其概念由"辅助器具"的概念而来，目前普遍将其定义为"残疾人使用的，可以预防、补偿或代偿、减轻或消除损伤、活动限制和参与限制，提高、维持或改善残疾人功能的任何产品、器械、设备或技术系统"。实际上，目前的康复辅具除了根据国家标准《康复辅助器具分类和术语》中包括的各类辅具外，一些可以临时替代和通过自我简单制作的具备类似作用和功能的物品，在一定程度上也可理解为"康复辅助器具"的一部分。

二、康复辅具分类

根据国家标准《康复辅助器具分类和术语》，康复辅助器具产品划分为12个主类、130个次类、794个支类（表8-1），具体包括：矫形器和假肢、个人移动辅助器具、个人生活自理和防护辅助器具、家庭和其他场所使用的家具及其适配件、沟通信息和信息辅助器具、技能训练辅助器具、个人医疗辅助器具、操作物体和器具的辅助器具、用于环境改善和评估的辅助器具、家务辅助器具、就业和职业训练辅助器具、休闲娱乐辅助器具。本章节主要介绍与脑卒中患者相关的矫形器、个人移动辅助器具、技能训练辅助器具、个人医疗辅助器具。

（一）矫形器（支具）

1. 矫形器的定义

矫形器（支具）是指装配于人体四肢、躯干等部位的体外器具的总称，是可以用于限制运动或者辅助运动，以及转移身体的负荷到其他部位的体外装具，通俗点来说，矫形器就是安装在人体外部的器具。所以我们所说的矫形器不包括那些外科手术中作为固定及矫形目的安装在人体内或固定于人体骨骼上的设备。

由于现代医学的发展，许多严重创伤，如神经肌肉与骨关节系统的严重损伤、严重脑血管疾病等的救治率明显提高，但往往遗留明显的功能障碍。如偏瘫、脑瘫、小儿麻痹、肌无力和骨关节病等，都可能遗留不同程度的功能障碍。它们均需要通过各种康复辅具来预防、矫正各种功能障碍及代偿其失去的功能。

随着康复医学、材料学和生物力学的发展，现代矫形器的开发、制造、装配都有了很大进步。矫形器的装配和使用已成为现代康复治疗技术的重要组成部分，与物理治疗（PT）、作业治疗（OT）和言语治疗（ST）共同组成了康复医学中最重要的四项康复治疗技术。在神经系统与骨关节病损的中早期，合理地选用适配的矫形器，能够有效预防、矫正或代偿这些病损可能造成的功能障碍，提高患者的独立生活能力，帮助患者回归社会。其功能主要包括以下几个方面：

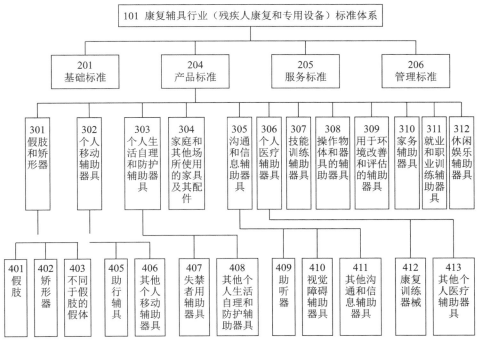

表 8-1　康复辅具标准化体系结构

1）稳定与支持。通过限制肢体或躯干的异常运动来保持关节的稳定性，恢复承重或运动能力。

2）固定与矫正。对已出现畸形的肢体或躯干，通过固定病变部位来矫正畸形或防止畸形加重。

3）保护与免负荷。通过固定病变的肢体或关节，限制其异常活动，保持肢体、关节的正常对线关系，对下肢承重关节可以减轻或免除长轴承重。

4）代偿与助动。通过某些装置，如橡皮筋、弹簧等来提供动力或储能，代偿已经失去的肌肉功能，或对肌力较弱部分给予一定的助力来辅助肢体活动或使瘫痪的肢体产生运动。

2. 矫形器的分类

1）根据安装部位分为上肢矫形器、下肢矫形器和脊柱矫形器三大类。

2）按矫形器的作用、目的分为即装矫形器（quickly made orthoses）、保护用矫形器（protective orthoses）、稳定用矫形器（stabilization orthoses）、减免负荷用矫形器（weight bearing orthoses）、功能用矫形器（functional orthoses）、站立用矫形（standing orthoses）、步行用矫形器（walking orthoses）、夜间用矫形器（night orthoses）、牵引矫形器（traction orthoses）和功能性骨折治疗用矫形器（functional fracture orthoses）。

3）按主要制造材料分为塑料矫形器、金属矫形器、皮制矫形器和布制矫形器等。

4）按其他原则分为模塑矫形器（molded orthoses）、外动力矫形器（externally powered orthoses）和标准化矫形器（modular orthoses）。

3. 上肢矫形器

根据功能可分为两类，即固定性（静止性）矫形器和功能性（能动性）矫形器。固定性矫形器没有可以活动的组成部分，主要用作固定肢体于功能位，限制异常活动，适用于上肢关节或腱鞘的炎症、促进骨折愈合等。功能性矫形器的特点是允许肢体有一定程度的活动，或通过支具的活动来达到治疗目的。有时，一具上肢矫形器也可兼有固定性和功能性两种作用。

上肢矫形器主要用于补偿失去的功能，辅助无力的肢体运动，保持或固定肢体于功能位，提供牵引力以防止挛缩，预防或矫正畸形，也可作为一种附加装置用于患者。在脑卒中患者中，上肢矫形器主要用于抑制上肢的屈肌痉挛及关节的挛缩畸形和辅助固定肩关节等。

4. 下肢矫形器

主要作用是支撑体重，辅助或替代肢体功能，限制下肢关节不必要的活动，保持下肢稳定，改善站立和步行时姿态，预防和矫正畸形。选用下肢矫形器必须注意穿戴后对肢体没有明显的压迫，如膝踝足矫形器（KAFO）使用时，屈膝90°不能压迫腘窝，内侧大腿根及会阴处无压迫；对下肢有水肿的患者矫形器不宜紧贴皮肤。踝足矫形器（AFO）（图8-1、图8-2）作用原理：一般采用"三点力"原理，固定关节正常功能位，避免韧带被异常拉伸后的松弛；长时间牵拉肌腱，对抗肌肉的挛缩；代偿部分肌无力。

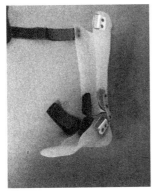
图8-1 踝足矫形器

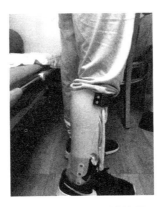
图8-2 踝足矫形器使用

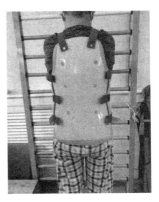
图8-3 脊柱矫形器使用

5. 脊柱矫形器

主要用于固定和保护脊柱（图8-3），矫正脊柱的异常力学关系，减轻躯干的局部疼痛，保护病变部位免受进一步的损伤，支持麻痹的肌肉，预防、矫正畸形，通过对躯干的支持、运动限制和对脊柱对线的再调整达到矫治脊柱疾患的目的。矫形器命名中英文对照如表8-2所示。

表8-2 矫形器命名中英文对照

矫形器中文名称	英文缩写	英文名称
足矫形器	FO	foot orthosis
踝足矫形器	AFO	ankle foot orthosis
膝踝足矫形器	KAFO	knee ankle foot orthosis
髋膝踝足矫形器	HKAFO	hip knee ankle foot orthosis
膝矫形器	KO	knee orthosis
手矫形器	HO	hand orthosis
腕手矫形器	WHO	wrist hand orthosis
肘腕手矫形器	EWHO	elbow wrist hand orthosis
肩肘腕手矫形器	SEWHO	shoulder elbow wrist hand orthosis

矫形器中文名称	英文缩写	英文名称
颈矫形器	CO	cervical orthosis
胸腰骶矫形器	TISO	thorax lumbus sacrum orthosis
腰骶矫形器	LSO	lumbus sacrum orthosis

（二）个人移动辅助器具

1. 个人移动辅助器具概述

个人移动辅助器具是通过补偿和代偿人体的部分功能，基本恢复肢体原有的自理功能，以提高日常生活活动能力，减轻失能程度的产品。根据国家标准《康复辅助器具分类和术语》，个人移动辅助器具属于主类，主要分为单臂操作助行器（图 8-4）、双臂操作助行器（图 8-5）、助行器配件、移动和翻身辅助器具、导向辅助器具等 12 项次类。本文主要介绍脑卒中患者使用较多的个人移动辅助器具：助行器和轮椅。

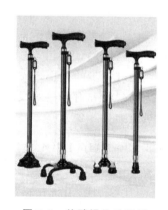

图 8-4　单臂操作助行器

2. 助行器

在医学上把辅助人体支撑体重、保持平衡和行走的工具称为助行器。近年来，我国老龄化程度不断加深，并且由于偏瘫、截瘫、截肢后或其他原因导致下肢肌力减弱不能支撑体重的患者越来越多，助行器成为不可缺少的康复辅助用品之一。目前市场上的助行器种类繁多，只有选择合适的助行器才能给使用者的生活带来最大的方便。

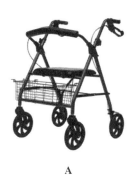

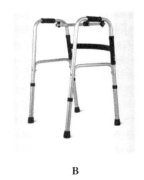

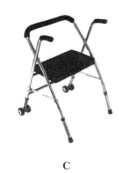

A　　　　　　　　　　B　　　　　　　　　　C

图 8-5　双臂操作助行器

1）助行器的作用。

（1）保持平衡。适用于如老年人、非中枢性失调的下肢无力患者、下肢痉挛患者、重心移动不能等平衡功能障碍患者，但对高龄脑卒中、多发性脑梗死患者的平衡障碍作用不大。

（2）支持体重。偏瘫、截瘫后，患者肌力减弱或双下肢无力不能支撑体重或因关节疼痛不能负重时，助行器可以起到部分替代作用。

（3）增强肌力。经常使用手杖、腋杖的患者，由于上肢需要经常发力以辅助支撑身体重量，因此，对上肢伸肌有增强肌力的作用。

2）助行器的临床应用：一般来说，手杖适用于偏瘫患者或单侧下肢瘫痪者，前臂杖（图 8-6）和腋杖（图 8-7）适用于截瘫患者。步行器的支撑面积大，较腋杖稳定，多在室内使用，我们这里主要介绍脑卒中患者较常用的手杖。

选择合适尺寸的手杖是保障患者安全、最大限度地发挥拐杖功能的关键。手杖长度的选择：手杖的长度是站立位时，股骨大转子至地面的高度。手杖长度测量时让患者穿上鞋或下肢支具站立，肘关节屈曲 25°～30°，腕关节背伸，小趾前外侧 15 cm 处至背伸手掌面的距离即为手杖的长度。手杖长度不恰当会产生以下后果：手杖太长时，会增加承重时肘关节的弯曲及上臂三角肌的负担，也会使手腕往外溜，减少握力，还会使肩膀往上提，造成脊柱侧弯；手杖太短时，肘关节要完全伸直，往前时躯干要跟着往前弯，这不但加重了腰部肌肉的负担，也增加了上下楼梯的困难。

手杖可以分为单足、多足手杖。一侧上肢和肩的肌力正常才能使用手杖，如偏瘫患者的健侧、下肢肌力不好的不完全性截瘫患者。握力好、上肢支撑力强的患者可选用单足手杖；平衡能力和协调能力较差的患者，应选用三足或四足手杖。单足手杖与地面仅有一个接触点，好处在于轻巧且方便上下楼梯，但由于提供支撑与平衡的作用较弱，只适用于握力好、上肢支撑力强的患者，如偏瘫患者的健侧、老年人等，而上肢支撑力弱、平衡功能较差的患者不适用。多足手杖与地面有3～4个接触点，由于支撑面积较大，所以能提供比单足手杖更好的支撑与稳定性。三足手杖：由于三个足呈品字形，底部面积较大，能提供比一般手杖更好的稳定性，适用于平衡能力欠佳而用单足手杖不安全和行走于不平路面上的患者（图8-8）。四足手杖：脑卒中偏瘫患者在刚开始进行康复训练时，四足手杖可以提供较好的稳定性，但由于四足手杖的四个点可以构成无限个平面，当行走于不平的路面时，容易造成摇晃不稳的现象，因此建议最好在室内使用；一般四足手杖的使用多半是暂时性的，当步伐愈来愈稳后就可以改用一般手杖。

手杖的使用：①三点步行。绝大部分偏瘫患者的步行顺序为伸出手杖，然后迈出患足，再迈出健足，少数患者为伸出手杖，迈出健足，再迈出患足的方式步行。②两点步行。即同时伸出手杖和患足，再迈出健足。这种方法步行速度快，适合于偏瘫程度较轻、平衡功能较好的患者。③使用手杖上下楼梯。如果有扶手，尽量使用，遵守健侧先上，患侧先下的原则。上楼：上楼时健肢先上，拐杖后上，最后上患肢，如此重复。下楼：下楼时先下拐杖，再下患肢，最后是健肢，如此重复。

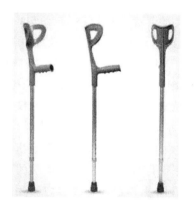

图8-6 前臂杖

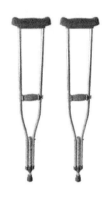

图8-7 腋杖

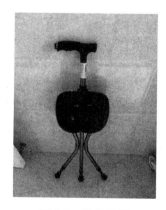

图8-8 三足手杖

3. 轮椅

轮椅（wheelchair）通常是指带有行走轮子的座椅，是康复的重要工具，它不仅是肢体残伤患者的代步工具，还能使患者借助于轮椅进行身体锻炼和参与社会活动。

1）轮椅的分类。

（1）按材料分类。按轮椅制作的材料，一般可将分为钢质轮椅、铝合金轮椅和钛合金轮椅。①钢质轮椅：价格相对较便宜，但缺点是较重，不方便搬移，且推动起来也较困难。此外，钢质轮椅在遇水或在潮湿环境下易生锈，不够耐用。②铝合金轮椅：现在大部分轮椅都是铝合金轮椅，其优点是重量较轻、防锈，且比较容易推动。③钛合金轮椅：钛合金在金属材料中综合性能最佳，价格也较贵，其优点是重量较轻、耐磨耐腐且具有弹性，钛合金轮椅为高档轮椅。除此之外还有性价更高的碳纤维轮椅等。

（2）按类型分类。按轮椅的类型可分为标准轮椅（standard wheelchair）和特殊轮椅（special wheelchair）两大类。①标准轮椅：标准轮椅俗称普通轮椅或一般轮椅。普通轮椅一般比较轻便，为椅子形状，还可以折叠收起，有四个轮子，后轮较大，后轮上有手推圈，刹车也加在后轮，前轮较小，用来转向；普通轮椅大多为手动式，一般适用于手部功能健全的患者，或短期行动不便不适合久坐者。②特殊轮椅：这是根据乘坐轮椅患者残存的肢体功能及使用目的从普通轮椅中派生出来的类型，常用的有站立式轮椅、躺式轮椅、单侧驱动轮椅、电动轮椅、代步车、运动轮椅等。

（3）按驱动方式分类。①手动轮椅：手动轮椅按操作者的不同还可分为自推式和助推式。自推式轮椅是由使用者自己推行的，其特点是有驱动功能的手推圈，后车轮较大。助推式轮椅是由照顾者推行的，其特点是有驱动功能的手推把，无驱动手推圈，后车轮直径较小。手动轮椅按驱动方式的不同可分为前轮驱动轮椅、后轮驱动轮椅、单侧驱动轮椅和摆杆驱动轮椅，其中后轮驱动轮椅使用普遍。常用的后轮驱动轮椅包括普通型轮椅（图8-9）、功能型轮椅、高靠背轮椅（图8-10）和运动型轮椅等。②动力轮椅：包括以蓄电池为能源直流电动机驱动的电动轮椅（图8-11）和以燃油发动机驱动的机动轮椅，使用者可通过简单的控制装置自行操作。电动轮椅是一种以蓄电池为能源、电子装置控制驱动的动力轮椅车，使用者可通过控制装置自行驱动轮椅车行进，适用于高位截瘫、偏瘫及下肢功能障碍者使用；而机动轮椅是以燃油为动力的机动轮椅车（残疾人摩托车）。其启动、制动及其他控制装置全部由驾驶员的上肢操纵，座位有靠背和能限制髋部左右移动的装置。机动轮椅安装有下肢防护装置和放置拐杖的位置，要求驾驶者上肢健全、视觉和精神状况良好。

2）轮椅的结构。轮椅的基本结构主要由轮椅车架、车轮（大车轮、小车轮)、制动装置、驱动装置、座椅和靠背 6 个部分组成。

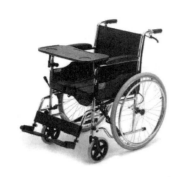

图 8-9　普通型轮椅

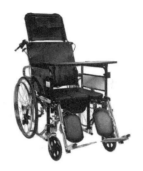

图 8-10　高靠背轮椅

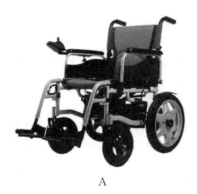

A

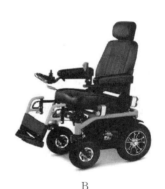

B

图 8-11　电动轮椅

（1）轮椅车架。①固定式轮椅：车架结构简单，强度和刚度好，但闲置不使用时占用空间较大，需要运输时上、下交通工具不方便。②折叠式轮椅：具有交叉折叠车架的轮椅，可以折叠以便于携带和运输。这是目前国内外应用最为广泛的一种轮椅。根据不同的椅坐宽度和轮椅的高度，可供成人、少年和儿童使用，有些轮椅能够换用较大的椅背和靠背，以适应儿童不断生长的需要。折叠式轮椅的扶手或脚踏板均为可拆卸式。轮椅两侧扶手有固定式和可拆卸式两种。可拆卸式方便使用者在轮椅与床、汽车等之间转移。轮椅架多为薄壁钢管制成，表面镀铬、烤漆或喷塑。高档轮椅架采用合金材料，以减轻轮椅重量。

（2）轮椅车轮。普通轮椅装有一对大车轮和一对小脚轮，每一个大车轮都装有驱动轮圈即手推圈，使用者双手驱动手推圈使轮椅前进、后退或转向，还有一对前小脚轮，可自由转动，具体特点如下。①大车轮：能使轮椅移动，也称滚动轮。它承受身体大部分体重，多为充气轮胎，也有实心轮胎和低压粗轮胎。②轮环：驱动轮椅行驶装置，又称驱动轮。它装在大轮外侧，残疾人双手搬动此环可使轮椅移动。③小脚轮：与转向系统连接决定行进方向，控制轮椅方向，亦称万向轮。它承受身体的小部分体重，轮胎多由软橡胶制成。④手推圈：手推圈为自推式轮椅所独有，直径一般比大车轮小 5 cm。偏瘫患者使用单手驱动时，再加一个直径更小的以提供选择。手推圈一般由患者直接推动，若功能不佳，为了便于驱动，可进行如下几种方式的改动：在手推圈表面加橡皮等以增加摩擦力或沿手推圈四周增加推动把手。⑤轮胎：轮椅轮胎有实心、充气内胎和无内胎充气型三种，具体特点如下。a. 实心型轮胎：在平地速度较快且不易爆破，易推动，但在不平坦路面上振动大且卡入与轮胎同宽的沟内时不易拔出。b. 有充气内胎型轮胎：较难推，也易刺破，但振动比实心的小。c. 无内胎充气型轮胎：因无内胎不会刺破，而且内部也充气、坐起来舒服，但比实心者较难推。

（3）制动装置。制动装置又称刹车装置，它是使大车轮能完全停止运动的制动装置。大车轮应每侧轮均有刹车，当然偏瘫者只能用单手刹车，为了加大患者的刹车力量，可在刹车上增加延长杆，使患者的健侧手能同时操纵两侧之刹车，但此杆易发生损坏。故使用轮椅前应首先检查刹车的安全性，刹车性能不佳的不得在户外使用。刹车有以下几种形式：①凹口式刹车：此刹车安全可靠，但较费力。调整后在斜坡上也能刹住，若调到 1 级在平地上不能刹住为失效。②肘节式刹车：利用杠杆原理来制动，其力学优点比凹口式刹车强，但失效较快，如不经常检查会影响安全。③铰链式刹车：采用关节铰链的灵活性和力量传递的形式进行刹车，其刹车速度较快，操作灵活，适用于运动轮椅的制动。

（4）座椅。起直接承受乘坐者臀部的功能，其高度、深度、宽度取决于患者的体形。

（5）靠背。靠背是用来承托乘坐者背部的，是关系到安全和舒适度的重要因素。根据患者躯干控制能力和活动能力的大小，可以选择不同高度的靠背。按高低程度的不同，轮椅靠背分为低靠背、高靠背、高靠背加头托。①低靠背：一般普通型轮椅多属此类，高度达使用者肩胛骨下方 2～3 cm 处，能为躯干提供较好的承托，同时手臂、肩胛和躯干上半部的活动不受限制，不会阻碍使用者推动轮椅。适用于下肢残疾、偏瘫、胸以下截瘫者及行动不便的老年人。②高靠背：高度超过肩胛骨下缘，甚至达到肩峰或后枕部的靠背。适用于对躯干控制能力欠佳者，如高位截瘫者及年老体弱多病者。③高靠背加头托：高位脊髓损伤患者控制头颈的能力欠佳，必须用高靠背加装头托。对躯干控制不良者，靠背上还应增加安全带。

（6）驱动装置。手动轮椅依靠手推圈或手推把进行驱动，电动轮椅依靠蓄电池和马达进行驱动，机动轮椅或残疾人代步车一般依靠燃油发动机进行驱动。

（7）轮椅的附属结构。轮椅除基本结构之外，还具有一些根据乘坐者需要而设置的附属结构，具体如下。①坐垫：坐垫即放置在轮椅座椅表面的垫子。轮椅坐垫可提供乘坐者稳定的坐位，增加乘坐的舒适感，降低轮椅在不平坦的地面上移动的震荡，减轻对臀部接触面的直接压力。坐垫对需长期使用轮椅的患者非常重要，它能让患者保持舒适的坐位姿势，预防皮肤出现褥疮。②前臂手托（扶手）：扶手的作用是保证患肢的功能位放置，避免前臂滑落。根据患者需要，采用高密度聚氨酯材料模型成形，也可以用热塑板材料制作。扶手板的长度、大小可以定制，一般高出座椅面 22.5～25 cm，将其固定在轮椅扶手上供读书、用餐等。扶手可分为固定式和可调式。固定式扶手，将成形的扶手或选择合适患肢的组合件安装在轮椅扶手上，位置固定；可调式扶手，在扶手下安装角度调节器，使患肢得到多种位置的放置，更加符合患者的需要。另外，扶手也有长、短之分，长的可为使用者提供较佳的承托，短的则可方便使用者接近桌子等。③头颈托：是安装在轮椅靠背上方提供头颈部支撑的装置。这类附件一般采用高密度聚氨酯材料制作，可根据患者的实际情况选配形状和大小不同的头托或颈托，然后将其安装在轮椅靠背上方。④固定带：是为患者躯干或肢体提供固定、保护和防止患者从轮椅车中滑落的软质宽带。固定带多由尼龙织品或软质皮革制成，可根据需要截取合适的长度和形状，加工制作简单，使用方便，用于对躯干、肢体部位的固定保护，是常用的轮椅附件。⑤足护带：是用于防止轮椅乘坐者足部滑出脚踏板的保护带。⑥脚踏板和腿托架：脚踏板用于放置足部，大部分脚踏板可以向上翻起和向外分开。脚踏板向上翻起便于患者将足放在地面上，向外分开便于轮椅接近床边、坐便器等。脚托架（附属腿托）：腿托托住小腿部分和足部，可分为横跨两侧式和两侧分开式。这两种腿托又可以分为固定式和可拆卸式两种。膝关节角度有可调的和不可调的两种。腿托采用能摇摆到一边的和可以拆卸的为佳。腿托架有可以向外分开的和不可向外分开的。腿托架的长度有可调式的和不可调式的。可拆卸的腿托架和向外分开的腿托架便于使轮椅接近床边，有利于患者从轮椅到床上或从床上到轮椅移动。腿托架的长度可调，便于根据患者的小腿长度调节脚踏板的高度，如脚踏板过高，则屈髋角度过大，体重就更多地加在坐骨结节上，易引起该处出现褥疮。⑦防翻轮：是安装于轮椅车架后面双侧或中间起保护作用的小轮。如果患者单独使用轮椅，当重心超过稳定极限发生向后方倾斜时，防翻轮随即着地，可以阻止人和车发生向后的翻倒。但安装后可能会影响轮椅在街道上行驶的性能。⑧小滚轮：是安装于轮椅车架后下方的两侧可临时起到代替大车轮作用的一种小轮。当患者乘坐轮椅出入较狭窄的通道时，为了减少轮椅的横截面尺寸，可将轮椅的大车轮卸下，用小滚轮代替。⑨轮椅桌：是临时安装在轮椅上提供患者日常生活帮助的特制小桌。轮椅桌通常用硬塑料板或木板制作，大小与轮椅的尺寸相匹配。桌面可以为长方形或半圆形，边缘部位稍微隆起，边角圆滑安全。可供患者在轮椅中完成吃饭、阅读等日常生活及一些简单的康复训练。⑩存放器和推动手柄：存放器是提供乘坐者存放拐杖、雨伞等物品的一种简易装置。对于可持拐杖行走的患者，可根据其生活习惯，将拐杖存放器安装在轮椅的一侧，使患者可携带拐杖乘坐轮椅外出，坐行随意。推动手柄是他人推进轮椅前进和转向的控制装置。一般采用 PU 橡胶和海绵制作而成。

3）轮椅的选配与参数调整。轮椅的选配与选配眼镜度数很相似，不是价格越高越好，需要因人而异，选择最适合自己的。选配轮椅前要清楚地了解使用者的身体状况、体型、使用环境等情况，然后再选择轮椅的尺寸。

（1）座位宽度。残疾人坐上轮椅后，双大腿与扶手之间应有 2.5～4 cm 间隙，约 2 指宽。如座位过宽，双臂推动轮环时伸展过大，易疲劳，身体不能保持平稳；过宽时轮椅亦不能通过较窄的过道；当残疾人坐轮椅休息时，其双手不能舒适地放在扶手上。如果座位过窄，会磨损残疾人臀部及大腿外侧皮肤；残疾人上、下轮椅亦不方便。

（2）座位长度。正确的座位长度是残疾人坐下之后，坐垫的前沿离膝后 6.5 cm，约 4 指宽。如座位过长，会顶住膝后面压迫血管与神经组织，并磨损皮肤。如座位过短，使臀部承受的压力增大，引起不适、疼痛、软组织受损及压疮。

（3）靠背高度。通常情况下，靠背的上沿应在腋下 10 cm 左右。靠背越低，身体的上部及双臂活动范围越大，功能活动越方便，但支持面越小，影响躯体的平衡。因此，只有平衡性好、功能障碍较轻的残疾人才适合选择低靠背的轮椅。反之，靠背越高，支撑面越大，但影响功能活动，所以要因人而异，调整高度。

（4）扶手高度。在双臂内收的情况下，前臂放置在扶手背上，肘关节屈曲约 90°为正常。如扶手过高，则双肩易疲劳，推动轮环容易造成上臂皮肤擦伤。如扶手过低，驱动轮椅易致上身前倾，造成躯体从轮椅上倾出，且长期处在前倾的体位操作轮椅可致脊柱变形、胸部受压从而导致呼吸困难。

（5）座位与脚踏板的高度。座位与脚踏板的高度是相互协调的关系。一般情况下，残疾人坐在轮椅中双下肢放于脚踏板上，此时大腿下部前 1/3 处高于坐垫前沿约 4 cm，约 2 指宽。如座位过高或者脚踏板过低，会造成双下肢失去支托，下肢悬空，身体不能维持平衡。反之，座位过低或者脚踏板过高，会使臀部承受全部重力，造成残疾人不适，久之臀部软组织受损，同时，残疾人在操作轮椅时会十分吃力。还有第三种不良情况，即座位和脚踏板同时过高或同时过低，都会增加残疾人在操作轮椅时的困难，前者是轮椅不能靠近桌面，影响功能活动；后者易碰撞地面，使行动受阻。

4）轮椅的临床应用。脑卒中患者经常面临下肢功能障碍，行走困难，出行不便，严重影响患者的生活、工作及社交活动。康复工作者应根据残疾人伤病程度、体能及其他多方面的因素，选择适当的轮椅供其使用，并指导其正确操作，以便他们借助轮椅进行身体训练和参与社会活动。

偏瘫患者无认知障碍、有较好的理解能力和协调性者可选单侧驱动轮椅；病情严重者可选用他人推动轮椅；平衡功能好者可选用座席较低的标准轮椅，安装可拆卸式脚托和腿托，用健侧上下肢操作轮椅；需要帮助转移时最好选用可拆卸式扶手。

5）轮椅的转移。转移是指人体从一种姿势转移到另一种姿势的过程。对偏瘫患者进行合理的体位转移方法指导，使其能够独立地完成各项日常生活活动，提高生存能力。

（1）独立由床到轮椅的转移（图 8-12）。①患者坐在床边，双足平放于地面上。轮椅置于患者健侧，与床成 30°～45°，制动，移开近床侧脚踏板。②患者健手撑于轮椅远侧扶手，患手支撑于床上，患足位于健足稍后方。③患者向前倾斜躯干，健手用力支撑，抬起臀部，以双足为支点旋转身体直至背靠轮椅。④确认双腿后侧贴近轮椅后正对轮椅坐下。

（2）独立由轮椅到床的转移（图 8-13）。①患者坐在轮椅上，双足平放于地面上。健侧尽量靠近床，与床成 30°～45°，制动，移开近床侧脚踏板。②患者在轮椅中先将臀部向前移动，健手支撑床面，患手支撑轮椅扶手，健足置于稍前方。③患者向前倾斜躯干，健手用力支撑，抬起臀部，以双足为支撑点旋转身体直至臀部完全靠近床面。④确认双腿后侧贴近床后坐下。

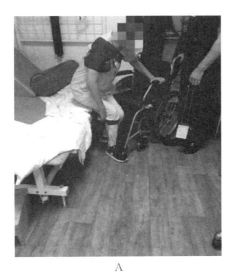
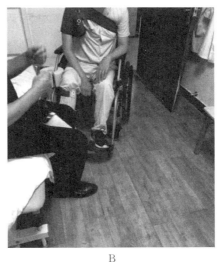

A B

图 8-12　独立由床到轮椅的转移

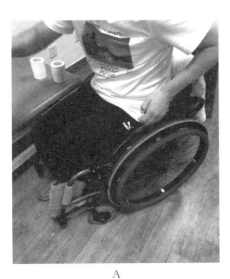
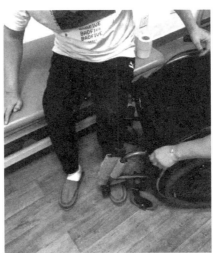

A B

图 8-13　独立由轮椅到床的转移

6）轮椅的预防性减压。长期使用轮椅可能发生压力性损伤，该损伤是患者最常见的并发症之一，通常乘坐轮椅相关性压疮好发于肩胛部、肘部、坐骨结节、足跟部等，使用高靠背轮椅时枕部也是压疮好发部位（图 8-14）。因此患者使用轮椅时要注意保护皮肤，避免压力性损伤的形成。减压是防止压力性损伤的重要方法。

轮椅减压方法：

（1）双手支撑法。将轮椅靠墙或沙发等稳定性较好的地方，防止轮椅向后倾斜，拉好刹车，固定轮椅，双手置于双侧扶手上，双上肢用力，抬起臀部，确保臀部抬离座垫，维持 15～30 s，每15～30 min 一次；双侧没有扶手或者扶手位置不合适的情况下可以将双手置于两侧手轮圈或者轮胎上（图 8-15）。

（2）左右轮换减压法。此方法适用于手腕运动功能受限的患者，将轮椅靠墙或沙发等稳定性较好的地方，防止轮

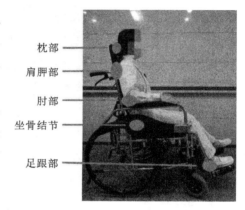

图 8-14　坐轮椅压疮好发作部位

椅向后倾斜，拉好刹车，固定轮椅，左上肢从椅背后方穿过，左上臂勾住左侧把手，右上臂勾住左侧扶手，双上肢收紧用力，抬起右侧臀部，确保臀部抬离坐垫，保持 15～30 s；然后身体恢复原位，右上肢从椅背后方穿过，右上臂勾住把手，左上臂勾住右侧扶手，双上肢收紧用力，抬起左侧臀部，维持 15～30 s；每 15～30 min 完成一组动作（图 8-16）。

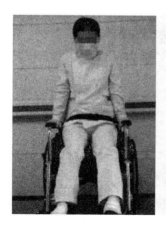

图 8-15　双手支撑法

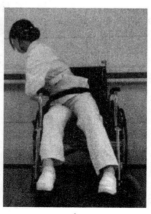 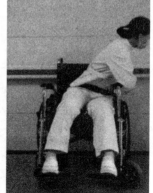

A　　　　　　　　　　　　　　　B

图 8-16　左右轮换减压法

（3）前倾式轮椅减压。此法适用于有一定的躯干控制能力的患者，利用躯干前倾来实现臀部减压。将轮椅靠墙或沙发等稳定性较好的地方，防止轮椅向后倾斜，拉好刹车，固定轮椅，向前转移重心，身体尽量向前倾斜减轻骶尾部压力，必要时，该方法需要有家属或护工保护（图 8-17）。

（4）辅助减压法。此方法适用于双上肢运动功能受限或无法独自完成轮椅减压的患者，家属拉好轮椅刹车，确保轮椅固定，站在患者后方，然后双上肢穿过患者腋下，双手交叉于患者胸腹部，向上托起患者，使患者臀部抬离座垫，维持 15～30 s，每 15～30 min 一次（图 8-18）。

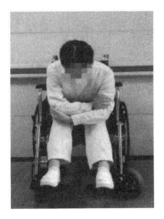
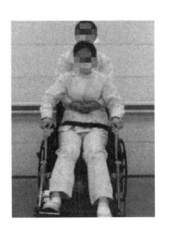

图 8-17　前倾式轮椅减压　　　　　图 8-18　辅助减压法

（三）技能训练辅助器具

脑卒中患者往往会因为病损导致肢体功能的下降从而影响患者的活动能力，这个时候我们可以借助一些简单的器具来帮助患者进行功能训练，这些能够辅助患者进行功能训练及生活技能训练的器具即被称为技能训练辅助器具。如在各级医院康复科的功能训练区最常见的功率车、平衡杠、站立架、肋木、股四头肌训练器、坐姿矫正仪、踏步器、墙体拉力器、肩梯、阶梯凳、平衡板等。如果患者在家中进行自我训练，可以在专业人士指导下结合家里的实际情况，选择适合患者的一些简单辅助器具即可，并不需要全盘复制医疗机构中的专业器具，而这种因地制宜的方法将大大节省患者的训练成本，也加强了患者训练的便利性，从而更容易推广。

当然，如何正确借助这些简单的辅助器具进行训练十分重要，患者千万不可以自行创造设计练习的动作，以免造成不良后果。比如某位患者自己在家通过在墙上固定一个滑轮制作了简易的训练装置，通过这个装置，患者用健侧手可以把患侧手拉过头顶，希望可以通过这个动作提高患侧上肢上举能力，结果患者上举能力没有改善，反而出现了肩部疼痛，患侧上肢的运动能力进一步下降了，由此可见科学合理使用辅助器具的重要性。

（四）个人医疗辅助器具

个人医疗辅助器具指用于改善、监控或维护个人医疗条件的辅助器具等（不包括医护人员专用的辅助器具）。根据国家标准《康复辅助器具分类和术语》，个人医疗辅助器具包括呼吸辅助器具、预防疤痕形成的辅助器具、消毒设备、认知疗法辅助器具（帮助记忆障碍者治疗的玩偶治疗和记忆刺激治疗的器具）、知觉训练辅助器具（对外部刺激，如视觉、听觉和其他感觉的正确接受和智力处理进行训练的辅助器具）、脊柱牵引辅助器具、伤口护理产品（包括伤口护理用包扎、吸收、引流辅助器具和伤口护理品的固定器具）等。脑卒中的患者中有一部分的认知功能会受到影响，借助一些认知疗法辅助器具进行认知方面的治疗是有必要的；还有一部分患者会有感觉方面的障碍，知觉训练辅助器具能在一定程度上对改善患侧肢体的感觉起到一定的辅助作用。

第二节　脑卒中患者常用的康复辅具

一、脑卒中患者患侧上肢常用的康复辅具

脑卒中患者的上肢常常会遗留一些典型的并发症，如肩关节半脱位、上肢屈肌痉挛、手指屈曲张力过高等。通过不同类型的康复辅具可以预防和减缓这些不良倾向甚至在一定程度上改善这些问题。

（一）肩关节半脱位容易发生在软瘫期

由于患侧肩关节本身的张力和肌肉力量不能很好地将关节维持在正常位置，患肢下垂的重力作用也可能会导致肩关节半脱位，进一步造成肩关节周围软组织的损伤，这时我们就可以通过肩吊带这种辅助装置（图 8-19），避免或减轻这种情况的发生。

（二）脑卒中后患侧上肢经常表现为"挎篮手"

脑卒中后患侧上肢经常表现为"挎篮手"，尤其是行走时或做上下楼梯运动等对平衡或力量要求比较高的动作时表现最为明显，在卧床放松时相对不容易显现出来。这时，一个低成本的简易肘关节固定支具（图 8-20）就可以在一

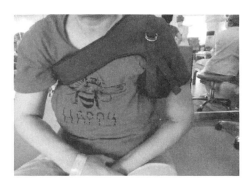

图 8-19 肩吊带

定程度上减缓或改善"拐篮手"这样一种常见的上肢异常模式。需要强调的是，有极个别关节屈曲痉挛特别严重的患者，如果出现疼痛时就应该暂时停止佩戴，并且需要咨询专业人士。如果佩戴后出现其他不适，如局部皮肤过敏，都应该选择暂停佩戴和就医咨询。至于如何确定是否需要佩戴和佩戴多长时间必须根据患者的具体情况来确定，一般来说，在痉挛比较轻微，没有表现出肘关节的异常屈曲模式时是不需要戴的，如果因为佩戴时间过长导致不良反应的也应减少或者暂停佩戴，反之，当患侧上肢屈曲痉挛明显时，并且不会对需要的活动造成影响的时间段内，建议佩戴。

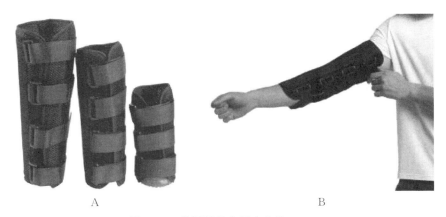

A   B

图 8-20 简易肘关节固定支具

（三）分指板和腕手固定支具

分指板（图 8-21）和腕手固定支具（图 8-22）是一种针对脑卒中后患侧手指屈曲痉挛和腕关节掌屈痉挛的常见辅具，以抑制手指及手腕的屈曲痉挛并预防挛缩。专业的康复机构可以量身定制最符合个体需求的分指板和腕手固定支具，在社会上也有多种产品在售卖，患者可以根据具体的情况灵活选择佩戴哪一种或哪几种支具。

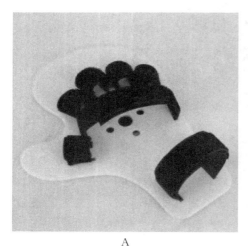
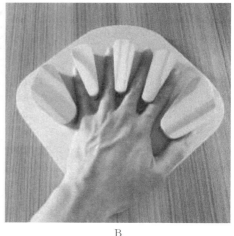

图 8-21　分指板

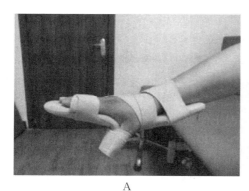
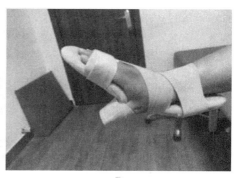

图 8-22　腕手固定支具

二、脑卒中患者患侧下肢常用的康复辅具

脑卒中患者患侧下肢经常遗留的典型并发症，如"膝过伸""足下垂""足内翻"（脚掌偏向内侧），这在脑卒中患者中极为常见，而且极难纠正，如果不早期采取有效干预措施，会随着时间的推移变得更为严重。临床实践证明，科学使用适当的矫形器可以起到良好的作用。

（一）踝足矫形器

踝足矫形器在脑卒中患者中最为常用，它对改善脑卒中患者的步行能力具有积极作用。不同类型的踝足矫形器作用亦有不同：有些是为了抑制和纠正足内翻、有些是为了防止膝过伸、有些是为了防止和纠正足下垂，有些能同时具备 2 种或 2 种以上的作用，需要根据患者的不同情况选择佩戴。

（二）弹力绷带

弹力绷带（图 8-23）是另一种在脑卒中患者中广泛使用的辅具，因为使用简单、价格低廉、疗效肯定而被越来越多的人认可并使用，其能在一定程度上改善患者的深感觉、纠正足内翻和足下垂。缠绕技巧建议咨询专业的物理治疗师，目前一般选择将弹力绷带固定在鞋子外面，使用时需要注意缠绕时间和缠绕程度，观察患足的血液循环情况。

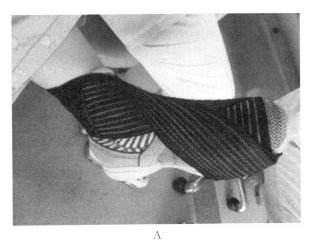
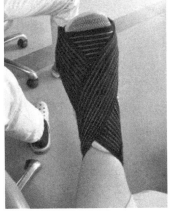

A　　　　　　　　　　　　　B

图 8-23　弹力绷带

三、常用的训练辅助器具

（一）卧坐位训练辅助器具

1. 训练台（床）

训练台（床）是提供患者坐、卧位下进行多种康复的器械，有 PT 训练床（图 8-24）和多体位治疗床（图 8-25），能够在运动时提供良好的受力，减小体力消耗，四肢活动障碍的患者可以在治疗师的指导和帮助下进行卧位的被动、辅助、主动及抗阻等运动，同时也可以进行卧坐转换、坐位平衡等训练。

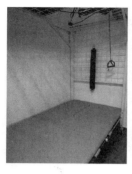

图 8-24　PT 训练床

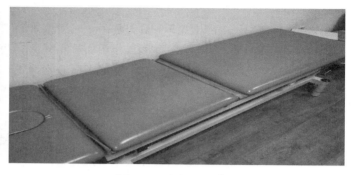

图 8-25　多体位治疗床

2. 座椅

座椅是一种高靠背、方便坐站、容易支撑、高稳定的椅子，患者可以坐位下离开靠背进行坐位平衡训练，借助扶手进行床椅转移和坐站训练。

3. 楔形垫

楔形垫是一种外形呈楔状的垫子（图 8-26），有15°、30°、45°三种型号。卧位下可用于患者的良肢位摆放，避免患者出现肩关节疼痛、半脱位以及髋关节外旋等情况；楔形垫可以放在一侧背部帮助患者进行翻身训练；坐位下可用 45°楔形垫放置在背部帮助患者进行坐位训练。

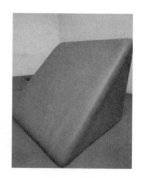

图 8-26　楔形垫

（二）站立位训练辅助器具

1. 站立架

站立架（图 8-27）是一种训练患者站立功能的装置，它能够把不能站立的患者固定在站立位。使用时患者需要在别人帮助下从坐位转为站立位，并用固定装置对人体加以固定，使其稳定保持在站立位。借助站立架可以训练偏瘫患者的站立能力，也可预防或改善骨质疏松、压疮、心肺功能降低。

2. 平衡板

脑卒中患者经常存在立位平衡能力减退，躯体协调力下降，偏瘫侧肌无力，运动感觉减退等情况，使用平衡板（图 8-28）可随时调整患者重心，提高骨盆躯干控制能力及患侧下肢支撑能力，可在运动过程中，调整姿势，防止摔倒。

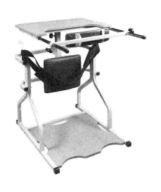

图 8-27　站立架

图 8-28　平衡板

3. 斜板

楔形垫中有一种是用于辅助站立时用的，通常称其为斜板（图 8-29）。斜板用于踝关节控制异常的偏瘫患者，主要用于矫正足下垂、跟腱挛缩、足内翻、足外翻。患者取站立位，靠墙或手扶扶手杆，脚踩在斜板上，在自身体重作用下，使踝关节保持在某一姿势。

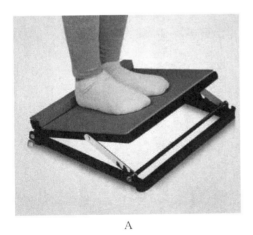

A

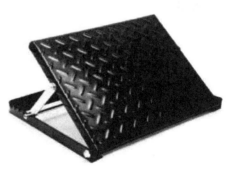

B

图 8-29　斜板

4. 阶梯凳

阶梯凳（图 8-30）训练可以通过开链运动促使患者下肢的分离运动；通过闭链运动改善患者下肢的协调运动；通过阶梯凳的高低、上下阶梯的快慢、支撑面积的大小及身体对线情况的不同提高训练难度。阶梯凳训练不仅可以解决偏瘫患者行走时的患侧负重不足、单腿平衡障碍、重心不能相互充分转移及联带运动，而且可以解决行走时精神紧张或恐惧、身体的对线不良及协调障碍。

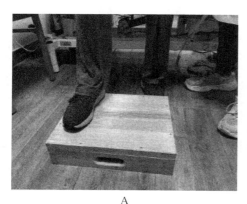
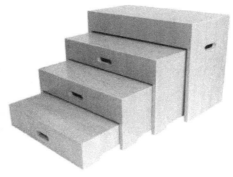

图 8-30　阶梯凳

5. 肋木

肋木是靠墙壁安装的、具有一组横杆的平面框架（图 8-31）。可以利用肋木以保持正确的姿势体位；可以利用肋木进行肌力、耐力训练；可以利用肋木训练进行有节律的摆动运动，改善患者关节痉挛或关节活动度受限。

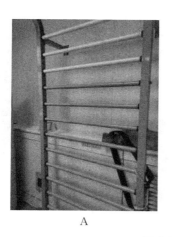
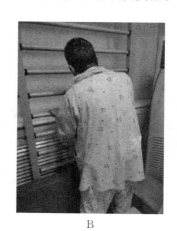

图 8-31　肋木

（三）步行训练辅助

1. 平行杠

平行杠（图 8-32）是患者在进行站立、步行等训练时，用手扶住以支撑体重的康复训练器械，其训练的主要目标是使患者获得平衡功能，训练动作模式。偏瘫患者室内行走训练一般自平行杠内训练开始，患者练习步行时，手扶杠体，保持患肢膝关节伸展位的同时，健肢慢慢地向前方迈步。随后在重心逐渐移向健肢的同时，促进患侧骨盆向前下方回旋及髋关节的伸展。除此之外，在平行杠内进行步行训练也可以帮助患者下肢支撑体重，保证身体稳定性，或减轻下肢负重。由于平行杠结构稳定，扶手的高度和平行杠的宽窄度均可调整，给患者一种安全感，因此借助平行杠进行步行训练在康复过程中得到了广泛的应用。

2. 阶梯

阶梯是训练患者步行功能的装置，其结构形式多样，有三侧式、双侧直线式（图 8-33）、双侧拐角式和单侧式等。阶梯训练可以纠正偏瘫患者行走时的患侧负重不足、单腿平衡障碍、重心不能相互充分转移及联带运动等问题，也可以纠正行走时身体的对线不良及协调障碍，同时还是一种实用的日常生活能力训练装置，为患者回归家庭及社会做充分的准备。开始训练时治疗师应在患者身旁给予保护，上台阶练习时，健侧手前扶阶梯栏杆，着力点落在健臂上，健腿先上阶梯，而后患腿跟上，与健腿落在同一个台阶，然后重复开始的动作。第一次练习上阶梯，以不超过 3 个台阶为宜。以后随着能力的提高，再逐渐增加数量。练习下台阶时，先健手前扶阶梯栏杆，患腿向下迈一个台阶，然后健腿迈下台阶，与患腿落在同一个台阶，再继续重复以上步骤，以后可逐渐向一步一级台阶进展练习。

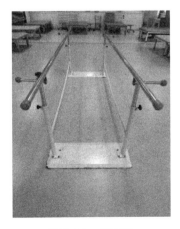

图 8-32 平行杆

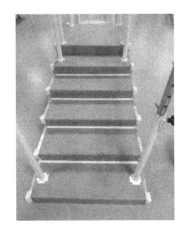

图 8-33 阶梯

第九章　脑卒中常见的并发症

第一节　肩关节常见问题

约 70% 的脑卒中患者在发病 1~3 个月会发生肩痛及其相关功能障碍，限制了患侧上肢的功能活动及功能改善，最常见的问题有肩手综合征、肩关节半脱位和肩部软组织损伤（如肩袖损伤、滑囊炎、腱鞘炎）等。

一、肩手综合征

肩手综合征（shoulder-hand syndrome，SHS），又称反射性交感神经性营养不良（reflex sympathetic dystrophy，RSD），在脑卒中患者中其发生率为 12.5%~70%。目前临床研究发现本病主要在脑卒中后 1~3 个月发病率较高，最早出现在发病后的第 3 天。发病年龄大多集中在 45~78 岁。目前 SHS 的发病机制尚不明确，大部分学者认为是神经源性损伤、交感神经系统功能障碍和周围性损伤多种因素共同作用引起。SHS 临床表现为肩痛、肩部运动障碍、手肿痛，后期出现手部肌肉萎缩、手指关节挛缩畸形。

（一）临床表现

1. 第一期

急性期。患侧在活动时出现肩部疼痛，活动能力受限，手部肿胀疼痛、关节活动受限。水肿主要在手背部，皮肤失去褶皱，手肌腱被掩盖而看不出，肿胀一般不超过腕关节。手呈橘红或紫色，特别是处于下垂状态时。水肿表面有微热及潮湿感。X 线检查提示手部和肩关节附近的骨质发生了改变。此期持续 3~6 个月，这一期如在出现症状时立即开始治疗，常可控制其发展，并且治愈；如不能及时治疗很快转入第二期。

2. 第二期

营养障碍期。手症状更为显著，同时伴有肩痛及运动障碍。手疼痛加重，水肿减轻，皮肤肌肉明显萎缩，手掌呈爪形，手指挛缩。此期手部血管通透性发生变化，可出现手部皮肤潮湿度增高、发红。X 线检查可见手骨质疏松样变化。此期持续 3~6 个月，预后不良，为了把障碍减少到最低程度，必须积极治疗。

3. 第三期

后遗症期。水肿及疼痛完全消失，未经治疗的手活动能力永久丧失，形成固定的有特征的畸形手。腕屈曲偏向尺侧，背屈受限制，掌骨背侧隆起、固定、无水肿，前臂外旋受限，拇指和食指间部分萎缩，无弹性，远端及近端的指间关节固定于轻度屈曲位，即使能屈曲也是在很小程度范围内，手掌呈扁平，拇指和小指显著萎缩，压痛及血管运动性变化也消失。X线检查提示手广泛骨质疏松。此期是不可逆的终末阶段，患侧手完全失用，成为终身残疾。

（二）诊断

目前对脑卒中后SHS尚无明确的诊断标准，也缺乏特异性和灵敏性均很高的诊断性试验，故SHS的诊断仍主要以临床表现为基础。需要进行彻底的病史采集、体格检查和精神评定。目前引用较多的是Tepperman等1994年提出的SHS临床诊断标准：①肩部静止或活动时出现疼痛；②手和腕部水肿；③手部血管收缩功能改变；④腕、掌指关节、指间关节触痛；⑤局部无外伤、感染的依据，也无周围血管病的证据。

（三）辅助检查

X光片、三相骨扫描、皮温、交感神经性皮肤反应等。

（四）康复治疗

治疗原则为早预防、早发现、早治疗。急性期接受康复治疗能够避免出现下一期的症状，有痊愈的可能，一旦慢性化就没有任何有效治疗，发病3个月内是治疗最佳时期。治疗的主要目的是减轻水肿、疼痛，改善关节活动。

1. 肢体位摆放

主要是腕关节伸直，避免腕关节掌屈；肘关节和腕关节在平卧位和患侧卧位时分别进行伸展、背屈；在健侧卧位时肩关节屈曲大约90°，保持腕关节的背屈和肘关节伸展；翻身时禁止牵拉患肢。正确的翻身姿势能有效防止肩部受伤，减轻患者肢体水肿，抑制异常运动模式。

2. 主动、被动运动

通过肌肉的收缩及舒张致血管的间隙变化，促进静脉和淋巴液回流，即"肌肉泵机制"，是消肿最好的方式之一。因此应鼓励患者进行主动、被动运动以帮助患者完成上肢抓握动作训练，以四指不感觉累为度。围绕患者肩胛骨附近的肌肉进行轻度的按摩。对患者及其家属进行指导来帮助活动肩关节、腕关节和指关节。

3. 冷水-温水交替浸泡法

通过冷热刺激血管收缩和舒张促进血液循环，减轻水肿。具体做法：首先将手浸泡在大概 10℃的冷水中 2～3 min，然后立即浸泡在 40℃的温水中 2～3 min，持续 15 min，最后以冷水结束。每天 2 次，连续一周。

4. 压迫性向心缠绕法

借助外力压迫血管促进血液回流。具体方法：用一根直径 1～2 mm 的绳子，首先把线的游离端压好，然后从远端向近端的手指逐一缠绕，然后再从手指端处拉开游离端绳子，缠绕保持 2～3 min，3～4 次/d，连续 10 d。此法可减轻周围组织的水肿。

5. 冰水浸泡法

冰与水按 2∶1 比例混合，同时健手共同浸入混合水中，并使整个手掌浸在水中，时间以健手能耐受为度，反复 3～5 次，2～3 次/d，两次浸泡之间有短暂的间隔。此法在早期非常有效，可消肿、止痛和解痉。但应注意避免冻伤和血压升高。

6. 针灸法

取穴：神庭、百会、曲池、肩髃、印堂、合谷、外关为主穴，上肢痉挛严重者取内关、尺泽、极泉；疼痛明显者加阿是穴；皮肤温度降低和肿胀明显者加温针灸法。

7. 其他治疗

如星状神经节阻滞治疗、肌效贴、淋巴引流术、夹板固定及肩固定、药物治疗等。

二、肩关节半脱位

肩关节半脱位，又称盂肱关节半脱位（glenohumeral subluxation，GHS），是指盂肱关节机械连续性改变，肱骨头从关节盂下滑，导致肩峰与肱骨头之间出现可以触及的间隙。GHS 是脑卒中患者中最常见的并发症之一，多见于脑卒中后弛缓期及痉挛早期 Brunnstrom Ⅰ～Ⅱ期肌张力迟缓阶段，多数发生在病后 1 个月内，早期若未及时治疗可引起一系列并发症，如肩手综合征、肩痛、肩关节活动受限等。脑卒中后上肢主动运动功能差的患者，GHS 发生率为 56%～81%，而对于上肢有主动运动的患者，GHS 发生率为 7%～40%。GHS 确切的发病机制目前尚不清楚，目前认为脑卒中软瘫期，肩袖肌群肌肉张力或活动丧失，关节囊松弛，肩关节失去正常的锁定机制，受上肢重力的影响股骨头从关节盂内部滑出；另外，前锯肌和斜方肌无力使肩胛骨下沉，肩关节向下倾斜，也可导致 GHS。在痉挛期，胸大肌、胸小肌肌张力非对称性增高导致肩胛骨抬升并远离肋骨平面，背阔肌肌张力升高使肩胛骨进一步下旋，进一步导致 GHS 加重。此外，还可能与交感神经反射性营养不良、臂丛神经及其他周围神经功能障碍等因素有关。

（一）临床表现

（1）肩胛带下降、肩关节腔向下倾斜。

（2）肩胛骨下角位置较健侧低。

（3）患者呈翼状肩。

（二）诊断

目前尚无公认的 GHS 的诊断标准。目前国内诊断标准：

（1）有明确临床特征，即肩胛带下降，肩关节腔向下倾斜，肩胛骨下角位置比健侧低。

（2）指诊检查法。检查者以右手食指触诊患侧肩关节肩峰与肱骨头之间的间隙，间隙距离小于 1/2 横指为Ⅰ度；大于 1/2 横指而小于 1 横指为Ⅱ度；大于 1 横指为Ⅲ度；正常为 0 度。

（3）肩峰下沉或可触及凹陷，肩胛骨下角降低，出现翼状肩；X 线片示患侧肩峰至肱骨头间的距离（acromio humeral interval，AHI）＞14 mm 或比健侧宽 10 mm，上肢下垂时患者有不适或疼痛感，托起上肢时，不适或疼痛减轻。

（三）评估方法

1. 触诊检查法

最简单，最常用。即触诊肩峰与肱骨头之间的间隙大小来评估 GHS 程度。

2. 人体测量学方法

用卡尺或皮尺测量肩峰与肱骨头之间的距离来判断半脱位程度，＞14 mm 或比健侧宽 10 mm 即存在 GHS。

3. X 线法

具有良好的信度和效度，主要有三种测量方式，即前后位测量法（与冠状面呈 0°角拍摄 X 线进行测量）、肩胛骨平面测量法（与冠状面呈 30°角拍摄 X 线进行测量）、三维测量法（分别与冠状面呈 30°或 45°角拍摄 X 线进行测量）。

4. 超声法

肌骨超声不仅可以用来测量，还可以用来检查肩关节周围软组织的损伤情况。

（四）康复治疗

GHS 尚无明确有效的治疗方法，目前以综合康复治疗为主。

1. 支持治疗

首先注意良肢体位的摆放：健侧卧位时上肢有支撑（垫枕）；坐轮椅时患侧上肢放于平板或枕头上以支撑上肢。其次注意肩吊带的应用：有哈里斯肩吊带、Bobath 球肩吊带等。

2. 软组织贴扎技术

能防止肩关节进一步脱位和继发的周围软组织损伤。

3. 经皮神经肌肉电刺激

又称功能性电刺激，其通过电流激活瘫痪肌肉的神经纤维，恢复神经支配，引起偏瘫侧肢体肌肉反复收缩并提高肌肉的张力，促进肌肉血液循环及营养代谢，进而促进肢体的恢复。

4. 关节活动度训练

按照肩胛骨的正确位置及肱骨头在关节腔内位置进行纠正，恢复肩部的正确固定机制；通过逐步增大刺激强度促进相关肌群的活动；在不损伤肩关节及周围组织的条件下做被动全关节范围活动。具体方法：肩胛带运动，一手固定肱骨近端，另一手固定肩胛下角，患者被动地完成各方向的运动；肩关节屈曲外展屈曲运动，一手扶持肩胛骨，另一手固定上肢，按肩肱关节肩胛胸廓关节2∶1 的运动比例配合向前上方运动，运动过程中要将肱骨头向关节窝按压；肩关节内旋外旋运动，一手固定肱骨近端，另一手固定腕关节在 90°范围内活动。

5. 上肢负重训练

患者坐位或立位时躯干伸展，头正中，双上肢置于桌面，肩关节外旋并稍伸展，伸肘，手掌支撑，手指伸直并拇指外展，充分支撑并嘱患者有意识将躯干重心向患侧转移，加大患侧上肢负重的强度。

6. 针灸治疗

患者健侧卧位，取天宗、曲垣、秉风、巨骨、肩贞、肩髃、臂臑、肩前、外关、合谷等穴，用平补平泻手法，留针 20 min，1 次/d，10 次为 1 个疗程，同时可用红外线灯照射治疗。

7. 微波治疗

肩关节半脱位伴有疼痛患者用微波探头放在肩部疼痛点，距离 1 横指，治疗时间 10 min，10 次为 1 个疗程。

第二节　异位骨化

异位骨化（heterotopic ossification HO），指在软组织中形成骨组织，其病因尚不明确，一般认为是多种局部及全身因素共同作用的结果，常见于中枢神经系统损伤或肌肉骨骼创伤。HO 好发于髋关节，其次为膝、肩、肘关节及脊柱，一般并发于骨折、脊髓损伤、烧伤及创伤性颅脑损伤等疾病，根据病因分类可分为创伤后 HO、神经源性 HO、遗传性 HO 及其他原因所致 HO。

脑卒中后 HO，作为脑卒中并发症的一种，由于发病率低且病情容易被其他并发症（如深静脉血栓形成）掩盖，因此常常被忽略。HO 阻碍脑卒中患者功能恢复，及时发现及治疗脑卒中后 HO，可加快脑卒中患者的康复进程。我国脑卒中患者 HO 发病率约为 2.9%。发病机制尚不明确，一般认为 HO 形成必须具备 3 个条件：成骨的前体细胞、成骨诱导物、允许成骨的组织环境。

HO 的主要病理变化为正常软组织内骨形成，包括以下 6 个病理阶段：血管周围淋巴细胞浸润、淋巴细胞迁移到软组织、反应性纤维增生、新血管形成、软骨形成、软骨内骨形成。最早的病变显示，淋巴细胞从附近血管迁移并浸润到纤维和脂肪组织、肌肉组织等软组织中，随后可见纤维增生区域形成胶原结缔组织和新生血管，后期病灶可见软骨细胞和软骨成熟，并出现编织骨，发生软骨内成骨。成熟的异位骨化具有皮质、松质、骨髓、营养血管、骨模样组织等结构。

（一）临床表现

脑卒中后 HO 无特异性临床表现，最早出现于病后第 3 周，最晚可达病后 12 周。早期表现为受累关节周围疼痛、发热、红肿，逐渐出现关节活动受限。除了关节活动障碍，异位骨化的并发症还包括周围神经嵌压和压迫性溃疡。

（二）临床分期

根据患者的症状、体征及辅助检查结果，对 HO 进行分期（表 9-1）。

表 9-1　HO 的临床分期

临床分期	局部肿胀	硬性包块	X 线检查	ALP	骨扫描
I	明显	不明显	无发现	明显升高	阳性
II	明显	可触及	云雾状影	明显升高	阳性
III	较前减轻	明显	可见骨化影	可升高	可阳性
IV	较前减轻	明显	骨结构清晰	正常	阴性

（三）诊断标准

临床上出现疑似脑卒中后 HO 患者，可依靠病史、症状及体征等进行诊断。脑卒中患者若出现关节周围疼痛及活动受限，均应考虑 HO 的可能。可随访患肢 X 射线检查，若出现动态变化，最终形成成熟的板层骨，则可支持脑卒中后 HO 的诊断。

（四）辅助检查

1. 实验室检查

实验室检查的项目有碱性磷酸酶（ALP）、C反应蛋白、D-二聚体、血常规、血沉等。ALP一般在HO症状出现前平均8周左右开始增加，出现临床症状后3周达到高峰，以后逐渐降低，约5个月恢复正常。如大量骨生成活跃时，ALP水平可长期增高，反之，若少量骨质形成时ALP可能一直正常，因此，ALP不能作为HO是否成熟的标志，但ALP在诊断HO时具有一定意义。因异位骨化的早期临床表现缺乏特异性，与蜂窝组织炎、血栓性静脉炎、骨髓炎或肿瘤类似，因此C反应蛋白、D-二聚体、血常规、血沉等检查可用于排除诊断。

2. 三相核素骨扫描

三相核素骨扫描是早期检测异位骨化的最敏感指标，并可以判断病变的活动性和成熟度。

3. HO影像学

HO影像学表现有一定的特征性，是确定临床诊断的主要依据。检查的目的是发现并评估其成熟度，检查项目有X线、CT、MRI等。X线是诊断异位骨化及动态观察异位骨化成熟最简便经济的方法，应为首选方法，但早期出现症状的7～10 d X线检查可能为阴性，如X线检查阴性，根据条件选择CT或MRI，其中MRI更有助于HO的早期诊断。CT可以明确异位骨化的部位以及与周围软组织的关系，指导手术切除。CT可发现在异位骨化病变与周围肌肉间存在低密度阴影，这些阴影被认为是未骨化，但具有骨化潜能的结缔组织，术中应一并切除，否则容易复发。HO影像学表现早期以软组织改变为主，未见骨化；进展期有骨化，但未成熟；成熟期骨化成熟，软组织病变减轻或不明显。

4. HO超声显像

HO超声显像依赖肌肉组织内钙盐沉积，是一个动态变化过程，与X线比较，可早2周诊断出HO，同时能更好地区别血栓、血肿等，伤后2周超声检查可见云状典型变化。超声检查无放射性，可早期检出病变，相信随着肌骨超声研究的发展，超声或将成为临床诊断HO的最佳选择。

（五）鉴别诊断

临床上要区别异位骨化、骨化性肌炎、异位钙化。异位骨化是指在软组织中出现具有正常骨结构的骨组织，多发生在关节周围往往位于关节周围的肌群或韧带的间隙，而不侵袭这些组织内，且有完整的包膜，一般不涉及关节腔及关节囊。骨化性肌炎是指在肌肉组织内出现钙盐沉积，异位钙化是指在软组织结构内或周围出现矿物化或石灰样沉积，骨化性肌炎或异位钙化往往侵袭软组织本身。

（六）康复治疗

HO 目前尚无有效的治疗措施。目前治疗均以缓解症状，改善患者功能为原则。根据 HO 的临床分期，治疗可以采取保守治疗或手术治疗。早期（Ⅰ～Ⅱ期）应以休息为主，适当进行制动，可进行冷疗法以减轻对骨化的刺激，从而达到减轻症状和缩小骨化范围的目的；中期（Ⅲ期）可行关节活动度训练、肌力训练；晚期（Ⅳ期）HO 稳定后要加强关节活动度训练，逐步恢复关节功能，严重功能障碍者可采取手术切除。

1. 药物治疗

非甾体消炎药（NSAIDs）中吲哚美辛为首选，通过抑制环氧化酶阻止前列腺素的合成，抑制间充质细胞向成骨细胞分化，从而达减轻症状、预防异位骨化形成的作用。塞来昔布也可有效预防 HO 的发生，同时其作为选择性 NSAIDs，胃肠道不良反应更小。

双膦酸盐类药物在 HO 发生时可降低白细胞介素-1 及 C 反应蛋白水平，阻断非结晶磷酸钙转化成羟磷灰石，从而使骨矿化进程减慢，达到治疗 HO 的目的。其作用是延迟而非阻止 HO 的矿化作用，故停药后易反复。由于目前缺乏双膦酸盐类药物治疗 HO 的循证医学研究，因此临床上用该药治疗 HO 病例报道较少。同时，由于口服该药具有特殊要求（如晨起空腹、口服后站立位 30 min、大量饮水等），也限制了该药在脑卒中患者中的使用。

由于肌张力增高可引起脑卒中患者产生 HO，因此对于脑卒中后肌张力过高的患者，应同时给予降低肌张力药物治疗。

2. 小剂量放射治疗

通过改变快速分化细胞 DNA 结构，阻止多能间充质细胞向成骨细胞的分化，从而抑制异位骨化的发生。

3. 康复治疗

确诊后应立即停止主、被动活动，1 周后可逐渐开始运动，增加关节活动范围。要遵循轻柔无痛的原则，在充分解除痉挛和不引起疼痛的前提下，在治疗师协助下或借助 CPM 机进行被动运动训练等，手法宜轻柔，不可采用暴力，不可造成明显疼痛，否则可加重病情。Ⅰ～Ⅱ期常用冷疗法治疗，Ⅲ～Ⅳ期可采用温热疗法、超声波疗法、音频电疗法等治疗。

4. 手术治疗

HO 引起严重关节功能障碍或 HO 成熟之后手术切除是恢复受累关节活动范围的根本治疗方法。完全成熟的 HO 手术切术后复发率低，效果好。临床上要结合相关的辅助检查结果，综合判断，掌握好手术时机。手术治疗的同时辅助小剂量放射治疗，可预防 HO 复发。

HO 成熟的判断指标：①X 线平片线束骨化已成熟，HO 包壳骨质致密，边缘已形成完整骨皮质，界限清楚或骨扫描证明骨化成熟；②异位骨化出现 1～1.5 年；③ALP 水平、ESR 恢复正常。

在治疗过程中早期每 2 周复查 ALP、ESR，每隔 3 周行影像学检查，记录 HO 范围的变化，后期根据具体病情进行检测。如 ALP、ESR 指标高于正常，影像学检查显示骨化范围扩大，说明骨化为活动期，应减少或停止康复治疗。

（七）预防

因目前 HO 发病原因和机制尚不十分清楚，预防措施也不明确。减少危险因素，减少创伤，康复治疗应轻柔无痛，操作规范，适时适量，避免肌肉和关节损伤以降低 HO 发生率。

第三节　深静脉血栓形成

深静脉血栓（deep venous thrombosis，DVT）是血液在深静脉内不正常凝集引起的静脉回流障碍性疾病，多发生于下肢；血栓脱落可引起肺动脉栓塞（pulmonary embolism，PE）。DVT 一旦形成，对患者生命构成严重的威胁，绝大多数肺梗死患者由 DVT 脱落所致。

DVT 形成机制主要为血流淤滞、血管内膜损伤及血液高凝状态。脑卒中是下肢静脉血栓的主要危险因素之一，急性脑卒中发病后大多数患者出现瘫痪需要长期卧床，血流速度减慢、血流瘀滞，导致血小板等凝血相关因子聚集；脑卒中及手术激活凝血系统出现剧烈的炎性反应，血液处于高凝状态及血管壁受到细胞因子的破坏损伤导致下肢静脉血栓形成。脑卒中患者中，下肢静脉血栓形成发生率可高达 50%。偏瘫后患侧肢体活动减少，未及时进行被动活动导致其肌肉松弛，不能有效地使血管舒缩，静脉血流瘀滞失去肌肉泵作用，故偏瘫侧下肢易发生静脉血栓，其中约 2/3 为膝下下肢静脉血栓，有症状下肢静脉血栓发生的比例不高。下肢深静脉血栓好发于小腿瓣膜凹和静脉丛，以及髂股静脉处，血栓形成后可逐渐向近端或远端扩展。早期发生在小腿处的血栓无明显症状，而且部分血栓可自溶，很难引起注意，尤其是一些发生在肌间静脉血栓患者，往往无肢体肿胀等表现。由于小腿肌肉内静脉瓣数量相对少，血流速度慢，周围无坚硬组织，管腔易扩张，交织成静脉网，故发生率高，约50％脑卒中患者合并下肢肌间静脉血栓。有研究表明，卧床大于 3 d 则可能出现下肢静脉血栓。

（一）临床表现

DVT 的临床表现取决于血栓的发生部位、发生速度、侧支循环情况。

1）肿胀、水肿。突然发生的下肢肿胀多见，下肢静脉堵塞的程度不同，肿胀程度不同。应当留意轻度的肿胀，特别是单侧肢体出现肿胀时，应高度怀疑深静脉血栓形成的可能性，应做下肢周径的测量和比较。

2）皮肤颜色发绀。立位时更明显。

3）疼痛、压痛。在患肢肿胀的同时，小腿肌肉、腘窝、腹股沟内侧等处可出现压痛。

4）由于 DVT 发生及治疗过程中易发生栓子脱落，导致严重肺栓塞，因此在临床问诊过程中应重视患者有无胸痛、呼吸困难、发绀、咳嗽及咯血等症状。

5）小腿深静脉血栓形成时 Homans 征（将足背急速屈曲时，由于小腿肌群被牵拉伸长，可以出现疼痛）、Neuhof 征（压迫小腿后方引起局部疼痛）常为阳性。

（二）临床评估、分期及分型

1. 临床评估

下肢深静脉，从足部跖静脉丛向上到髂骨静脉之间，任何部位都可能发生血栓形成。可根据肢体肿胀的平面体征估计静脉血栓的上界：①小腿中部以下水肿为腘静脉；②膝以下水肿为股浅静脉；③大腿中部以下水肿为股总静脉；④臀部以下水肿为髂总静脉；⑤双侧下肢水肿为下腔静脉。

2. 临床分期

①急性期：发病后 14 d 以内；②亚急性期：发病 15～30 d；③慢性期：发病＞30 d。

3. 临床分型

从临床实际情况，下肢 DVT 可分为：①小腿深静脉血栓形成（周围型）；②髂股静脉血栓形成（中央型）；③股青肿（混合型）；④下肢深静脉血栓形成综合征。

（三）辅助检查

对血栓的范围、程度进行判定，以及为制定治疗方案提供依据。主要辅助检查为血浆 D-二聚体及血管超声检查。

1）D-二聚体可用于急性 DVT 的筛查、特殊情况下 DVT 的诊断、疗效评估、DVT 复发的危险程度评估。敏感性高，特异性低。

2）血管超声检查是 DVT 诊断的首选方法，灵敏度、准确性均较高，适用于对患者的筛查和监测。

3）静脉造影属于有创检查方法，对于高度怀疑 DVT 而血管超声阴性的患者可行静脉造影检查。从足背静脉注入造影剂可得到深浅静脉造影图像；而髂静脉、下腔静脉的造影检查一般由导管方法完成。

在超声检查前，可按照 DVT 诊断的临床特征评分，可将患有 DVT 的临床可能性分为高、中、低度（表 9-2）。如连续两次超声检查均为阴性，对于低度可能的患者可以排除诊断，对于高、中度可能的患者，建议进一步行血管造影、螺旋 CT 静脉成像、MRI 静脉成像等影像学检查。

表 9-2　下肢深静脉血栓形成（DVT）诊断的临床特征评分

病史及临床表现	评分
肿瘤	1
瘫痪或近期下肢石膏固定	1
近期卧床＞3 d 或近 4 周内大手术	1
沿深静脉走行的局部压痛	1
全下肢水肿	1
与健侧相比，小腿周径增大＞3 cm	1
DVT 病史	1
凹陷性水肿（症状侧下肢）	1
浅静脉侧支循环（肺静脉曲张）	1
与下肢 DVT 相近或类似的诊断	－2

注：总分为各项之和。临床可能性评价：≤0 为低度；1～2 分为中度；≥3 分为高度；若双侧下肢均有症状，以症状严重的一侧为准。

（四）诊断与鉴别诊断

深静脉血栓的诊断如图 9-1 所示。

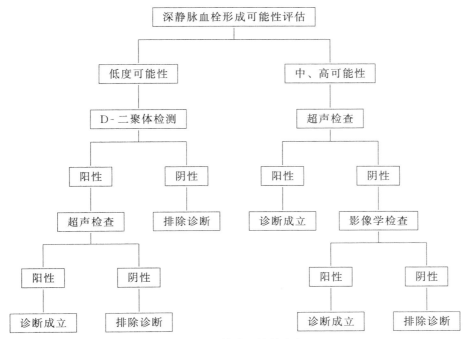

图 9-1　深静脉血栓的诊断

　　DVT 需要注意与急性肺动脉栓塞、急性下肢弥散性淋巴管炎及下肢淋巴水肿相鉴别。

　　1）急性动脉栓塞。也常表现为单侧下肢的突发疼痛，但无肢体肿胀，主要表现为足及小腿皮温厥冷、剧痛、麻木、自主运动及皮肤感觉丧失，足背动脉、胫后动脉搏动消失，有时腘动脉搏动也消失。

　　2）急性下肢弥散性淋巴管炎。发病较快，肢体肿胀，常伴有寒战、高热，皮肤发红，浅静脉不曲张。

　　3）下肢淋巴水肿。与下肢深静脉血栓慢性期有相似之处，超声可鉴别。

（五）康复评定

1. 疼痛的评定

　　通常采用目测类比法（VAS）、数字疼痛评分法、口述分级评定法等评定方法。

2. 肿胀的评定

　　肿胀程度及发展情况的评定，须每天用卷带尺精确测量，并与健侧下肢对照。具体测量方法：大小腿周径的测量点，分别为髌骨上缘以上 15 cm，髌骨下缘以下 10 cm 处。左右侧相差＞1 cm，考虑有临床意义。如果肿胀明显，肉眼可以观察到就测量对应肿胀最明显处。

3. 步行功能评定

下肢 DVT 患者，步行时疼痛加重，为典型的疼痛步态，患肢着地负重时疼痛加重，患者尽量缩短患肢支撑相，使健肢摆动呈跳跃或快速前进，步幅变短。疼痛剧烈的患者拒走。

（六）康复治疗

DVT 患者康复治疗目标是减轻症状、促进血管再通、消除诱发血栓形成的各种危险因素。急性期治疗主要有抗凝、溶栓及手术治疗，其目的是使血栓溶解和管腔再通，慢性期治疗包括抗凝及血栓活性药物使用，其目的是防止血栓蔓延和复发。

1. 早期（急性期、亚急性期）

1）一般治疗。

（1）早期新发血栓，患肢制动，卧床休息 1～2 周，可减轻疼痛，并使血栓紧贴于静脉壁的内膜上，防止血栓脱落；患肢抬高需高于心脏水平，离床20～30 cm，膝关节宜安置于 5°～10°的微屈曲位。

（2）多饮水，保持大便通畅，禁止按摩及热敷患肢，避免用力咳嗽、排便，以免血栓脱落导致肺栓塞。

（3）开始起床后应穿有压差或无压差长筒弹力袜，可改善静脉回流，减轻水肿。根据受累部位和水肿程度的不同，穿着时间为 6 周至 3 个月。

2）药物治疗。包括抗凝、溶栓、静脉血管活性药物等。出血是严重并发症之一，用药期间应严密观察有无出血倾向，监测血小板计数、凝血功能。

（1）抗凝药物。包括普通肝素、低分子肝素、维生素 K 拮抗剂、直接 Ⅱ a因子抑制剂、Xa 因子抑制剂等。对于急性 DVT 患者，推荐皮下注射低分子肝素，12 h 一次；对于严重肾衰竭的患者，建议使用静脉肝素，谨慎考虑低分子肝素。治疗过程中应密切观察患者有无出血倾向（鼻腔出血、皮肤黏膜出血、血尿、牙龈出血、黑便等），注意监测血小板计数、凝血功能，定期复查下肢血管超声。普通肝素用药期间出现皮下瘀点、瘀斑应引起重视，如出现血尿、消化道出血，则应减少或停止用药，出血量大时，可用鱼精蛋白对抗。低分子肝素出血性不良反应少，一般无须监测凝血功能，但可引起血小板减少症，其发生率较普通肝素低。

（2）溶栓治疗。主要针对新鲜血栓，发病后越早使用效果越好。溶栓药物有尿激酶（最常用）、重组链激酶、重组组织型纤溶酶原激活剂等。治疗急性期的严重髂股静脉血栓在适当的抗凝治疗下，可考虑使用溶栓治疗。溶栓最常见的副作用是出血，溶栓治疗过程中须监测血浆纤维蛋白原（FG）和凝血酶时间（TT），FG<1.0 g/L 应停药，TT 的 INR 应控制在 2.0～3.0。

溶栓禁忌证：体内有活动性出血者；2 个月内有过脑卒中或颅内有病灶者；2 周内有过大手术、器官活检术或较大创伤者；围产期妇女；有消化道溃疡或有消化道出血史者（不包括痔疮）；严重肝、肾功能不全者；未得到控制的高血压患者；左心有附壁血栓的患者；亚急性心内膜炎患者等。对怀孕期妇女、房颤患者、近期施行心肺复苏者、糖尿病视网膜病变患者、近期接受过小手术及有轻度肝肾功能不全患者应慎用溶栓治疗。

（3）静脉血管活性药物。如黄酮类、七叶皂苷类等。具有促进静脉血液回流、减少渗出、增加静脉血管张力、保护血管壁等作用。

3）手术治疗。

（1）手术取栓。是消除血栓的有效方法，可迅速解除静脉梗阻。出现股青肿时，应立即手术取栓，否则可发生休克和静脉性坏疽。对于发病 7 d 以内的中央型或混合型 DVT 患者，全身情况良好，无重要脏器功能障碍也可行手术取栓。

（2）下腔静脉滤器置入术。下腔静脉滤器可以预防和减少肺栓塞的发生，长期置入导致的下腔静脉阻塞和较高的深静脉血栓复发率等亦逐渐引起关注。对多数 DVT 患者不推荐常规应用下腔静脉滤器，对于有抗凝治疗禁忌证或有并发症，或在充分抗凝治疗的情况下发生肺栓塞者，建议置入下腔静脉滤器。

2. 慢性期

下肢 DVT 如静脉管腔未再通或再通不完全即形成慢性下肢静脉阻塞，导致下肢深静脉血栓形成综合征，主要表现为患腿酸胀、慢性水肿、浅表静脉扩张和曲张、小腿皮肤色素沉着甚至为慢性皮炎、溃疡等，给患者的生活和工作造成很大影响。下肢 DVT 的长期治疗目的在于防止血栓蔓延和复发，预防或减轻下肢深静脉血栓形成综合征。包括抗凝、静脉血管活性药物、康复治疗等。

1）康复治疗。

（1）体位治疗。进入慢性期后应经常采用直立姿势，包括坐位。直立的时间不宜过长，一般在 30 min 之内。平卧时继续采取下肢抬高的体位。

（2）压力治疗。在 DVT 后期和血栓稳定的情况下，序贯压力治疗可以谨慎地使用。可促进静脉回流，减轻瘀血和水肿，是预防 DVT 发生和复发的重要措施。通常采用加压弹力袜和间歇气压治疗（又称循环驱动治疗）。对于慢性期患者，建议长期使用弹力袜。

（3）运动治疗。血栓形成部位远端肢体的不抗阻力主动收缩活动，特别是等长收缩运动，有利于通过肌肉泵的作用，促进静脉回流。常用的运动有踝关节屈伸运动、股四头肌等长收缩运动（绷紧大腿）等。不抗阻力的踏车或者手摇车运动也有明确的价值。运动治疗一般不在早期进行，以免发生血栓脱落，导致栓塞。进行肌肉收缩时，强调缓慢持续的动作，以增加运动的安全性。

（4）手法治疗。DVT 进入后期或者恢复期，在临床判断血栓稳定的情况下，可以采用淋巴引流的手法，即由远端到近端的向心性按摩。手法必须轻柔和表浅，禁忌深部和用力的手法。

（5）物理因子治疗。适用于慢性期血栓稳定时，主要起消炎、止痛、促进侧支循环的作用包括：①超短波，无热量，2 次/ d；②直流电疗法，30～60 min/次；③磁场疗法，敷贴法，同名极脉冲磁疗法；④蜡疗法，15～20 min/次，2 次/ d。

（6）危险因素控制。避免长期卧床；避免血容量降低；预防便秘，避免剧烈咳嗽等致腹内压升高；禁止在血栓形成的肢体进行静脉输液；禁止在血栓不稳定的肢体进行压力治疗和深部按摩。治疗过程中要严密观察肢体皮肤色泽和肿胀程度变化，以判断效果。

（7）健康教育。告知患者预防发生及防止复发的方法，包括戒烟，足量饮水，避免高胆固醇饮食，多食低脂肪、富含纤维素的饮食，保证大便通畅，经常采用直立体位，适度主动或被动活动肢体，坚持功能锻炼等。

2）抗凝治疗。DVT 患者需长期行抗凝治疗以防止血栓蔓延和血栓复发。DVT 诊断和治疗指南推荐：对于继发于一过性危险因素的初发 DVT 患者，使用维生素 K 拮抗剂 3 个月；危险因素不明的初发 DVT 患者，使用维生素 K 拮抗剂 6～12 个月或更长；伴有癌症并首次发生的 DVT，应用低分子肝素 3～6个月后，长期使用维生素 K 拮抗剂；对于反复发病的 DVT 患者和易栓症患者，建议长期抗凝，但需定期进行风险效益评估。

3）静脉血管活性药物。对于慢性期患者，建议使用静脉血管活性药物，可口服或静脉使用，如黄酮类、七叶皂苷等。

第四节　倾斜综合征

倾斜综合征（pusher syndrome，PS）是指一些脑卒中偏瘫患者的特殊行为模式，患者在所有体位都强力地向偏瘫侧倾斜，并抵制任何被动纠正其倾斜姿势的矫正。PS 症状在卧位、坐位、站位和行走时均可出现。脑卒中患者倾斜综合征发生率为 25%，在其他中枢神经疾病中相对少见，且右侧大脑半球病变患者的 PS 发病率高于左侧半球病变者。虽然 PS 通常在发病 6 个月内消失，但 PS 常导致患者活动安全性下降、跌倒风险增高和心理紧张程度增加，使得患者康复效率降低。如不及时处理，其可能导致患者对运动的恐惧以致错过最佳康复时机，因此应尽早对 PS 进行适当的干预。目前治疗方法很多，但其治疗效果不佳，一般认为倾斜综合征是康复治疗中的重症，其病变机制较为复杂，如用常规的康复治疗方法往往难以奏效，康复治疗难度较大。

（一）PS 的发生机制

1. 与空间垂直感觉偏移相关

患者出现 PS 可能与其对空间中身体方向的感知发生了改变，这种改变主要包括患者主观姿势垂直（subjective postural vertical，SPV）和/或主观视觉垂直（subjective visual vertical，SVV）的偏移，其中 SPV 偏移与 PS 的相关性受到广泛认可，多数研究表明 PS 患者 SPV 偏移的方向和患者自身姿势倾斜的方向一致朝向损伤大脑半球的对侧，患者 SPV 定位的恢复与 PS 症状的恢复也存在同步关系，SVV 与 PS 的相关性仍存在争议。SPV 与 SVV 的定位与前庭皮质网络的功能密切相关，故 PS 可能是由大脑前庭皮质网络受损而导致。研究表明，右侧大脑病变者损伤部位多位于岛叶后部、岛盖部及颞上回，而左侧大脑病变者损伤部位多位于岛叶前部、岛盖部及内囊后肢，上述部位大多属于前庭皮质网络。

2. 与本体感觉输入异常相关

有研究认为卒中后 PS 患者存在本体感觉功能异常，中枢可能接收到错误的本体感觉输入，从而导致异常的中枢整合过程，使患者姿势出现侧倾。

3. 与单侧忽略程度相关

有研究认为 PS 是一种与单侧空间忽略（unilateral spatial neglect，USN）有密切联系的综合征，有人将其称为"推挤行为（pusher behavior，PB）"。USN 病灶部位包括颞上回、脑岛、基底节等，同样以右脑损伤多见，与 PS 病灶部位存在较高一致性。

（二）PS 的评估方法

1. SCP 量表

SCP 量表用于卒中后 PS 的诊断及严重程度评价，在对 PS 的评价中被广泛使用。其包括 3 个成分的评价：①自发身体姿势（0 分为无明显倾斜；0.25 分为中度倾斜，未倒；0.75 分为严重倾斜，未倒；1 分严重倾斜，倒于患侧）；②健侧肢体的伸展外展程度（0 分为无明显伸展；0.5 分为只有在改变体位时伸展；1分为静止时，自发伸展）；③有无对被动矫正姿势的抵抗（0分为不抵抗，1分为抵抗）。每项均在坐位和站立两个姿势下评估，每项评价都≥1分即存在PS。

2. 改良对侧倾斜量表

改良对侧倾斜量表（modified scale for contraversive pushing，MSCP）由Lagerqvist和Skargren根据瑞典版SCP改良而来，修改后的量表将检查的任务进步扩展到4个部分：①静止坐于床边，脚放于地面；②静止站立，身体要完全直立；③从床转移到椅子或轮椅（带扶手）上时保持髋屈曲；④从床转移到椅子或轮椅时保持完全直立姿势，并迈步或旋转90°。上述每项0~2分，总分8分，总分≥3分即存在PS。此量表具有较好的信度、效度与一致性。

3. 伯克侧倾量表

伯克侧倾量表（burke lateropulsion scale，BLS）的评价项目包括翻身、坐位、站位、转移和行走共计5项。通过评估这5种状态下，患者在维持或改变体位时所出现的阻力大小来描述症状严重程度。每项分值范围为0~3分（除站立为0~4分），其中翻身、转移和行走的分数基于检查者感觉到的推挤力度，坐位和站位的得分取决于患者重心偏移后开始出现抵抗的角度，总分≥2分即可认为患者存在PS。此法拥有较高的信度、效度、敏感性及一致性，为PS的首选方法。

（三）PS的康复治疗方法

1. 姿势控制及躯干肌强化训练

PS的症状表现为平衡控制障碍。姿势控制及躯干肌训练是改善卒中患者平衡功能的有效方式。在不同体位刺激患者患侧躯干肌肉，可促进患者维持姿势于中线位置；躯干的稳定性训练对PS患者姿势控制尤为重要，其中跪位抗阻训练能很好地强化患者躯干及骨盆的控制，有利于改善患者垂直姿势控制；跪位躯干抗阻旋转可加强对PS患者视觉和前庭觉的训练，促进患者姿势的协调与稳定；而跪位躯干倾斜训练有利于激活患侧躯干伸肌，帮助PS患者恢复直立姿势。姿势控制训练可以强化PS患者患侧躯干张力，调整患者健、患侧躯干之间的协调性，从患侧躯干肌自身和两侧躯干协同运动两方面，促进直立姿势，代偿患者主观垂直异常所导致的偏移。姿势控制训练一直是PS治疗的主流手段之一，随着核心肌群训练在脑卒中患者姿势控制训练中的不断推广，针对PS的训练可以有更多的操作方式。

2. 视觉反馈训练

视觉反馈训练是在姿势控制训练的基础上，通过视觉对训练动作进行直观反馈的一种训练方法。常规视觉反馈训练通常使用镜子作为反馈工具。镜像可将患者训练中身体的倾斜度、倾斜方向及身体与环境中直立物体的位置关系直观地反馈给患者，有利于促进患者自主寻找正常中立位并纠正倾斜。镜面反馈没有训练场地或设备成本的限制，操作简单、方便，适合不便前往治疗室的患者（如早期卒中后 PS 患者）的训练。基于计算机显示的视觉反馈训练系统，在保障安全的同时提供可量化、多维度、高精度的视觉反馈，可以强化训练效果及提升患者训练积极性，受到广泛推荐，但由于价格昂贵，目前较难普及。

3. 注意力训练

人体姿势的恢复及维持依赖注意力，注意力训练对改善 PS 患者姿势平衡具有重要意义。注意力训练是通过外部感知觉信息输入，抑制和代偿主观垂直觉异常对患者的影响，诱导患者不再拒绝重心向健侧的转移，从而改善患者平衡的训练方式。在诱导注意力及运动过程中还能逐渐重塑大脑的空间定向能力。其与视觉反馈不同之处在于，"视觉反馈训练"是针对平衡控制系统的运动输出及运动反馈过程进行干预；而"注意力训练"干预的是感觉输入及运动前馈过程。该类训练在操作上限制条件较少，便于各种条件的患者进行训练。

第五节 痉 挛

痉挛是中枢神经系统损害后出现的肌肉张力异常增高的症候群，是一种牵张反射兴奋性增高所致的，以速度依赖的紧张性牵张反射亢进为特征的运动功能障碍，是上运动神经元综合征阳性的表现，许多疾病如脑血管病、脊髓损伤、脑性瘫痪等均可引起痉挛。大约 30％的脑卒中、75％的重度创伤性脑损伤患者会出现需要治疗干预的痉挛。痉挛严重影响患者的功能活动，充分认识痉挛的程度与危害，积极给予药物、物理治疗和功能再训练等综合治疗，将会不同程度地减轻或缓解痉挛，使患者的生活质量得到改善。

（一）痉挛的分型

根据病变部位不同分为 3 种类型：脑源性痉挛、脊髓源性痉挛、混合型痉挛。

1. 脑源性痉挛

当大脑皮质、基底节、脑干及其下行运动通路的任何部位受损均可出现瘫痪肢体的痉挛，一般出现在发病后 3～4 周出现。主要特点：单突触传导通路的兴奋性增强；反射活动快速建立；抗重力肌过度兴奋并形成偏瘫的异常姿势。主要临床表现为受累肢体运动不灵及僵硬、运动模式异常。肌张力呈持续性增高状态，通过反复缓慢的牵张刺激可暂时缓解，但维持时间短。运动模式异常主要表现为上肢屈肌痉挛模式（肩内收、肘屈曲、前臂旋前、屈腕伴指屈）、下肢伸肌痉挛模式（伸膝、踝跖屈、足内翻）。痉挛严重影响肢体协调性，使精细活动困难，步行表现出划圈步态。脑瘫患儿则表现出内收肌群痉挛的剪刀步态。

2. 脊髓源性痉挛

见于脊髓损伤、脊髓缺血、退行性脊髓病、横贯性脊髓炎、脊髓肿瘤颈椎病等，一般在发病后 3～6 个月出现。脊髓损伤可波及上运动神经元和与之形成突触的中间神经元，以及下运动神经元。中间神经元以上损伤，可引起损伤平面以下的肢体痉挛。主要特点和临床表现：节段性的多突触通路抑制消失；通过对刺激和兴奋的积累，兴奋状态缓慢、渐进地提高；从一个节段传入的冲动可诱发相连的多个节段的反应。表现为屈肌和伸肌均出现过度兴奋。脊髓源性痉挛极易被皮肤刺激所诱发。

3. 混合型痉挛

见于多发性硬化，该病常累及脑白质和脊髓的轴突，从而出现运动通路不同水平的病变而导致痉挛，可表现为全身性、区域性和局灶性痉挛，具体表现由病情程度和侵犯部位决定。

（二）痉挛的评定

1. 肌张力量表

1）改良 Ashworth 量表（modified Ashworth scale，MAS）（详见第五章第一节）。

2）内收肌张力量表：包括 0～4 五个等级（表 9-3）。

表 9-3　髋内收肌群张力分级评定

0	肌张力不增加
1	肌张力增加，髋关节在一个人的帮助下很容易外展到 45°
2	髋关节在一个人的帮助下稍许用力可以外展到 45°
3	髋关节在一个人的帮助下中度用力可以外展到 45°
4	需要 2 个人才能将髋关节外展到 45°

2. 临床痉挛指数（clinic spasticity index，CSI）

临床痉挛指数包括3个方面：腱反射、肌张力及阵挛，目前主要用于脑损伤和脊髓损伤后下肢痉挛的评定，特别是踝关节，评定内容包括跟腱反射、小腿三头肌的肌张力和踝阵挛。评分标准如下。

1）腱反射。0分：无反射；1分：反射减弱；2分：反射正常；3分：反射活跃；4分：反射亢进。

2）肌张力。0分：无阻力（软瘫）；2分：阻力降低（低张力）；4分：阻力正常；6分：阻力轻到中度增加；8分：阻力重度增加。

3）阵挛。1分：无阵挛；2分：阵挛1～2次；3分：阵挛2次以上；4分：阵挛持续超过30秒。

结果判断：0～6分，痉挛；7～9分，轻度痉挛；10～12分，中度痉挛；13～16分，重度痉挛。

（三）康复治疗

痉挛的临床表现多种多样，对功能的影响也是多方面的，治疗应在综合评估的基础上，制定个性化的综合治疗方案（图9-2）。痉挛治疗应是综合性的，包括早期的预防体位、预防伤害性刺激、运动疗法、物理治疗、药物、神经阻滞及手术等。

1. 减少加重痉挛的不当处理和刺激

①消除加重痉挛的危险因素：压疮、便秘以及各种可引起疼痛的因素，如骨折、关节疼痛等，都加重痉挛。②抗痉挛模式：急性期即采取良肢体位，对于严重脑外伤、去皮质强直者取俯卧位，去脑强直者取半坐卧位，抑制异常增高的肌力。早期进行斜板站立和负重练习。③慎用某些抗抑郁药：某些抗抑郁药物可加重痉挛，应慎用或不用，如舒必利。

2. 运动疗法与物理因子治疗

可保持软组织伸展性，控制不必要的肌肉活动，避免不适当用力，有效控制痉挛。

1）持续被动牵伸。防治痉挛最基本方法是每日行关节活动训练，关节活动应缓慢、稳定、全范围。良肢体位、充气夹板及矫形器的应用，都可使痉挛肢体得到持续缓慢的牵伸。

2）放松疗法。对于全身性痉挛放松是一种有效的治疗手段。如让患者仰卧位并屈髋屈膝，治疗师固定膝踝并左右摇摆，在不同体位下使用巴氏球，多体位下被动旋转躯干等。

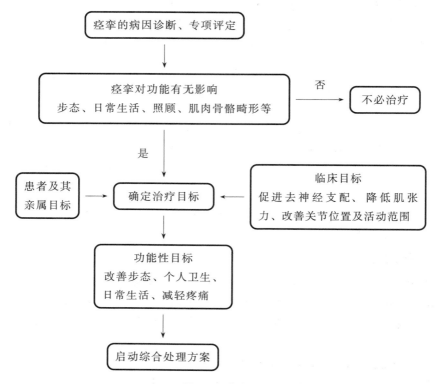

图 9-2　痉挛治疗流程

3）抑制异常反射性模式。使用控制关键点等神经发育技术抑制异常反射性模式；通过日常活动训练（如坐、站、行走）使患者获得再适应和再学习的机会。

4）物理因子治疗。物理因子可使肌张力得到不同程度的暂时降低。

（1）冷疗法。如冰敷、冰水浸泡，将屈曲痉挛的手放在冰水中浸泡 5～10 s 后取出，反复多次后手指即可比较容易地被动松开。

（2）电刺激疗法。痉挛肌及其拮抗肌交替电刺激疗法可对抗痉挛。

（3）温热疗法。各种传导热（沙、泥、盐）、辐射热（红外线）、内生热（微波、超短波）。

（4）温水浴。利用温度的作用，同时进行被动关节活动能缓解痉挛。

3. 药物治疗

1）口服药（表 9-4）。

表 9-4　常用口服抗痉挛药物的比较

药物	剂量	作用部位	副作用	适应证
巴氯芬	15 mg/d 渐调整至 75 mg/d	传入神经超极化，抑制谷氨酸、天门冬氨酸释放，降低单突触与多突触传导	头晕、恶心、嗜睡、口干等，撤药太快可致癫痫、幻觉等	创伤性脊髓病变、MS、脑性瘫痪、脑卒中、肌张力障碍
丹曲林	25～50 mg/d，最大剂量 400～600 mg/d，疗程 45～60 d	直接作用于骨骼肌	乏力、腹泻、恶心、头晕、肝毒性，治疗剂量即产生全身无力	脑卒中、脑性瘫痪、创伤性脊髓病变、多发性硬化（MS）
替扎尼定	逐步加量，由 4 mg/d 开始至 24 mg/d，需数周时间才能调好剂量	具有 α_2 肾上腺素激动剂性质，能抑制天门冬氨酸释放，可能增加肌力	嗜睡、眩晕、低血压，系可乐定衍生物，与降血压药物合并应用，要特别注意	脑与脊髓性痉挛

2）局部注射。使药物集中在关键肌肉，减少全身副作用，主要用于缓解靶肌肉或小肌群痉挛。

（1）肌肉注射。最常用的是肉毒毒素，其中 A 型肉毒毒素（botulinum toxin A，BTX-A）是一种较强的肌肉松弛剂，肌肉注射后在局部肌肉内弥散，与神经肌肉接头的胆碱能受体结合，阻滞神经突触乙酰胆碱的释放从而缓解肌肉痉挛。注射方法：根据体重和靶肌的需要剂量用生理盐水稀释肉毒毒素。稀释后用 1 ml 针管抽取，选用适当长度的针头，在皮肤常规消毒后直接向靶肌注射，注射点主要为运动点，深层靶肌肉需要超声引导或电刺激定位。一般在注射后 2～10 d 出现药物的有效作用，药效可维持 3～4 个月或更长时间。以后则根据需要再注射。在药物起效期间应积极进行康复治疗。

（2）神经或运动点阻滞。应用酒精、酚或局麻药进行神经阻滞，所产生的影响持续时间长（表 9-5）。

表 9-5　各种局部抗痉挛药物的比较

药物	机制	注射部位	副作用
局麻药	离子通道阻滞	外周神经或者肌肉内	中枢神经和心血管毒性、过敏反应
乙醇（＞10％）	组织破坏血循环损害	外周神经或者肌肉内	注射部位疼痛（肌注＋）、慢性感觉减退和疼痛（神经周围＋）、血管并发症、永久性外周神经麻痹
苯酚（＞3％）	组织破坏血循环损害	外周神经或者肌肉内	注射部位疼痛（肌注＋）、慢性感觉减退和疼痛（神经周围＋）、血管并发症、永久性外周神经麻痹
肉毒毒素	突触前 ACh 释放	肌肉内	过敏反应

4. 手术治疗

当痉挛不能用药物或其他方法缓解时，可考虑手术治疗，包括神经切断、高选择性脊神经根切断、脊髓部分切断、肌腱切断或肌腱延长术。

第十章　脑卒中运动障碍的中医康复

第一节　脑卒中运动障碍中医诊疗概述

卒中，中医称为"中风"，是以猝然昏仆、不省人事、半身不遂、口眼㖞斜，语言不利为主症的病证。病轻者可无昏仆而仅见半身不遂及口眼㖞斜等症状。由于发生突然，起病急骤，临床见症不一，变化多端而速疾，有昏仆、抽搐，引发中风。《素问·风论》指出："风者，百病之长，至其变化乃为它病。"故古代医家取类比象而名之为"中风"；至于《伤寒论》所说之"中风"，乃外感病中的太阳表虚《内经》中无中风的病名，依据症状表现和发病阶段不同而有不同的名称。如在中风神昏期，有仆击、大厥、薄厥之称；如半身不遂者则有偏枯、偏风、身偏不用、风痱之称。在病因方面，认识到感受外邪，烦劳暴怒可以诱发本病，而体质、饮食起居与本病的发生也有密切关系。

唐宋以前，外风立论，中风病名突显其病因特点如《灵枢》所说"真气去，邪气独留"；汉·张仲景承按病因病机分为六经中风、五脏中风和中风病三类，并以经与经之间亦存在辨证论治。并以邪中深浅、病情轻重而分为中经中络、中脏中腑。中风病症候认识较丰富，如巢元方所著《诸病源候论》、王焘的《外台秘要》、孙思邈的《千金方》等著作中均将"中风"作本病名称。因此当"医风先医血，血行风自灭"，认为"治之先养其血，然后祛风，无不愈者"。小续命汤、大秦艽汤是这一时期代表方。金元时期百家争鸣，突出以"内风"立论，是中风病因学说的一大转折。如张元素认为病因是热，朱丹溪主张"湿痰生热"，刘河间主火，他的《河间六书》从五志过极化火引发中风角度，分析中风病因，即"五志过极，卒倒无所皆为热极故也"。元代王履提出"真中""类中"病名。《医经溯洄集·中风辨》指出："因于风者，真中风也；因于火、因于气、因于湿者，类中风，而非中风也。"明代张景岳提出"内伤积损"是中风的根本原因，提出了"中风非风"之说，如《景岳全书·非风》言："中风病实乃"内伤"，故将其"中风"二字改为"类风"，即"余欲易去中风二字，而拟名类风"。此症"多见卒倒，卒倒多由昏愦，本皆内伤积损颓败而然，原非外感风寒所致"。同代医家李中梓在《证治汇补》提出了中风先兆之名，并将中风中脏腑明确分为闭、脱二证。清代叶天士明确以"内风"立论，《临证指南医案·中风》进一步阐明了"精血衰耗，水不涵木……肝阳偏亢，内风时起"的发病机制，并提出滋液息风，补阴潜阳，以及开闭、固脱等法。

近代医家张伯龙、张山雷等总结前人经验，进一步探讨发病机制，认识到本病的发生主要在于肝阳化风，气血并逆，直冲犯脑。至此对中风的病因病机和治法认识渐趋深化。根据中风的临床表现，分为缺血性中风和出血性中风。与现代医学中的急性脑血管疾病相近：如短暂性脑缺血发作、局限性脑梗死、原发性脑出血和蛛网膜下腔出血等，均可参照进行辨证论治。随着人民生活水平的改变，现中老年人群中发病率越来越高，且有年轻化倾向，严重影响人们的生活质量。中医药在防治中风病方面具有一定疗效，可有效地提高临床疗效。

第二节 脑卒中运动障碍的中药治疗

一、病因

中风多是在内伤基础上，又有劳逸过度、情志不节、饮食过度及外邪侵袭等诱发，导致脏腑阴阳失调、肝风内动，或挟痰挟火，横窜经脉，蒙蔽清窍，从而致中风诸证。

中医认为中风的病因主要包括内伤、劳欲过度、饮食不节、情志所伤、气虚邪中等。内伤积损是因患者素体阴亏血虚，肝火旺盛，或因年老体衰，阴虚阳亢，或再因作息失常以致气血上逆而致病。劳欲过度是因患者思虑烦劳过度而耗伤阴气，引起风阳上亢、气血上逆，壅阻清窍，或因房事过度，心火亢盛，耗损肾水，水不制火以致风阳上亢；饮食不节是因患者喜食肥甘厚味或饮酒过度等以脾失健运，痰湿内生，痰湿生热，热极生风，致风火痰热共生内热，阻闭经络，上阻清窍；情志所伤是因五志过极，心火亢盛，引动内风，多以郁怒伤肝为主。或平素情志不遂，多忧郁愤怒，以致肝郁气滞，气郁化火，则肝阳暴亢，气血上逆神窍闭阻，可出现猝然昏倒、不省人事。或长期烦劳，阴虚火旺，日久致肝肾阴虚，阳亢风动，或因素体阳盛，尤其青壮年心肝火旺，加由情志不遂而阳亢化风所致；最后气虚邪中是因患者本有气血不足，脉络空虚，多在气候变换时，风邪入中，气血痹阻经脉，或又素体痰湿，内外风夹加，以致口歪、半身不遂、偏身麻木等症。

二、病机

中风之病位在心、脑，多与肝、肾密切相关。其病机复杂，总而之风、火、痰、气、血，风多有肝风与外风，火多有肝火和心火，痰多有风痰和湿痰，气包含气逆与气滞，血即血瘀，虚多是阴虚或血虚，中风的基本病机为阴阳失调、气血逆乱。病性多属本虚标实。致病之本为肝肾阴虚、气血衰少，致病之标为风、火、痰、气、瘀，二者可互为因果。起病时，邪气旺盛，痰火风阳亢盛，气血上犯，故以标实为主，如此时病情突变，在病邪的侵袭下，迅速耗损正气，则以正虚为主，甚可正气虚脱，后期因正气未复而邪气独留，可留有后遗症。

中风因病位深浅及病情轻重不一，有中经络和中脏腑之分。若肝风夹痰，横窜经络，瘀阻血脉，则见中经络之轻证，出现半身不遂、口眼㖞斜，但不伴神志障碍；若风阳痰火上蒙清窍，气血逆上冲脑，瘀阻脑络，则见中脏腑之重证，出现猝然昏倒，不省人事。因邪正虚实的不同，又有闭证与脱证，及由闭转脱的变化。闭证之中腑者，或因肝阳暴亢，或因痰热腑实，风痰上扰，证见神志欠清，大便不通；中脏者，因风阳痰火阻闭神窍，出现突然昏倒，不省人事，肢体拘急等证。因于痰火瘀闭者为阳闭，痰浊瘀闭为阴闭，阳闭证见突然昏仆、不省人事、牙关紧闭、口噤不开、两手紧握、大小便闭、肢体强痉、面赤身热、气粗口臭、躁扰不宁等；阴闭证除闭证外，可见面白唇暗、静卧不烦、四肢不温、痰涎壅盛等阴证。若风阳痰火亢盛，进一步耗伤阴精，阴虚及阳，阴竭阳亡，阴阳离决，则出现脱证，表现为目合口开、手撒肢冷、大小便遗、气息微弱等虚脱之症。

恢复期因气血失调，血脉不畅而遗留经络见证。中脏腑者病情较重，但如救治及时，多可转危为安，神志渐清，但因肝肾阴虚，气血亏损，风火痰瘀之邪留滞经络，气血运行不畅，而留有半身不遂、肢体麻木、口眼㖞斜、舌强语謇或失语等后遗症，一般后期恢复较难，预后欠佳。

三、诊断和鉴别诊断

(一)诊断要点

1. 诊断标准

诊断标准参考 2008 年中华中医药学会发布的《中医内科常见病诊疗指南》。脑卒中临床表现为突然昏仆、不省人事、半身不遂、口眼㖞斜、语言謇涩、偏身麻木等；同时可出现头痛、眩晕、饮水呛咳、目偏不瞬、步履不稳等。病情较轻者可仅见眩晕，偏身麻木，口眼㖞斜，半身不遂等症。患者发病之前多有头痛、头晕、耳鸣、一过性言语不利或肢体麻木等，如患者出现视物昏花，1 d内发作数次，或几日内多次复发等先兆症状需要引起注意。中风的发作，多因情志不调、饮食不当或劳累等诱发。发病年龄多在40岁以上。具备以上临床表现，结合起病形式、诱因、先兆症状、年龄即可诊断，结合影像学检查（头颅CT或MRI）可明确诊断。

2. 证候诊断

风痰阻络证：头晕目眩，痰多黏腻，舌质暗淡，舌苔薄白或白腻，脉弦滑。

痰热腑实证：腹胀便干便秘，头痛目眩，咯痰或痰多，舌质暗红，苔黄腻，脉弦滑或偏瘫侧弦滑而大。

阴虚风动证：眩晕耳鸣，手足心热，咽干口燥，舌红，少苔或无苔，脉弦细数。

气虚血瘀证：面色白，气短乏力，口角流涎，自汗出，心悸便溏，手足肿胀，舌质暗淡，舌苔白腻，有齿痕，脉沉细。

（二）鉴别诊断

1. 中风与口僻

口僻俗称吊线风，主要表现为口眼㖞斜，常伴耳后疼痛，口角流涎，言语不清，但是无半身不遂或神志障碍等表现，口僻多因正气不足，风邪入脉络，气血痹阻所致，不同年龄均可罹患。

2. 中风与厥证

厥证也有突然昏仆、不省人事等表现，但厥证昏迷时间短暂，发作时常伴有四肢逆冷，多可自行苏醒，醒后无半身不遂、口眼㖞斜、言语不利等表现。

3. 中风与痉证

痉证以四肢抽搐、项背强直，甚至角弓反张为主症，发病时也可伴有神昏，需与中风闭证相鉴别。但痉证之神昏多出现在抽搐之后，而中风患者多在起病时即有神昏，而后可以出现抽搐。痉证抽搐时间长，中风抽搐时间短。痉证患者无半身不遂、口眼㖞斜等症状。

4. 中风与痿证

痿证可以有肢体瘫痪，活动无力等类似中风之表现。中风后半身不遂日久不能恢复者，亦可见肌肉瘦削、筋脉弛缓，两者症状类似。但痿证一般起病缓慢，以双下肢瘫痪或四肢瘫痪，或肌肉萎缩，筋惕肉𪠽为多见；而中风的肢体瘫痪多起病急骤，且以偏瘫不遂为主。痿证起病时无神昏，中风则常有不同程度的神昏。

5. 中风与痫证

痫证发作时起病急骤，突然昏仆倒地，与中风相似。但痫证为阵发性神志异常的疾病，卒发仆地时常口中作声，如猪羊啼叫，四肢频抽而口吐白沫；中风则仆地无声，一般无四肢抽搐及口吐涎沫的表现。痫证之神昏多为时短暂，移时可自行苏醒，醒后一如常人，但可再发；中风患者昏仆倒地，其神昏症状严重，持续时间长，难以自行苏醒，需及时治疗方可逐渐清醒。中风多伴有半身不遂、口眼㖞斜等症，亦与痫证不同。

四、辨证论治

（一）中风的辨证要点

1. 辨中经络、中脏腑

中经络与中脏腑虽都有半身不遂、口眼㖞斜、言语不利、肢体失用等表现，但前者意识清楚，问询可示意或表达。中脏腑又可细分为中脏与中腑，前者昏不知人，后者虽有神志障碍但无昏迷。

2. 中脏腑辨闭证与脱证

闭证属实，因邪气内闭清窍所致，症见神志昏迷、牙关紧闭、口噤不开、两手握固、肢体强痉等。脱证属虚，乃五脏真阳散脱，阴阳即将离决之候，临床可见神志昏聩无知、目合口开、四肢松懈瘫软、手撒肢冷汗多、二便自遗、鼻息低微等。此外，尚有阴竭阳亡之分，并可相互关联。闭证多骤然起病，而脱证则多由闭证迁延转化而来，并可见内闭外脱之候。

3. 闭证当辨阳闭和阴闭

阳闭有瘀热痰火之象，如身热面赤、气粗鼻鼾、痰声如拽锯、便秘溲黄、舌苔黄腻舌绛干，甚则舌体卷缩，脉弦滑而数。阴闭有寒湿痰浊之征，如面白唇紫、痰涎壅盛、四肢不温、舌苔白腻、脉沉滑等。

4. 辨病期

根据病程长短，分为三期。急性期为发病后 2 周以内，中脏腑可至 1 个月；恢复期指发病 2 周后或 1 个月至半年内；后遗症期指发病半年以上。

（二）中风的治疗原则

中经络以平肝熄风，化痰祛瘀通络为主。中脏腑闭证，治当熄风清火，豁痰开窍，通腑泄热；脱证急宜救阴回阳固脱；对内闭外脱之证，则须醒神开窍与扶正固脱兼用。恢复期及后遗症期，多为虚实兼夹，当扶正祛邪、标本兼顾、平肝熄风、化痰祛瘀与滋养肝肾、益气养血并用。

（三）中风的分证论治

1. 急性期之中经络

1）风痰入络证。

主症：肌肤不仁，手足麻木，突然发生口眼㖞斜，语言不利，口角流涎，舌强语謇，甚则半身不遂，或兼见手足拘挛，关节酸痛等症，舌苔薄白，脉浮数。

治法：祛风化痰通络。

代表方：真方白丸子合牵正散加减。

常用药：半夏、南星、白附子、天麻、全蝎、当归、白芍、鸡血藤、豨莶草等。

加减：若语言不清者，加菖蒲、远志祛痰宣窍；痰瘀交阻，舌紫有瘀斑，脉涩者，可酌加丹参、桃仁、红花、赤芍等活血化瘀。血虚络空，风邪入中，加秦艽、羌活、防风祛风，当归、鸡血藤养血和络。

2）风阳上扰证。

主症：平素头晕头痛，耳鸣目眩，突然发生口眼㖞斜，舌强语謇，或手足重滞，甚则半身不遂等症，舌质红苔黄，脉弦。

治法：平肝潜阳，活血通络。

代表方：天麻钩藤饮加减。

常用药：天麻、钩藤、珍珠母、石决明、桑叶、菊花、黄芩、山栀、牛膝等。

加减：若夹有痰浊，胸闷，恶心，苔腻，加陈胆星、郁金；头痛较重，加羚羊角、夏枯草以清肝熄风；腿足重滞，加杜仲、寄生补益肝肾。

2. 急性期之中腑脏

1）闭证。

（1）痰热腑实证。

主症：素有头痛眩晕，心烦易怒，突然发病，半身不遂，口舌㖞斜，舌强语謇或不语，神志欠清或昏糊，肢体强急，痰多而黏，伴腹胀，便秘，面赤，口秽，舌质暗红，或有瘀点瘀斑，苔黄腻，脉弦滑或弦涩。

治法：通腑泄热，熄风化痰。

代表方：桃仁承气汤加减。

常用药：桃仁、大黄、芒硝、枳实、陈胆星、黄芩、全瓜蒌、赤芍、丹皮、牛膝等。

加减：若头痛，眩晕严重者，加钩藤、菊花、珍珠母平肝降逆；烦躁不安，彻夜不眠，口干，舌红，加生地、沙参、夜交藤养阴安神。

（2）痰火瘀闭证。

主症：突然昏仆，不省人事，牙关紧闭，口噤不开，两手握固，大小便闭，肢体强痉，面赤身热，气粗口臭，躁扰不宁，舌苔黄腻，脉弦滑而数。

治法：熄风清火，豁痰开窍。

代表方：羚角钩藤汤加减。另可服至宝丹或安宫牛黄丸以清心开窍。亦可用醒脑静或清开灵注射液静脉滴注。

常用药：羚羊角（或山羊角）、钩藤、珍珠母、石决明、胆星、竹沥、半夏、天竺黄、黄连、石菖蒲、郁金等。

加减：若痰热阻于气道，喉间痰鸣辘辘，可服竹沥水、猴枣散以豁痰镇惊；肝火旺盛，面红目赤，脉弦劲有力，宜酌加龙胆草、山栀、夏枯草、代赭石、磁石等清肝震慑之品；腑实热结，腹胀便秘，苔黄厚，宜加生大黄、元明粉、枳实通腑泄热。痰热伤津，舌质干红，苔黄糙者，宜加沙参、麦冬、石斛、生地。

（3）痰浊瘀闭证。

主症：突然昏仆，不省人事，牙关紧闭，口噤不开，两手握固，肢体强痉，大小便闭，面白唇暗，静卧不烦，四肢不温，痰涎壅盛，舌苔白腻，脉沉滑缓。

治法：化痰熄风，宣郁开窍。

代表方：涤痰汤加减。另可用苏合香丸宣郁开窍。

常用药：半夏、茯苓、橘红、竹茹、郁金、石菖蒲、胆星、天麻、钩藤、僵蚕等。

加减：若兼有动风者，加天麻、钩藤以平息内风；有化热之象者，加黄芩、黄连；见戴阳证者，属病情恶化，宜急进参附汤、白通加猪胆汁汤救治。

2）脱证（阴竭阳亡）。

主症：突然昏仆，不省人事，目合口张，鼻鼾息微，手撒肢冷，汗多，大小便自遗，肢体软瘫，舌痿，脉细弱或脉微欲绝。

治法：回阳救阴，益气固脱。

代表方：参附汤合生脉散加味。亦可用参麦注射液或生脉注射液静脉滴注。

常用药：人参、附子、麦冬、五味子、山萸肉等。

加减：若阴不恋阳，阳浮于外，津液不能内守，汗泄过多者，可加龙骨、牡蛎敛汗回阳；阴精耗伤，舌干，脉微者，加玉竹、黄精以救阴护津。神志昏昧加郁金、石菖蒲。

3. 恢复期

中风病经前期约 2 周治疗后，病情逐渐平稳，表现出神志渐清，痰火渐平，饮食稍进等征象，即进入恢复期，此时根据病情灵活选用标本兼顾或先标后本等治法。治标宜搜风化痰，通络行瘀，治本宜补益气血，滋养肝肾或阴阳并补。

（1）风痰瘀阻证。

主症：口眼㖞斜，舌强语謇或失语，半身不遂，肢体麻木，苔滑腻，舌暗紫，脉弦滑。

治法：搜风化痰，行瘀通络。

代表方：解语丹加减。

常用药：天麻、胆星、天竺黄、半夏、陈皮、地龙、僵蚕、全蝎、远志、菖蒲、豨莶草、桑枝、鸡血藤、丹参、红花等。

加减：若痰热偏盛者，加全瓜蒌、竹茹、川贝母清化痰热；兼有肝阳上亢，头晕头痛，面赤，苔黄舌红，脉弦劲有力，加钩藤、石决明、夏枯草平肝熄风潜阳；咽干口燥，加天花粉、天冬养阴润燥。

（2）气虚络瘀证。

主症：肢体偏枯不用，肢软无力，面色萎黄，舌质淡紫或有瘀斑，苔薄白，脉细涩或细弱。

治法：益气养血，化瘀通络。

代表方：补阳还五汤加减。

常用药：黄芪、桃仁、红花、赤芍、归尾、川芎、地龙、牛膝等。

加减：若血虚甚，加枸杞、首乌藤以补血；肢冷，阳失温煦，加桂枝温经通脉；腰膝酸软，加续断、桑寄生、杜仲以壮筋骨，强腰膝。

（3）阴虚风动证。

主症：平素头晕耳鸣，腰酸，突然发生口眼㖞斜，言语不利，手指瞤动，甚或半身不遂，舌质红，苔腻，脉弦细数。

治法：滋阴潜阳，息风通络。

代表方：大定风珠加减。

常用药：龟板、牡蛎、鳖甲、白芍、麦冬、玄参、石斛、地黄等。

加减：若痰热较重，苔黄腻，泛恶，加胆星、竹沥、川贝母清热化痰；阴虚阳亢，肝火偏旺，心中烦热，加栀子、黄芩清热除烦。眩晕耳鸣加天麻、白蒺藜、钩藤。

（4）肝肾亏虚证。

主症：半身不遂，患肢僵硬，拘挛变形，舌强不语，或偏瘫，肢体肌肉萎缩，舌红脉细，或舌淡红，脉沉细。

治法：滋养肝肾。

代表方：左归丸合地黄饮子加减。

常用药：干地黄、首乌、枸杞、山茱萸、麦冬、石斛、当归、鸡血藤等。

加减：若腰酸腿软较甚，加杜仲、续断、牛膝补肾壮腰；肾阳虚，加巴戟天、肉苁蓉补肾益精，附子、肉桂温补肾阳；遗尿加菟丝子、益智仁；夹有痰浊，加菖蒲、远志、茯苓化痰开窍。

五、预防调护

1）应识别中风先兆，及时处理，以预防中风发生。

2）平时在饮食上宜食清淡易消化之物，忌肥甘厚味、辛辣刺激之品，并禁烟。

3）既病之后，应加强护理。遇中脏腑昏迷时，须密切观察病情变化，注意面色、呼吸、汗出等变化，以防向闭脱转化。加强口腔护理，及时清除痰涎，喂服或鼻饲中药时应少量多次频服。

4）恢复期要加强偏瘫肢体的被动活动，进行各种功能锻炼，并配合针灸、推拿、理疗、按摩等。偏瘫严重者，防止患肢受压而发生变形。语言不利者，宜加强语言训练。长期卧床者，保护局部皮肤，防止发生褥疮。

六、按语

卒中是西医学概念，指急性起病，由于脑部血液循环障碍所导致的神经功能缺损综合征，症状持续时间至少 24 h，如脑缺血的症状持续数分钟至数小时，最多不超过 24 h，且无 CT 或 MRI 显示的结构性改变则称为短暂性脑缺血发作。按照病程发展可分为短暂性脑缺血发作、进展性卒中和完全性卒中。按病理改变可分为缺血性卒中和出血性卒中。

中风是中医学概念，内涵包括缺血性中风和出血性中风。依病程长短，分为急性期、恢复期、后遗症期。近年证候流行病学统计显示，缺血性中风阴证较阳证比例高，有研究证实中风以风痰阻络证型为首，其次为气虚血瘀证、风火上扰证。治法以祛风化痰、益气养血、化瘀为主。治疗缺血性中风的中药类别主要有 13 类，以药物性味分，首位为味苦的药物，其次为甘、辛味药，药性以温、寒、平为主。活血化瘀药、补虚药和平肝息风药运用较多，泻下药运用最少。虫类药因其走窜疏利，通达经络，能够"搜剔络中混处之邪"，药性猛，起效速，疗效佳，为历代医家所推崇。临床上常把地龙、全蝎、水蛭三药作为药对与补虚药和活血化瘀药配合以增强疗效。其中补阳还五汤在临床应用已久，是治疗缺血性中风的常用方剂。出血性中风遣方用药多为自拟方剂，无共识性方剂组成。卒中后遗症期若有偏身运动感觉障碍、失语、吞咽障碍、情志抑郁等兼症，可在内科证型基础上进行加减。有研究者根据中风内涵及《千金要方》以小续命汤兼治缺血性脑卒中和出血性脑卒中。目前还有研究者在研究脑卒中与肠道菌群之间存在的关联，以寄能通过方剂来调控肠道菌群防治脑卒中。

第三节　脑卒中运动障碍的中医外治疗法

一、针刺疗法

脑卒中的针刺治疗在我国已有几千年的历史，且积累了丰富的临床经验。在急症患者发病后的综合治疗中，针刺疗法的早期介入，可以使治愈率显著提高，减少病残率。尽早介入针刺治疗，对中风偏瘫患者益处良多，既能减少后遗症、减轻并发症，还能给后期的康复训练打下良好基础。卒中根据发病轻重不一，可分为中经络和中脏腑。

1. 中经络

主证：半身不遂，肌肤不仁，手足麻木，口角㖞斜，语言不利，或兼见头痛眩晕，手足抽动，面红目赤，咽干口渴，烦躁等症；脉多弦滑。

治则：祛风痰、通经脉、调气血、平阴阳。

取穴原则：以手足阳明、手足少阳、太阳经穴为主。针刺手法为平补平泻法。

上肢：肩髃、曲池、手三里、外关、合谷。

下肢：阳陵泉、足三里、三阴交、太冲。

头面：百会、风池、哑门、廉泉。

方义：阳明经为多气多血之经，因其气血旺盛，故能使疾病易于恢复，故取肩髃、曲池、手三里、合谷、足三里穴以通调上肢、下肢及头面之气血，祛风化痰；少阳经为全身气机的枢纽，主持全身之运动，故取外关、风池、阳陵泉穴以舒筋通络，恢复肢体的运动功能；百会、风池、太冲穴能平肝熄风，可治兼证；哑门、廉泉穴可通舌窍。

2. 中脏腑

1) 闭证。

主证：突然昏倒，不省人事，两手握固，牙关紧闭，面赤气粗，喉中痰鸣，二便闭塞，舌赤红苔黄厚或灰黑，脉弦滑有力。

治则：开窍醒神，平肝熄风，清化痰火。

取穴原则：以督脉、足厥阴经及十二井穴为主。针刺手法为泻法。

主穴：以水沟、十二井穴、劳宫、丰隆、百会、太冲、涌泉。

配穴：牙关紧闭：下关、颊车、合谷；舌强不语：哑门、廉泉、通里。

方义：水沟穴可醒神清脑；十二井穴可开窍、清热，点刺出血可交通十二经气；劳宫穴泄心火；丰隆穴为胃经络穴，针之以宣通脾胃两经气机，健脾胃以化痰浊；百会、太冲穴可平肝熄风；涌泉穴可滋肾水以平肝潜阳，诸穴共奏开窍醒神，平肝熄风，清化痰火之效；下关、颊车、合谷穴可疏调上下牙关以开闭；哑门穴可醒脑开窍，配廉泉、通里穴可利舌窍，以治不语。

2）脱证。

主证：突然昏倒，不省人事，目合口开，鼻鼾息微，手撒遗尿，四肢厥冷，如面赤如妆，脉微欲绝或浮大无根。为真阳外越之危候。

治则：取任脉经穴为主，重用灸法，以回阳固脱。

主穴：神阙、关元、气海、百会。

方义：神阙穴位于脐中，为生命之根蒂，真气功所系，关元、气海穴为任脉、足三阴经交会穴，位居小腹，关元穴为三焦元气所出，系命门真阳，气海穴为元气之海，故隔盐灸神阙，并灸关元、气海可大补元阳，回阳以固脱，灸百会穴可通督脉，醒脑开窍。

二、艾灸疗法

艾灸疗法作为中医学的重要组成部分，是用艾绒或其他药物在体表固定的穴位及相应的操作部位上烧灼、温灸，通过经络传导灸火的热力及药物的作用，起到温通经络、扶正祛邪的作用，有助于扩张血管，提高局部组织能量代谢和机体免疫力，能显著改善恢复期患者的肢体功能障碍。

1. 艾灸分类及操作方法

1）艾炷灸。是将艾炷放在腧穴或患处上施灸的方法。可分为直接灸和间接灸。

（1）直接灸。是将大小适宜的艾炷，直接放在皮肤上施灸。施灸时先将所灸部位，涂以少量的凡士林，以使艾炷便于附着于施治处，然后将大小适宜的艾炷，置于所灸部位点燃施灸，当灸炷燃烧至剩2/5或1/4而患者感到微有灼痛时，即可易炷再灸。若用麦粒大的艾炷施灸，当患者感到有灼痛时，医者可用镊子柄将艾炷熄灭，然后继续易位再灸，按规定壮数灸完为止。一般应灸至局部皮肤红晕而不起泡为度。

（2）间接灸。间接灸又称间隔灸、隔物灸。是用某种物品将艾炷与施灸部位的皮肤隔开，进行施灸的方法。

隔姜灸：是用鲜姜切成直径 2～3 cm、厚 0.2～0.3 cm 的薄片，中间以针刺数孔，然后将姜片置于应灸的腧穴部位或患处，再将艾炷放在姜片上点燃施灸。当艾炷燃尽，再易炷施灸。

隔附子饼灸：将附子研成粉末，用酒调和做成直径约 3 cm、厚约 0.8 cm 的附子饼，中间以针刺数孔，放在应灸腧穴或患处，上面再放艾炷施灸，直到灸完所规定壮数为止。

2）艾条灸。是以艾绒或艾绒加入各种中药制成的圆柱形长条，即艾条进行施灸。常用的方法有温和灸和雀啄灸。

（1）温和灸。施灸时将艾条的一端点燃，对准应灸的腧穴部位或患处，距皮肤 2～3 cm，进行熏烤。熏烤使患者局部有温热感而无灼痛为宜，一般每处灸 5～7 min，至皮肤红晕为度。对于昏厥、局部知觉迟钝的患者，医者可将中、示二指分开，置于施灸部位的两侧，这样可以通过医者手指的感觉来测知患者局部的受热程度，以便随时调节施灸的距离和防止烫伤。

（2）雀啄灸。施灸时，将艾条点燃的一端与施灸部位的皮肤并不固定在一定距离，而是像鸟雀啄食一样，一上一下活动地施灸。另外也可均匀地上、下或向左右方向移动或作反复地旋转施灸。

3）温针灸。是针刺与艾灸结合应用的一种方法，适用于既需要留针而又适宜用艾灸的病症。操作时，将针刺入腧穴得气后，并给予适当补泻手法而留针，然后将纯净细软的艾绒捏在针尾上，或用艾条一段长约 2 cm，插在针柄上，点燃施灸。待艾绒或艾条烧完后，除去灰烬，出针。

4）温灸器灸。是用金属特制的一种圆筒灸具，故又称温灸筒灸。其筒底又尖又平，筒内套有小筒，小筒四周有孔。施灸时，将艾绒或加掺药物，装入温灸器的小筒，将艾点燃后，扣好温灸器盖子，即可置于腧穴或所灸部位，进行熨灸，直到所灸部位的皮肤红润为度。

5）热敏灸治疗。选择纯艾条作为治疗的灸材，用点燃的艾条在患者所需治疗经脉区域，距离皮肤 3 cm 左右施行温和灸，当患者感受到艾灸发生透热（艾热从施灸部位皮肤表面直接向深部组织穿透）、扩热（以施灸点为中心向周围扩散）、传热（艾热从施灸点开始循某一方向传导）和非热觉中的一种或一种以上感觉时，即为发生腧穴热敏化现象，该探察穴点为热敏化腧穴。重复上述步骤，直至所有的热敏化腧穴被探查出。在上述热敏化强度最强的穴位实施艾条温和悬灸，每次艾灸时间以热敏灸感消失为度（上限 60 min、下限 30 min）。

2. 取穴部位

1）腹部。常取任脉的神阙、中脘、关元、气海穴及足阳明胃经的天枢、水道穴。

2）腰背部。取穴常以背俞穴为主，督脉取命门、大椎、至阳、筋缩、腰阳关穴。

3）偏瘫侧肢体。根据阳明经可助肌肉生长的理论，偏重选择手足阳明经、足太阴经的穴位，如足三里、三阴交、曲池、肩髃、合谷、血海、手三里、阴陵泉穴，上述穴位是临床选穴处方中频次出现较高的穴位；同时根据少阳经枢利关节的理论，少阳经中的阳陵泉、外关、悬钟穴也常作为备选穴使用。

3. 禁忌证

1）属于实热证或阴虚发热、邪热内炽等证，如高热、高血压危象、肺结核晚期、大量咯血、呕吐、严重贫血、急性传染性疾病、皮肤痈疽疮疖并有发热者，均不宜使用艾灸疗法。

2）器质性心脏病伴心功能不全，精神分裂症，孕妇的腹部、腰骶部，均不宜施灸。

3）颜面部、颈部及大血管走行的体表区域、黏膜附近，均不宜使用艾灸疗法。

4）空腹、过饱、极度疲劳者应谨慎使用艾灸疗法。

4. 注意事项

1）掌握热量，尤其对局部皮肤知觉减退及昏迷患者，应注意防止烫伤。

2）做好防护，以防艾火艾灰掉下烧伤皮肤或烧坏衣褥。使用温针时，可用硬纸片剪一小孔，套住针体平放在进针处，即可避免艾火艾灰直接掉落于皮肤上。施灸后艾条必须彻底熄灭，以防失火。

3）艾炷灸容易起水疱，应注意观察，如已起水疱，不可擦破，可任其自然吸收；如水疱过大，经 75% 乙醇消毒后用注射器将疱内液体抽出，外涂甲紫，再用敷料保护，以防感染。

三、穴位贴敷疗法

穴位贴敷疗法的理论依据为中医经络学说，是以中草药配制成丸、散、膏等不同制剂，直接敷贴于相应的穴位及患处（阿是穴），通过药物对穴位的刺激和药理作用，用来治疗疾病的一种外治方法。依据"内属脏腑、外络肢节"的经络特点，穴位贴敷疗法可调整脏腑经络、调理气血阴阳，稳定机体内环境，提高机体免疫能力，从而起到治病防病的目的。

1. 取穴部位

1）上肢可取肩髎、外关、曲池、手三里等穴。

2）下肢可取风市、丰隆、足三里、三阴交、阳陵泉、涌泉、血海、悬钟等穴；

3）躯干可取脾俞、胃俞、肝俞、肾俞、大椎等穴。

2. 操作方法

对于局部皮肤进行清洁，取适量介质（如酒、食醋、姜汁、蛋清、蜂蜜、茶叶水、植物油、清凉油、其他药液等）加入中药细末（如补阳还五汤方、经络激活散、白脉软膏或相关有活血化瘀、疏经通络作用的中药），拌匀后呈现为膏状涂抹在无菌纱布上，或制成丸状贴在医用胶布或医用敷贴内，再将药物妥善固定于所选取的穴位上，敷贴时间为 30 min，每天可进行 1～2 次，具体次数根据患者皮肤状况而定，左右两侧穴位每周轮换贴敷。

3. 注意事项

1）贴敷前患者宜洗澡，保证局部皮肤的清洁；治疗期间如有不适需及时请教医生，外敷时感到局部灼热痛痒难忍，可以随时去除药膏；如皮肤出现轻度瘙痒、灼热、微痛等不适感或皮肤有少许色素沉着，此为正常反应，不必过多担心。

2）贴敷期间，宜清淡饮食，避免烟酒、海味、少食辛辣刺激食品、冰冻食品、豆类及豆制品、不利于胃肠道消化吸收的食物及温热易发的食物，如羊肉、狗肉、鸡肉、鱼、黄鳝、螃蟹、虾等。

3）贴敷当天避免贪凉，不要过度吹电风扇和在过冷的空调房中停留，更要避免空调冷风直接接触到贴敷部位，以利于药物吸收。否则，体内阴寒难以发散，可能影响治疗效果。

4）如果是进行冬病夏治三伏贴，则在治疗当天应当衣着宜凉爽，可适当活动，但勿剧烈运动，避免出汗过多妨碍药物的吸收，同时注意室内通风，预防中暑。

4. 禁忌证

1）大多数外敷药物因其药性对孕期妇女不安全，故而孕妇禁用。

2）对药物过敏者不宜贴敷；对橡皮膏过敏者应提前告诉医生，换用其他方式固定。

3）严重皮肤病，如严重的荨麻疹患者，以及皮肤有破损者不适合本疗法。

4）疾病发作期的患者，如急性咽喉炎、发烧、黄疸、咯血、糖尿病血糖控制不良患者、慢性咳喘病的急性发作期等也不适合本疗法。

5）热性疾病、阴虚火旺者及有严重心肺功能疾病体质较弱的患者不能采用本疗法。

四、耳穴疗法

1. 定义

耳穴是耳郭表面与人体脏腑经络组织器官、四肢躯干相互沟通的部位。人体内脏或躯体发病时，往往在耳郭的相应部位出现压痛敏感、皮肤电特异性改变和变形、变色等反应。这些反应点可以用作防治疾病的刺激部位。

2. 耳穴操作技术

1) 选穴。诊断明确后，根据耳穴的选穴原则，或根据在耳郭上所寻得的阳性反应点选取处方。卒中选取耳穴：皮质下、缘中、肝、脾、肾、瘫痪相应部位耳穴。

2) 消毒。在针刺耳穴时要严格消毒。一是针具消毒。二是医者的手消毒。三是耳穴皮肤消毒。皮肤消毒先用 2% 碘酊消毒，再用 75% 乙醇消毒并脱碘消毒。

3) 耳穴压豆。又叫压籽法。

耳穴压豆以王不留行籽为常用，也可以用油菜籽、小米、莱菔子等。上述材料在使用前经沸水烫洗后晒干贮瓶中备用，应用时将其贴于 0.5 cm × 0.5 cm 小方块胶布中央，然后敷贴于耳穴上，并给予适当按压，使耳郭有发热感、胀痛感。每天患者可按压耳穴数次，3~5 d 更换一次，医者根据病情增减穴位。

3. 注意事项

1) 严格消毒，防止感染。因耳郭暴露在外，表面凹凸不平，结构特殊，针刺前消毒需严格。湿疹、溃疡、冻疮和炎症部位禁止针刺。如若针刺后出现针孔发红、肿胀应及时涂 2% 碘酒，并同时服用消炎药，防止化脓性耳软骨膜炎的发生。

2) 对扭伤和有运动障碍的患者，进针后宜配合患部的活动，以加强疗效。

3) 胶布在使用时要避免潮湿和污染，以免引起皮肤的炎症，对于胶布过敏的患者，建议加用肾上腺穴或者改用其他治疗方式。耳穴皮肤本身就有炎症和伤口情况的应禁止使用。

4) 对于有严重器质性病变的患者，高度贫血的患者，年老体弱的高血压患者，刺激宜小宜轻。

5) 患者若在针刺或耳穴压豆过程中发生晕针，按晕针的处理原则处理。

五、放血疗法

1. 定义

用三棱针或者注射器针头刺破腧穴和血络，放出血液或者挤出少量液体，以治疗疾病的一种外治方法，称为放血疗法，又称刺络法或者刺血法。

2. 治疗作用

放血疗法具有行气活血，消肿止痛，泻热开窍等作用，故临床主要用于气滞证、血瘀证、实热证所致的疼痛、发热、肿胀等症状为主要表现的疾病。放血疗法主要通过行气活血、通络导滞、泄热开窍治疗脑卒中。

3. 具体操作

术前准备：选择 4 或者 5 号一次性针头或者三棱针，针尖锐利无倒钩。根据病情选择适当的施术部位，注意环境的清洁、卫生，避免污染。

刺络法：该法分为点刺、散刺、挑刺三种刺法。

1）点刺。分为点刺穴位和点刺血络。

（1）点刺穴位。点刺腧穴出血或挤出少量液体的方法。

针刺前在点刺穴位的上下处，用手指朝需点刺的方向挤按，使血液集聚于点刺部位，常规消毒后左手拇食指固定点刺部位，右手持针直刺 2～3 mm，快进快出，点刺后采用反复交替挤压和舒张针孔的方法使出血数滴或挤出液体少许，右手捏干棉球，将血液或液体及时擦去。

（2）点刺血络。分为浅刺和深刺两部分。

浅刺：常规消毒后，右手持针垂直点刺，快进快出，动作稳准狠，一次出血 5～10 ml，浅刺法多用于有小静脉随病显现的部位。

深刺：先用橡皮管在近心端（针刺部位的上端）结扎，使相应的静脉进一步显现，局部消毒后，左手拇指按压在被刺部位的下端，右手持三棱针对准静脉向心斜刺，迅速出针。针刺深度以针尖刺入血管，让血液自然流出为度，出血停止前松开橡皮管。出血停止后，用无菌干棉球按压针孔，然后用 75％酒精清理创口周围的血液。深刺多用于有较深较大的静脉随病显现的部位，因需放出一定量的血液，也称泻血法。

2）散刺法。指在病变局部或者周围连续点刺用以治疗疾病的方法。病变局部消毒后，根据部位及范围大小，持针垂直点刺 10～20 针以上。由病变外围向中心点刺，使局部肿胀的症状得以消除。

3）挑刺法。即以三棱针挑断皮下纤维组织用来治疗疾病的方法。首先局部消毒，而后用左手捏起施术部位，右手持针横向刺入皮肤，挑破皮肤 0.2～0.3 cm，再深入皮下，挑断挑尽皮下白色纤维组织，然后挤出一定量血液或者液体，将无菌敷料覆盖于创口再以胶布固定。

4. 注意事项

1）对患者做必要的思想工作以消除其思想顾虑尤其对放血量较大者。严格无菌消毒防止感染。

2）操作时手法宜轻、快、稳、准。

3）若存在穴位和血络不相吻合的情况，应遵循"宁失其穴，勿失其络"的原则。

4）刺络应深浅适宜，点刺穴位不宜过浅，点刺血络需直中血管，让血液自然流出。

5）可以于出针后立即拔罐以增强疗效

6）点刺血络、点刺穴位、散刺法可每日或隔日一次，挑刺法 5～7 d 一次。

7）操作时应避开大血管，如果出现血肿，应以无菌干棉球按压。

8）孕妇、贫血、有出血倾向者及有器质性病变着慎者用。

9）下肢有重度静脉曲张者不可用本法。

六、刮痧

1. 定义

刮痧是以中医经络腧穴理论为指导，使用刮痧器具，通过蘸取一定的介质，在体表进行单方向反复刮拭，使皮肤局部出现红色或暗红色粟粒状、条索状出血点等"出痧"变化，通过激发营卫之气，从而达到扶正祛邪、防病治病的作用。因其操作简便、价格低廉、疗效显著等特点在临床应用广泛，适合医疗及家庭保健。还可配合针灸、拔罐、刺络放血等疗法使用，可加强调气行血、活血化瘀、舒筋通络、驱邪排毒的效果。

2. 刮痧材料

卒中刮痧选取的材料主要有刮痧板、乳膏、刮痧油等。

1）牛角类刮痧板在临床上以水牛角使用较多。水牛角味辛、咸、寒，辛可发散行气、活血消肿；咸能软坚润下；寒能清热解毒、凉血定惊。

2）刮痧油。

（1）主要有植物油如芝麻油、茶籽油、菜籽油、豆油、花生油、橄榄油等，药油如红花油、风湿油等，不仅可防止刮痧板划伤皮肤，还可起到滋润皮肤、开泄毛孔、活血行气的作用。另外，还可以选用具有清热解毒、活血化瘀、通络止痛等作用的中草药，煎成药液，根据病情选用。

（2）质地细腻的乳膏类，如凡士林、润肤霜、扶他林乳膏等。亦可将具有活血化瘀、通络止痛、芳香开窍等作用的中药提取物制备成乳剂剂使用。

3. 操作要点

1）充分暴露刮拭部位，在皮肤上均匀涂上刮痧油等介质。

2）对刮痧部位，刮痧板及医者双手用 75% 酒精进行消毒。

3）手握刮拭板，一般为单手握板，将刮痧板握于掌心，一侧由拇指固定，另一侧由食指和以外的四指固定，利用指力和腕力使刮痧板和皮肤形成45°角。

4）先以轻、慢手法为主，待患者适应后，手法逐渐加重、加快，以患者能耐受为度。直至皮肤出现潮红或紫红色粟粒样痧点，或丘疹样、条索状凸起斑块，并局部皮肤发热或轻微疼痛为止。少部分患者操作后并未出痧，不能强行操作使其出痧。

5）刮痧的顺序一般先头面后手足，先胸腹后背腰，先上肢后下肢。刮痧的方向一般由上至下，由内向外，单方向或循经络刮拭。

6）刮痧时间为每个部位10～20 min为宜。

4. 注意事项

1）刮痧后1～2 d局部出现轻微疼痛、红肿、不适感等属正常现象；出痧后4 h不能洗澡，出痧部位不能于风扇或空调处直吹，应避风寒注意保暖。

2）刮痧时间不宜过长，不得大面积刮痧，每次刮痧只得治疗一种疾病。

3）刮痧后患者出现心慌、胸闷、大量汗出、面色苍白、恶心欲呕甚至神昏扑倒等现象应立即停止操作，保持房间空气畅通，使患者平卧，抬高双脚，给予温开水或糖水口服。

4）刮痧后嘱患者饮用温开水，补充消耗的津液，以助机体排毒驱邪。

5. 禁忌证

1）极度虚弱、消瘦者，严重心脑血管疾病及肝肾功能不全者。

2）严重贫血、血小板减少、白血病、血友病等有出血倾向患者。

3）女性月经期及孕妇的腰骶部和下腹部。

4）醉酒、过饥过饱、过度疲劳者。

5）眼耳口鼻、前后二阴等皮肤浅薄和血管明显的部位。

6）皮肤红肿热痛、溃烂渗液，下肢静脉曲张等禁用刮痧。

七、推拿治疗

1. 推拿定义

推拿又称"按摩""按跷""跷引""案杌"等，是以中医的脏腑、经络学说为理论基础，通过医师在人体特定部位上，运用各种手法以改变和调节机体的生理、病理状况，达到治疗疾病目的的方法，属于中医外治的范畴。可以治疗包括骨伤科、内科、儿科、妇科、五官科等多种疾病。

2. 推拿治疗中风的原则

推拿治疗中风主要适用于中风——中经络、中风恢复期、中风后遗症，以疏通经脉、行气活血、滑利骨节、醒脑开窍、扶正祛邪、调和阴阳、促进功能的恢复为原则。中风——中脏腑的患者应综合抢救治疗。

3. 推拿治疗中风的作用

1）推拿可拨开皮下粘连，软化皮内和皮下挛缩增生的组织，扩大组织间隙，加速皮内和皮下组织的血液循环，加强末梢神经的传导和毛细血管的新陈代谢，使局部皮肤弹性的伸展功能恢复。

2）推拿可使局部肌肉痉挛缓解，肌纤维和肌肉的弹性加强，力量增长，通过有效剥离肌肉结节和条索，使其间隙扩大，理顺神经、血管、肌肉等组织关系，从而加强神经的传导，加速局部和肢体的血液循环，增强了局部的营养，恢复肌肉和其他纤维组织的功能。

3）推拿可使血管的收缩力和舒张力加强，血流量增加，血流速加快，物质交换和新陈代谢增加，调节和加速全身血液循环，增强各器官的功能，促使各功能的恢复。

4）推拿可解除肌肉、肌腱的移位，韧带的绞锁，小关节的紊乱，关节的半脱位和脱位，从而起到润滑关节和保护关节功能的作用。

5）推拿通过对不同部位神经的兴奋、抑制等刺激，起到局部影响整体，整体带动局部，远端刺激近端，近端指挥远端，周围反馈中枢，中枢指挥周围的一种相辅相成的作用，达到使机体各器官功能恢复，神经传导功能和整体抵抗力加强的目的。

4. 推拿治疗中风的适宜时间

中风病程长短与康复有直接关系，所以应该尽早对本病进行治疗，一般认为，推拿治疗中风主要适用于中风——中经络、中风恢复期及中风后遗症期，在中风后，病情基本稳定后可接受推拿治疗。

病程在半年以内以活血化瘀为先，半年以上以补益气血为重，以期扶正固本，强筋健骨。治疗的同时应加强患侧肢体关节的被动活动。

推拿适宜的症状：偏瘫、肢体瘫痪、口眼㖞斜、语言障碍、吞咽困难，可伴随颜面麻木、手足麻木、手足沉重、手指震颤、疼痛等。

5. 推拿治疗中风

1）治则。疏经通络，行气活血，滑利关节。

2）部位及取穴。头面部、颈项部、腹部、背部、四肢部，印堂、睛明、太阳、阳白、迎香、地仓、颊车、下关、角孙、风池、风府、桥弓、中府、气海、关元、肩井、肩贞、天宗、肺俞、膈俞、肝俞、胆俞、脾俞、肾俞、命门、尺泽、曲池、手三里、合谷、环跳、血海、委中、阳陵泉、足三里、丰隆、承山、太溪、太冲、行间、内庭、涌泉。

3）手法。按揉法、滚法、捏法、拿法、摇法、捻法、搓法、抹法、扫散法、推法、擦法、摩法、一指禅推法。

4）操作。

（1）背及下肢部操作。患者俯卧位，用拇指按揉背部膀胱经第一侧线，重点按揉天宗、肝俞、胆俞、膈俞、肾俞穴，时间约 6 min；用滚法沿背部膀胱经循行线至患肢足跟部操作，约 3 min；用拇指按揉环跳、阳陵泉、委中、承山穴各约 1 min；捏拿患侧下肢约 2 min；做后伸腰椎、髋关节等被动活动 2～3 下。患者健侧卧位，用滚法沿足少阳胆经下肢循行部位操作，重点在髋、膝、踝关节部位，时间约 3 min。患者仰卧位，用滚法沿足阳明胃经在下肢的循行部位操作，时间约 3 min，重点在髋、膝、踝关节部位，并点按下肢前侧穴位，如梁丘、犊鼻、足三里、丰隆、解溪等。

推拿好处：通过推拿手法，可舒经通络，使经脉通畅，气血旺盛，筋肉得养，从而提高患侧下肢运动功能能力，亦可改善下肢气血运行，达到松解关节、韧带、关节囊的作用，缓解痉挛。

（2）上肢部操作。患者仰卧位，沿手三阴经在上肢循行线用滚法操作约 2 min，重点在肘关节；用滚法、拇指按揉法沿手三阳经在上肢的循行部位操作约 2 min，重点在腕、掌指、指间关节；做肘、腕、掌指、指间关节的屈伸法、摇法，捻指间关节，约 3 min；用拇指按揉肩贞、尺泽、曲池、手三里、合谷穴各约半分钟。患者坐位或健侧卧位用滚法在肩周操作约 2 min；用拿法从肩部至腕部操作约 2 min；做肩关节各方向的被动运动约 1 min；搓上肢约半分钟；最后捻、拔伸每一个手指。

推拿好处：中风存在气虚血滞，脉络瘀阻的病机，气虚则不能行血，气不能行，血不能容，气血淤滞，脉络闭阻，而致患侧上肢肢体废萎不用，推拿可激发经气，促使患侧上肢肢体气血畅达。

（3）头面颈项部操作。患者取仰卧位，用抹法从印堂穴抹至太阳穴 6～9 遍；沿足少阳胆经在头颞部循行线用扫散法操作约 2 min；对口舌歪斜者，用拇指按揉印堂、睛明、太阳、阳白、迎香、地仓、颊车、下关穴约 5 min。患者坐位，用拇指按揉风池、风府穴各约 1 min；拿肩井约 1 min。

推拿好处：中医学认为"头为精明之府，诸阳之会"。头面部推拿能直接刺激链接大脑皮层的血管系统，促进脑部血液循环，疏通经络，升调清阳之气。

5）辨证加减。

（1）肝阳上亢证。自上而下推桥弓穴，两侧交替，各推 6 遍；用拇指按揉角孙、太冲、行间、太溪穴各约 1 min；擦涌泉，以透热为度。

（2）风痰阻络证：用掌推法沿背部膀胱经操作 3～5 遍，横擦肺俞穴、肝俞穴、脾俞穴，以透热为度，用拇指按揉中府穴、曲池穴、合谷穴、丰隆穴，每穴约 1 min。

（3）痰热腑实证。顺时针方向摩腹约 3 min，用拇指长按丰隆穴、足三里、内庭穴各约 2 min。

（4）气虚血瘀证。直擦背部督脉、横擦膈俞穴、脾俞穴、肾俞穴、命门穴，均以透热为度，用一指禅推法推气海穴、关元穴、血海穴各约 1 min。

（5）阴虚风动证。自上而下推桥弓穴，两侧交替，各约 6 遍，用拇指按揉肝俞穴、胆俞穴、脾俞穴、肾俞穴、太溪穴，每穴约 1 min，掌擦腰骶部，指擦涌泉穴，均以透热为度。

针对患者中医证候特点进行辨证施治，不同的症候采用不同的治疗手段，以达到更好的治疗目的。

6）注意事项。本病越早治疗（中风后约 2 周），效果越好，若治疗不当，预后较差。

治疗期间患者应配合自主锻炼。

本病治疗时间较长，故在治疗过程中应观察病情的变化而改变手法的刺激量，操作时间和重点部位等。

患者应保持情绪的稳定，生活要有规律，禁忌烟、酒辛辣等刺激性食物和脂肪过多的食品，保持身体清洁，加强褥疮的护理与防治。

可适当配合中药、针灸、理疗等康复手段进行治疗。

有严重肝肾功能不全，充血性心力衰竭，呼吸功能衰竭，水电解质紊乱，严重营养不良；出现新的梗死或出血灶，病情反复；有意识，精神及智能障碍等严重意识障碍；有痴呆病史或言语不清，无法沟通等病症的患者应忌用推拿疗法治疗。

八、穴位按摩治疗

穴位按摩，古称"按蹻"，是我国传统的治疗摄生保健方法之一。穴位按摩法是指运用手或肢体其他部位按照各种特定技巧的动作作用于患者体表的特定穴位或经络操作的方法。手法要求持久、有力、柔和、自然，并有一定渗透以达到治疗的目的；主要是通过对身体局部刺激，促进整体新陈代谢，从而调整人体各部分功能的协调统一，保持机体阴阳相对平衡，以增强机体的自然抗病能力，达到舒筋活血，健身、防病之效果。

穴位按摩源自《黄帝内经》。《素问》中的《异法方宜论》，以专论的形式，从医学地理学的广阔视野阐述了中医各种治法的由来。其中，按摩从中央出。按摩疗法产生于中原地带是因为："中央者，其地平认湿，天地所生万物也众，其民食杂而不劳，故其病多痿、厥、寒、热，其治宜引导按跷。"《灵枢·刺节真邪篇》说："大热遍身，狂而妄见、妄闻、妄言，视足阳明及大络取之，虚者补之，血而实者泻之，因其偃卧，居其头前，以两手四指挟按颈动脉，久持之，卷而切推，下至缺盆中，而复止如前，热去及止，此所谓推而散之者也。"《内经》中对经络按摩治疗疾病的阐述，介绍了操作方法，对其挟、按、卷、切的手法和"推而散之"的原理都兼而论之。

1. 穴位按摩法的作用原理

穴位按摩法以《黄帝内经》"治痿独取阳明"为主要治疗法则，阳明经为多气多血之脉，取阳明可使气血顺畅、筋脉得养，四肢关节滑利，身体功能得以恢复。而现代医家研究认为阳明不仅是五脏六腑营养的源泉，同时也有对肢体筋脉的生化功能。早期给以手法按摩治疗可引发中枢神经环路联系，促使患肢出现运动或肌肉收缩，从而兴奋残存的运动神经细胞，提高患者的运动功能；还可使局部血管扩张，增加血流量，减少外周阻力，使血流速度加快，从而改善局部血液循环，改善软组织缺血、缺氧状态，对肢体的功能恢复有较好疗效。

临床根据不同患者的体质、病症、部位及目的等采取不同的推拿按摩手法。主要有疏通经络、理筋整复、行气活血、祛瘀等作用，通过刺激的强弱、作用时间的长短、频率的快慢及手法方向的变化等各种不同性质和量的刺激，对具体脏腑起到治疗作用。

2. 穴位按摩法的操作步骤

1）取穴。

（1）头面部穴位。印堂、神庭、精明、太阳、阳白、迎香、下关、颊车、地仓、人中、角孙等穴。

（2）上肢部穴位。肩髃、肩髎、臂臑、曲池、手三里、手五里、外关、合谷等。

（3）腰背部及下肢后侧穴位。八髎、环跳、承扶、殷门、委中、承山等。

（4）下肢前、外侧穴位。髀关、伏兔、风市、梁丘、血海、膝眼、足三里、上巨虚、下巨虚、丰隆、三阴交、太冲等。

2）操作。每个穴位按压30 s至1 min，以使患者自觉施术处有酸、麻、重、胀等"得气"感且不感疲劳为度。

3）穴位按摩法操作注意事项。

（1）操作前应向患者做好解释工作，协助取舒适体位，避免患者出现疲劳、不舒适等情况。

（2）操作时要求使皮下组织一起运动，避免接触部位和体表皮肤产生相对性摩擦。

（3）按压时力度要适中，以患者感到舒适为度；频率要均匀。

（4）正确掌握按揉法的节力原理，做到沉肩、垂肘、肩关节放松。

九、功法治疗

功法，是中国传统强身、防病、治病的锻炼方法，是医者为增强体质、提高推拿持续操作力量、负荷能力及有助于掌握手法技巧的自我锻炼手段，借以指导和帮助病员进行功能训练，防治疾病的手段。

功法治疗是指医务人员根据患者的体质和健康状况选择不同功法种类和动作，指导患者进行主动锻炼，从而达到治疗疾病的目的。一般情况下，所选择的功法，要成套锻炼。如因体质和健康状况的原因，可以由医务人员在成套功法中选择相关的姿势动作指导练功者进行锻炼。

中国传统功法的特点是形体动作和呼吸调节、意念活动紧密结合，强调形体锻炼、意念锻炼和呼吸锻炼。意念锻炼与形体锻炼、呼吸锻炼结合在一起，方能有效。目前常见的功法包括"八段锦""太极拳""五禽戏""易筋经"等。

功法是与中医基础理论密切相关，并以中医基础理论为指导运用姿势的调整（调身）；呼吸的锻炼，内气运行的掌握（调息）；身心的松弛与安静，意念的集中与运用（调心），这三者相结合，以内练精、气、神，外练筋、骨、肉为主的一种整体自我身心锻炼的功法。通过锻炼，可以培育和增强人体元气，充实脏腑之气，活跃经络之气，并提高身体的调节功能，从而改善身体素质，发挥人体功能潜力，具有防病治病、保健康复、强身壮体、延年益寿的功效。

功法，是中国传统强身、防病、治病的一种锻炼方法。其特点是形体动作与呼吸调节、意念活动相互结合。功法是中国文化的重要组成部分。

功法锻炼，强调形体锻炼、意念锻炼和呼吸锻炼。意念锻炼是与形体锻炼、呼吸锻炼结合在一起，方能有效实施。《养性延命录》有一段讲述比较具体的练气方法："正偃卧，瞑目握固，闭气不息于心中，数至二百，乃口吐气出之，日增息，如此身神具，五脏安，能闭气至二百五十息，华盖明则耳目聪明，举身无病，邪不许入也。"说明呼吸锻炼与健身关系密切。

功法有效的应用，既是医者作为增强体质、提高力量负荷能力及自我锻炼手段，也是借以指导和帮助患者进行功能训练，防治疾病的手段。

针对康复科患者特点，大部分是偏瘫患者，大多有肢体功能障碍，但同时也伴有心肺功能差、胃肠功能低下等症状。因此，在康复训练的过程中加入适合的功法训练尤为重要，能有效增强偏瘫患者的心肺功能和改善他们的胃肠功能。对患者进行肢体运动功能评定，在偏瘫患者初期，由于运动功能障碍，可以选择以呼吸功法锻炼为主；在偏瘫患者后期，随着运动功能的恢复，可以选择呼吸功法与形体动作功法相结合的锻炼为主。

（一）推拿功法中常用的呼吸锻炼法

1）静呼吸法。静呼吸法是指练功者在精神活动相对安静的状态下，有意识地把呼吸锻炼的柔和、细缓、均匀、深长的呼吸法。常用的静呼吸法包括自然呼吸法、深长呼吸法。

2）腹式呼吸法。腹式呼吸法是随着吸气与呼气的运动，有意识地形成腹部一张一缩的呼吸方法。这种呼吸法，对胃肠运动和消化功能具有显著的改善作用。同时，这种呼吸法能使横膈肌上下活动的幅度和腹壁前后活动的幅度增大，可对内脏器官起到按摩作用，并通过神经系统的反射作用，对大脑皮质的功能产生有益的影响。腹式呼吸法有正呼吸法、反呼吸法。

3）呼吸锻炼的原则。①顺其自然。②循序渐进。③又练又养。深长细匀的呼吸是功夫的积累。

根据患者的偏瘫的严重程度，从重度到轻度可以分别练习六字诀、八段锦、太极拳、五禽戏、易筋经。

（二）功法的具体操作步骤

1．八段锦

八段锦是用来调理脏腑气血、恢复代谢功能、强身健体的一种体操，历来深受人们所喜爱，被比作精美的锦，共八段动作，故名八段锦。八段锦相对于其他健身方法来说，具有柔和连绵、动静相宜、简单易学、强度适中的特点，具有通调肺气、调理脾胃、补肾纳气等功效。动作要领如下。

预备式：

两足分开平行站，横步要与肩同宽，头正身直腰松腹，两膝微屈对足尖，双臂松沉掌下按，手指伸直要自然，凝神调息垂双目，静默呼吸守丹田。

第一式：双手托天理三焦。

十字交叉小腹前，翻掌向上意托天，左右分掌拨云式，双手捧抱式还原，式随气走要缓慢，一呼一吸一周旋，呼气尽时停片刻，随气而成要自然。

第二式：左右开弓似射雕。

马步下蹲要稳健，双手交叉左胸前，左推右拉似射箭，左手食指指朝天，势随腰转换右式，双手交叉右胸前，右推左拉眼观指，双手收回式还原。

第三式：调理脾胃臂单举。

双手重叠掌朝天，右上左下臂捧圆，右掌旋臂托天去，左掌翻转至脾关，双掌均沿胃经走，换臂托按一循环，呼尽吸足勿用力，收式双掌回丹田。

第四式：五劳七伤往后瞧。

双掌捧抱似托盘，翻掌封按臂内旋，头应随手向左转，引气向下至涌泉，呼气尽时平松静，双臂收回掌朝天，继续运转成右式，收式提气回丹田。

第五式：摇头摆尾去心火。

马步扑步可自选，双掌扶于膝上边，头随呼气宜向左，双目却看右足尖，吸气还原接右式，摇头斜看左足尖，如此往返随气练，气不可浮意要专。

第六式：两手攀足固肾腰。

两足横开一步宽，两手平扶小腹前，平分左右向后转，吸气藏腰撑腰间，式随气走定深浅，呼气弯腰盘足圆，手势引导勿用力，松腰收腹守涌泉。

第七式：攒拳怒目增气力。

马步下蹲眼睁圆，双拳束抱在胸前，拳引内气随腰转，前打后拉两臂旋，吸气收回呼气放，左右轮换眼看拳，两拳收回胸前抱，收脚按掌式还原。

第八式：背后七颠百病消。

两腿并立撤足尖，足尖用力足跟悬，呼气上顶手下按，落足呼气一周天，如此反复共七遍，全身气走回丹田，全身放松做颤抖，自然呼吸态怡然。

收势：

（1）接上式。两臂内旋，向两侧摆起，与髋同高，掌心向后；目视前方。

（2）两臂屈肘，两掌相叠置于丹田处；目视前方。

（3）两臂自然下落，两掌轻贴于腿外侧；目视前方。

八段锦是一套独立而完整的健身法，其中，"双手托天理三焦"通过上肢的运动可以带动肋骨上提，胸廓扩张，脊柱伸展，腹部肌肉牵拉，配合呼吸，有助于改善呼吸功能和消化功能。习练八段锦还可改善肢体的运动功能，平衡功能及缓解焦虑紧张的情绪，八段锦每段可做3～5次。

2. 太极拳

太极拳，是以中国传统儒、道哲学中的太极、阴阳辨证理念为核心思想，集颐养性情、强身健体、技击对抗等多种功能为一体，结合易学的阴阳五行之变化、中医经络学、古代导引术和吐纳术形成的一种内外兼修、柔和、缓慢、轻灵、刚柔相济的中国传统拳术。

太极拳运动中对全身多个关节、上肢、下肢、脊柱都有明确的运动指令，是一种全身性的运动锻炼。太极拳的动作柔和均匀，对心肺功能要求不高，运动量的大小可依靠患者运动过程中自身重心位置的高度来调节，易于个体化，老少皆宜。太极拳要求练习者全神贯注，对患者的神志有一定的调节作用，已有研究证明太极拳可以减缓焦虑和抑郁症状。二十四式太极拳动作分解如下。

预备势：

并脚直立，两臂下垂，手指微屈，虚颌顶劲，下颏微收，舌抵上腭，双眼平视，全身放松。

1）起势。

左脚开立，两臂前举，屈膝按掌。

2）左右野马分鬃。

（1）左野马分鬃。

稍右转体收脚抱球，转体上步，弓步分手。

（2）右野马分鬃。

后坐撇脚，收脚抱球，转体上步，弓步分手。

（3）左野马分鬃。

后坐撇脚，收脚抱球，转体上步，弓步分手。

3）白鹤亮翅。

稍右转体跟步抱球，后坐转体，虚步分手。

4）左右搂膝拗步。

（1）左搂膝拗步。

转体摆臂，摆臂收脚，上步屈肘，弓步搂推。

（2）右搂膝拗步。

后坐撇脚，摆臂收脚，上步屈肘，弓步搂推。

（3）左搂膝拗步。

后坐撇脚，摆臂收脚，上步屈肘，弓步搂推。

5）手挥琵琶。

跟步展臂，后坐引手，虚步合手。

6）左右倒卷肱。

（1）右倒卷肱。

稍右转体撒手托球，退步卷肱，虚步推掌。

（2）左倒卷肱。

稍左转体撒手托球，退步卷肱，虚步推掌。

（3）右倒卷肱。

稍右转体撒手托球，退步卷肱，虚步推掌。

（4）左倒卷肱。

稍左转体撒手托球，退步卷肱，虚步推掌。

7）左揽雀尾。

转体撒手，收脚抱球，转体上步，弓步掤臂，摆臂后捋，转体搭手，弓下前挤，转腕分手，后坐引手，弓步前按。

8）右揽雀尾。

后坐扣脚，收脚抱球，转体上步，弓步掤臂，摆臂后捋，转体搭手，弓步前挤，转腕分手，后坐引手，弓步前按。

9）单鞭。

转体运臂，右脚内扣，上体右转，勾手收脚，转体上步，弓步推掌。

10）云手。

后坐扣脚，转体松勾，并步云手，开步云手，并步云手，开步云手开步云手，扣脚云手。

11）单鞭。

转体勾手，转体上步，弓步推掌。

12）高探马。

跟步托球，后坐卷肱，虚步推掌。

13）右蹬脚。

穿手上步，分手弓腿，收脚合抱，蹬脚分手。

14）双峰贯耳。

屈膝并手，上步落手，弓步贯拳。

15）转身左蹬脚。

后坐扣脚，转体分手，收脚合抱，蹬脚分手。

16）左下势独立。

收脚勾手屈蹲撤步，仆步穿掌，弓腿起身，独立挑掌。

17）右下势独立。

落脚勾手碾脚转体，屈蹲撤步，仆步穿掌，弓腿起身，独立挑掌。

18）左右穿梭。

（1）右穿梭。

落脚抱球，转体上步，弓步架推。

（2）左穿梭。

后坐蹩脚，收脚抱球，转体上步，弓步架推。

19）海底针。

跟步提手，虚步插掌。

20）闪通臂。

提手提脚，弓步推掌。

21）转身搬拦捶。

后坐扣脚，坐腿握拳，摆步搬拳，转体收拳，上步拦掌，弓步打拳。

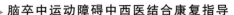

22）如封似闭。

穿手翻掌，后坐引手，弓步前按。

23）十字手。

后坐扣脚，弓步分手，交叉搭手，收脚合抱。

24）收势。

翻掌分手垂臂落手，并步还原。

太极拳动作缓慢，平稳，讲究呼吸与动作配合。动作在起身、屈臂、手臂向内收、蓄劲时，采用吸气配合；动作在下蹲、伸臂蹬脚及手臂向外开、发劲时，采用呼气配合。简言之，动作外展为呼，内收为吸；动作沉降为呼，提升为吸；发劲时为呼，蓄劲时为吸。太极拳运动中对呼吸的要求是"悠、匀、细、缓"，使患者在肢体运动的同时，自然的完成呼气肌肉的锻炼。太极拳的深长呼吸使肺腑排出大量浊气，吸入较多的氧气，提高了肺部的换气效率，同时增强了肺组织的弹性，胸廓活动度加强，从而改善肺功能，同时肢体运动改善下肢肌肉力量和平衡能力等。二十四式太极拳可早晚各练习1次。

3．五禽戏

五禽戏是中国最早成套的仿生导引法，也是最具有代表性的功法之一。它是由东汉名医华佗在前人导引基础上，根据虎、鹿、熊、猿、鸟五类动物的生活习性和秉性特点，结合人体经络脏腑整理创编的一套仿生导引养生功法。《后汉书·华佗传》中有记载："吾有一术，名五禽之戏：一曰虎，二曰鹿，三曰熊，四曰猿，五曰鸟。亦以除疾，兼利蹄足，以当导引。"本套五禽戏导引，每戏动作重在仿生虎之威猛、鹿之安舒、熊之沉稳、猿之灵巧、鸟之轻盈。其动作简单易学、安全有效，适合居家身体锻炼。其功效具有强身健体、防病治病、愉悦身心、延年益寿的功效。五禽戏动作分解如下。

1）虎戏。

自然站式，俯身，两手按地，用力使身躯前耸并配合吸气，当前耸至极后稍停；然后，身躯后缩并呼气；如此3次。继而两手先左后右问前挪移，同时两脚向后退移，以极力拉伸腰身；抬头面朝天，再低头向前平视；最后，如虎行走般以四肢前爬7步，后退7步。

2）鹿戏。

按上四肢着地势。吸气，头颈向左转，双目向左侧后视，当左转至极后稍停；呼气，头颈回转，当转至面朝地时再吸气，并继续向右转，一如前法。如此左转3次，右转2次，最后回复如起势。然后，抬左腿向后挺伸，稍停后放下左腿，抬右腿如法挺伸。如此左腿后伸3次，右腿2次。

3）熊戏。

仰卧式，两腿屈膝拱起，两脚离床席，两手抱膝下，头颈用力向上，使肩背离开床席；略停，先以左肩侧滚床面，当左肩一触及床席立即复头颈用力向上肩离床席；略停后再以右肩侧滚落，复起。如此左右交替各 7 次。然后起身，两脚着床度成蹲式，两手分按同侧脚旁；接着如熊行走般，抬左脚和右手掌离床度；当左脚、右手掌回落后即抬起右脚和左手掌。如此左右交替，身躯亦随之左右摆动，片刻而止。

4）猿戏。

择一牢固横竿（如单杠，门框，树杈等），略高于自身，站立手指可触及高度，如猿攀物般以双手抓握横竿，使两肢悬空，做引体向上 7 次。接着先以左脚背勾住横竿，放下两手，头身随之向下倒悬；略停后换右脚如法勾竿倒悬。如此左右交替各 7 次。

5）鸟戏。

自然站式。吸气时跷起左腿，两臂侧平举，扬起眉毛，鼓足气力，如鸟展翅欲飞状；呼气时，左腿回落地面，两臂回落腿侧。接着，跷右腿如法操作。如此左右交替各 7 次。然后坐下。屈右腿，两手抱膝下，拉腿膝近胸；稍停后两手换抱左膝下如法操作。如此左右交替亦 7 次。最后，两臂如鸟理翅般伸缩各 7 次。

练时要求模仿得逼真，不仅形似，而且神似，还应逐步做到心静体松，动静相兼，刚柔并济，以意引气，气贯全身，以气养神，精足气通，气足生精。练习五禽戏时，需要靠深呼吸吸入大量氧气，特别是有意识地锻炼腹式呼吸，可使胸廓骨骼更加强壮，呼吸肌逐渐发达，同时可以增强四肢力量。五禽戏可早晚各练习一次。

4. 易筋经

易筋经相传为中国佛教禅宗初祖达摩所创，是一种以变易筋骨为目的的健身方法。易筋经继承了传统易筋经十二势的精要，融科学性与普及性于一体，其格调古朴，蕴涵新意，突出肌肉、骨骼和关节的屈伸、扭转和牵拉，以及脊柱的旋转屈伸。各种动作是连贯的有机整体，动作注重伸筋拔骨，舒展连绵，刚柔相济；呼吸要求自然，动息相融；并以形导气，意随形走；易学易练，健身效果明显。易筋经十二式动作要领如下。

1）韦驮献杵第一势。

口诀：立身期正下，环拱手当胸，气定神皆敛，心澄貌亦恭。

动作姿势：

（1）预备桩功。两脚平行站立，与肩等宽，双膝微屈，两臂自然下垂于身体两侧，五指自然并拢微屈，两眼平视前方，继而放松，轻轻闭合，眼若垂帘。心平气和，神能安详，洗心涤虑，心澄貌恭。全身自上而下头颈、肩、臂、平、胸、腹、臀、大腿、小腿、脚依次放松，躯体各关节及内脏放松，做到身无紧处，心无杂念，神意内收。

（2）拱手当胸。两臂徐徐前手举，掌心相对与肩等宽，两臂平直，再屈肘，肘节自然向下提坠，两手慢慢内收，距胸约一拳后，两手指尖相叠，拇指轻触，掌心向内。此时要求沉肩坠时，含胸拔背，气沉丹田，舌抵上腭，面带微笑。

2）韦驮献杵第二势。

口诀：足趾挂地，两手平开，心平气静，目瞪口呆。

动作姿势：接上势，翻转掌心向下，指尖相对，在体前缓缓下接至小腹前，同时引气下导。两掌左右分开，翻转掌心朝上，缓慢上抬呈侧平举意念在无限远处。两手微高于肩，两眼平视前方，极目远眺，舌尖放下平铺，松腰松胯，两足趾抓地，似要生根之状，全身放松，心平气和，排除杂念，摒弃诸缘。

3）韦驮献杵第三势。

口诀：掌托天门目上观，足尖着地立身端，力周腿胁浑如植，咬紧牙关不放宽；舌可生津将腭抵，鼻能调息觉心安，两拳缓缓收回处，用力还将挟重看。

动作姿势：

（1）掌托天门目上举。接上势，两臂上举，掌心相对，翻转掌心向上，十指相对，舌抵上腭，仰面观天，眼看九天之外，脚跟提起，足尖着地。

（2）俯掌贯气。两掌心翻转朝下，肘微屈，头正，眼平视前方，舌尖放下，两身在身前缓缓下按至小腹前，神意自九天之外收回，自头顶白会穴透入，径咽喉，脊髓至尾闾，沿两腿直达涌泉。下导时，足跟随之着地。

4）摘星换斗势

口诀：双手擎天掌覆头，再从掌内注双眸，鼻端吸气频调息，用力收回左右眸。

动作姿势：

（1）双手擎天掌覆头。右手经身体右侧缓缓向上举起，掌心朝天，五指朝左弓，松肩直臂左手臂外劳宫紧贴命门。舌抵上腭，仰面上观手背，透过手背看九天之上，身体自命门起上下双向伸展。

（2）俯首贯气。右掌翻转向下，生屈肘，头正，舌尖自上腭自然放下，眼平视前方或轻闭，同时"神返身中"。久练后与双手擎天连续练习时有"人在气中，气在人内"，内外一气的感觉。松腰，则左掌劳宫穴发气，与上式"俯掌贯气"同，可参阅。

左手动作与右手动作相同，唯左右相反。

5）倒拽九牛尾势。

口诀：两腿后伸前屈，小腹运气放松，用力在于两膀，观拳须注双瞳。

动作姿势：

（1）左脚向左侧迈出一步成左弓步。同时，左手握拳上举，拳稍过头顶，拳心向内，屈肘。前臂与上臂所成角度略大于直角。肘不过膝，膝不过足，成半圆形，两腿观左拳。右手握拳，直肘向后伸展，拳心向后，前后两拳成绞绳状，称为螺旋颈。松肩，两肩要平而顺达。背直，塌腰收臀，胸略内含，藏气于小腹，鼻息调匀，舌尖轻抵上腭。

（2）导气下达两拳放松成半握拳状。舌尖自上腭放下，肩、腰放松，左手劳宫穴发气，闭目。气自天目穴遂入，依次贯穿脑髓，脊髓、两腿骨髓，直达两脚涌泉穴。

（3）转身向右，与前式相同，唯左右相反。

6）出爪亮翅式。

口诀：挺身兼怒目，握手向当前，用力收回处，功须七次全。

动作姿势：

（1）握拳护腰由第一势预备桩功，上身前俯，两臂在身前松垂，两手握拳，由身前缓缓提起，置于腰间，拳心朝上。同时配合顺气，身直胸展，舌尖轻抵上腭，青少年，年轻力壮或以增强力量为目的者，提起握紧拳。

（2）两拳变掌，缓缓向前推出，至终点时掌心朝前，坐腕屈指，高与肩平，两眼平视指端，延展及远。

（3）松腕，虚掌，十指微屈，屈肘，两手缓缓向胸胁收回，势落海水还潮，两眼轻闭，舌尖轻抵上腭，配以缓缓吸气。

7）九鬼拔马刀势。

口诀：侧道弯肱，抱顶及颈，自头收回，弗嫌力猛，左右相轮，身直气静。

动作姿势：

（1）右手后背，掌心朝外，置于腰部。左手上举过头，屈肘贴枕部抱头，手指压拉右耳，左腋张开。同时头颈腰背拧转向左后方，眼看右足跟。舌尖轻抵上腭，稍停片刻。

（2）拧身复正，侧头上观。两眼延展及远。舌尖轻抵上腭，身直气静。两手沿体前缓慢下落，恢复预备桩功。动作3、4与1、2同，唯左右相反。

8）三盘落地势。

口诀：上腭坚撑舌，张眸意注牙，足开蹲似踞，手按猛如拿，两掌各翻起，瞪睛兼闭口，起立足无斜。

动作姿势：同第一式预备柱功，屈腰下蹲，同时两掌分向身侧胯旁，指尖朝向左右侧方（微微偏前），虎口撑圆，眼看前方，延展及远。上虚下实，空胸实腹，松腰敛臀，气蓄小腹。要做到顶平、肩平、心平气静。练虚静功者可闭目敛神，铜钟气功即脱胎于比式，故亦可做单独桩法练之。

两腿伸直，翻掌托起，如托千斤。同时及气，舌抵上腭，眼向前平视，全身放松。

俯掌屈膝下按（恢复马步蹲按），配以呼吸，如此反复蹲起3次。年轻体壮者则宜全蹲，站起进宜缓，同时握拳上提。

9）青龙探爪势。

口诀：青龙探爪，左从右出，修士效之，掌平气实，力周肩背，围收过膝，两目平注，息调必谧。

动作姿势：上身微俯，两手握拳，缓缓自身前提起，置于腰间，拳心朝上，同时配合吸气。舌尖轻抵上腭。右拳以拳面抵于章门穴，左拳变掌上举过头，腰身缓缓屈向左侧，使左腰充分收缩，右腰极度伸展。掌心朝下，舌尖轻抵上腭，自然呼吸，眼看左掌。

屈膝下蹲，左手翻转掌心朝上，手背离地面少许，沿地面自左方，经前方划弧至左脚外侧；右拳变掌落下，同时身体亦随之转正，两握拳。直立，左掌同时提置左章门穴。右手动作与左手动作同，唯左右相反。

10）卧虎扑食势。

口诀：两足分蹲身似倾，屈伸左腿相更，昂头胸作探前势，偃背腰还似砥平，息息调远均出入，指尖着地赖支撑，降龙伏虎神仙事，学得直形也卫生。

动作姿势：上身微俯，两手握拳，缓缓自身前提起，经腰间肘掌心朝上，身直胸展。不停，两拳顺着胸部向上伸至口手，拳心转向里，同时屈膝、屈胯、微蹲蓄势，配以深长吸气。

左脚踏前一步，顺势成左弓步，同时臂内旋变掌向前下扑伸，掌高与胸齐，眼视两手。在扑伸的同时发"哈"声吐气。不停，身体前倾，腰部平直，将胸中余气呼尽，顺势两手分按至左脚两侧。头向上略抬，两眼平视及远。极目远眺。

前两个动作要协调一致。两脚不动，起身后坐同时两手握拳，沿左腿上提。其他动作与前述之动作同。如此共扑伸3次，左脚收回，右弓步动作与左弓步同，唯左右相反。

（1）打躬势。

口诀：两手齐持脑，垂腰直膝间，头唯探胯下，口更啮牙关，掩耳听散寒，调元气自闲，舌尖还抵腭，力在肘双弯。

动作姿势：两臂展直，自身侧高举过头，仰面观天，头颈正直，屈肘两手抱后脑，掌心掩耳，两肘张开，与肩平行。

上身前俯成打躬状，头部低垂，大约至两膝前方。两膝勿屈，微微呼吸，掌心掩耳。两手以指（食、中、无名指）交替轻弹后脑（风池穴附近）各36次。

缓缓伸腰站直，先左侧拧腰侧转，再向右侧拧腰侧转，往返7次，两脚勿移，腰直目松，膝直不僵，舌尖自然放下，面带微笑。

在身体转至正中后，抬起脚跟，同时两手自脑后高举过头，仰掌呈擎天状，躯体充分舒展，并配合吸气。

（2）掉尾势。

口诀：膝直膀伸，推手自地。瞠目昂头，凝神一志，起而顿足，21次，左右伸脑，以七为志，更坐做功，盘膝重眦，口注于心，息调于鼻，定静乃起，厥功准备。

动作姿势：两手分别自身侧高举过头。两掌相合，提顶、伸腰、展臂、提起脚跟极力高举。

脚跟落地，两脚踏实，同时两掌落至胸前。十指交叉翻转，掌心朝外，两臂也随之前伸，展直。翻掌朝下，在身前徐徐下降至裆的部位后，弯腰前俯，继续下按至地。膝不可屈，如有未达，不可勉强。下按至终点时，昂头，舌抵上腭。如此俯仰躬身重复举按3～5次。天长日久，掌可逐渐靠近地面，则腰身柔若童子。

转腰向左方，两脚不移，仅左脚步变虚，右腿变实，右膝微屈。同时两手保持交叉状态，沿地面划弧移至左脚外侧。两臂保持伸展，自左方高举转头，掌心朝上，仰面观天，拧腰180°转向右方，徐徐弯腰右方俯身，下按至右脚步外侧，如未达到，不可勉强，可继续俯仰3～5次，以后逐渐靠近地面。

最后一次下按右脚外侧时，伸舒躬身两臂随之高举过头。继之拧腰转身至正前方。两掌相合，徐徐降至胸前。两掌缓缓分开，十指相对，下按，两手分开，自然下垂于两胯旁，恢复成预备桩功势。两脚跟起落顿地3～5次。

动作舒展，伸筋拔骨；柔和匀称，协调美观；注重脊柱的旋转屈伸是易筋经的功法特点。习练中要求习练者精神放松，形意合一；呼吸自然，贯穿始终；刚柔相济，虚实相兼；循序渐进，个别动作配合发音。易筋经以其架势、意守部位、调息次数等变化，适应于不同人群的健身锻炼。长期习练对改善心血管系统、呼吸系统、消化系统的功能，提高平衡能力、柔韧性和肌肉力量均有良好的影响，可以降低焦虑和抑郁程度。易筋经可每天练习一次。

5. 六字诀

即六字诀养生法，是我国古代流传下来的一种养生方法，为吐纳法。它的最大特点：强化人体内部的组织功能，通过呼吸导引，充分诱发和调动脏腑的潜在能力来抵抗疾病的侵袭，防止随着人的年龄的增长而出现的过早衰老。它是通过嘘、呵、呼、呬、吹、嘻六个字的不同发音口型，唇齿喉舌的用力不同，以牵动不同的脏腑经络气血的运行。嘘字功平肝气，呵字功补心气，呼字功培脾气，呬字功补肺气，吹字功补肾气，嘻字功理三焦。不仅适用于轻度脏腑功能障碍患者的康复，更适用于健康人群调理脏腑，预防疾病。六字诀动作要领如下。

预备式：两足开立，与肩同宽，头正颈直，含胸拔背，松腰松胯，双膝微屈，全身放松，呼吸自然。

呼吸法顺腹式呼吸，先呼后吸，呼时读字，同时提肛缩肾，体重移至足跟。

调息每个字读六遍后，调息一次，以稍事休息，恢复自然。

1）嘘，读（xū）。口型为两唇微合，有横绷之力，舌尖向前并向内微缩，上下齿有微缝。

呼气念嘘字，足大趾轻轻点地，两手自小腹前缓缓抬起，手背相对，经胁肋至与肩平，两臂如鸟张翼向上、向左右分开，手心斜向上。两眼反观内照，随呼气之势尽力瞪圆。呼气尽吸气时，屈臂两手经面前、胸腹前缓缓下落，垂于体侧。再做第二次吐字。如此动作6次为一遍，做一次调息。

2）呵，读（hē）。口型为半张，舌顶下齿，舌面下压。

呼气念呵字，足大趾轻轻点地；两手掌心向里由小腹前抬起，经体前到至胸部两乳中间位置向外翻掌，上托至眼部。呼气尽吸气时，翻转手心向面，经面前、胸腹缓缓下落，垂于体侧，再行第二次吐字。如此动作6次为一遍，做一次调息。

3）呼，读（hū）。口型为撮口如管状，舌向上微卷，用力前伸。

呼字时，足大趾轻轻点地，两手自小腹前抬起，手心朝上，至脐部，左手外旋上托至头顶，同时右手内旋下按至小腹前。呼气尽吸气时，左臂内旋变为掌心向里，从面前下落，同时右臂回旋掌心向里上穿，两手在胸前交叉，左手在外，右手在里，两手内旋下按至腹前，自然垂于体侧。再以同样要领，右手上托，左手下按，做第二次吐字。如此交替共做6次为一遍，做一次调息。

4）呬，读（si）。发音：呬字从俗读四；正音为戏，五音配商，读如夏，声短气长。口型：开口张腭，舌尖轻抵下腭。

呼气念呬字，两手从小腹前抬起，逐渐转掌心向上，至两乳平，两臂外旋，翻转手心向外成立掌，指尖对喉，然后左右展臂宽胸推掌如鸟张翼。呼气尽，随吸气之势两臂自然下落垂于体侧，重复6次，调息。

5）吹，读（chuī）。口型为撮口，唇出音。

呼气读吹字，足五趾抓地，足心空起，两臂自体侧提起，绕长强、肾俞向前划弧并经体前抬至锁骨平，两臂撑圆如抱球，两手指尖相对。身体下蹲，两臂随之下落，呼气尽时两手落于膝盖上部。下蹲时要做到身体正直。呼气尽，随吸气之势慢慢站起，两臂自然下落垂于身体两侧。共做六次，调息。

6）嘻，读（xī）。口型为两唇微启，舌稍后缩，舌尖向下。有喜笑自得之貌。

呼气念嘻字，足四、五趾点地。两手自体侧抬起如捧物状，过腹至两乳平，两臂外旋翻转手心向外，并向头部托举，两手心转向上，指尖相对。吸气时五指分开，由头部循身体两侧缓缓落下并以意引气至足四趾端。重复6次，调息。

呼吸六字诀可调整肝、心、脾、肺、肾、三焦等脏腑及全身的气机，锻炼呼吸肌，改善呼吸功能、和缓情绪，配合肢体动作还可以改善运动功能。动作要始终保持缓慢、舒展圆滑，呼吸均匀细长而不憋气。每个字读6遍后，调息一次，以稍事休息，恢复自然。建议每天1～2组，根据个人具体情况调整运动方式及总量。

第十一章　脑卒中运动障碍的康复护理

脑卒中作为一个全球性的健康问题，是造成伤残、影响寿命的第三大疾病。而在中国，一个拥有世界上最多人口的发展中国家，在经历经济快速发展的同时，人口老龄化的趋势也越来越严峻。流行病学研究显示，全国脑卒中的发病率随着年龄的增长而增加，病死率也在逐渐增长。而存活下来的脑卒中患者大多也因为继发的肢体功能障碍，为社会和家庭带来了沉重的经济负担。

随着经济水平的提升，越来越多的脑卒中患者认识到了康复的重要性和必要性。康复理论认为损伤后的中枢神经系统在结构上或功能上有重新组织能力和可塑性，早期康复能使部分神经元再生，同时可有效防止失用综合征产生，使患者的运动功能得到一定程度上的恢复。早期应用康复护理技术，可促进脑卒中偏瘫患者的肢体运动功能的恢复，减少继发性的损伤，显著提高患者的生活自理能力。

一、良肢位的应用

良肢位是脑卒中患者早期抗肢体痉挛的重要措施之一，是为了保持肢体的良好功能而将其摆放在一种体位，是从治疗护理的角度出发而设计的一种临时性体位。这种良肢位（又称抗痉挛体位）能够使偏瘫后的关节相对稳固，可以有效预防脑卒中患者典型的上肢屈肌、下肢伸肌的痉挛模式，同时也是预防以后出现各类病理性运动模式的方法之一，还可以有效地预防脑卒中患者褥疮的发生率。

（一）良肢位摆放

主要包括仰卧位、患侧卧位、健侧卧位、坐位。

1. 仰卧位

用软垫将患侧肩部和上肢垫高，使患侧肩胛骨尽量上抬，肩关节外展、外旋；患侧上肢腕关节略背屈，手指自然轻度屈曲伸展；在患侧下肢髋、腰部外侧放置软垫，使大腿稍向内旋，纠正患腿外旋，使两侧足尖对称；在患肢膝关节下方放置小毛巾卷，使膝关节稍屈曲；踝关节背屈，足尖向上，防止足下垂；被子不可太重，避免压迫患足造成足尖外旋。

2. 患侧卧位

患侧肩部稍前伸，避免肩部受压和后缩；患侧上肢前伸，肘关节伸直，腕关节和手自然放于床上，手指伸开，手心向上。患侧下肢髋、膝关节微屈，患侧腿在下方，健侧髋屈曲90°，膝关节屈曲90°，下垫一软枕，踝关节呈跖屈位；髋、腰、背部放置枕头，躯干在垂直于床面的基础上稍向后仰。患者卧位可增加患者本体感觉的输入，是体位摆放中最重要的一种体位。

3. 健侧卧位

健侧卧位是让偏瘫患者较为舒适的一种体位。将患者患侧上肢前伸，肩关节屈曲约90°，肘关节伸展，腕关节和手指伸展，将整个上肢放置于厚的枕头上，健侧上肢可自由摆放。患侧下肢自然屈髋屈膝屈踝置于长枕上，避免足内翻。躯干部分应自然放松。

4. 床上坐位

床铺尽量平整，患者下背部放枕头，头部不要固定，能自由活动，使躯干伸直，臀部90°屈曲，重量均匀分布于臀部两侧，上肢放在一张可调节桌上或者佩戴肩托。患侧下肢膝关节下垫小毛巾，足底放软枕。

（二）良肢位摆放的注意事项

1）床单应保持整洁、平整。

2）为患者摆放体位时不能拖拉、硬拽患侧肢体，避免造成关节脱位或者肌肉拉伤。

3）患侧卧位时一定要使患肩被动前伸，以免长时间受压。

4）肢体摆放时要定时变换体位、每两小时翻身一次。

5）良肢位摆放时要注意各个关节的抗痉挛摆放。

6）良肢位摆放要贯穿到日常护理中，要求患者家属或陪护也要掌握脑卒中患者良肢位摆放的技巧，如有不当及时给予更正。

二、体位的转移

（一）床上平行移动

患者仰卧，健手将患手固定在胸前，健足置于患足下方；利用健侧下肢将患侧下肢抬起向一侧移动用健足和肩支起臀部，同时将臀部移向同侧；臀部侧方移动完毕后，再将肩、头向同方向移动。

（二）床上翻身

1）从仰卧位到患侧卧位。患者仰卧，双侧髋、膝屈曲，双上肢Bobath握手伸肘，肩上举约90°，健侧上肢带动患侧上肢先摆向健侧，再反方向摆向患侧，以借摆动的惯性翻向患侧。

2）从仰卧位到健侧卧位。患者仰卧，健足置于患足下方。双手 Bobath 握手上举后向左、右两侧摆动，利用躯干的旋转和上肢摆动的惯性向健侧翻身。

（三）床上坐起

1. 主动坐起

1）患者取患侧卧位，用健手将患臂置于胸前，保护患肢。

2）健腿从腘窝处划至患足下，在健腿帮助下将双腿置于床沿。

3）头、颈和躯干向上方侧屈。

4）用健侧上肢横过胸前置于床面上支撑，侧屈起身、坐直。

2. 护士辅助下坐起

1）患者侧卧位，两膝屈曲。

2）护士先将患者双腿放于床边，然后一手托着腋下或肩部，另一手按着患者骨盆，喊口令时嘱患者向上用力。

3）抬起下方的肩部，以骨盆为支点转移成坐位。

（四）床与轮椅的转移

1. 独立由床到轮椅的转移

1）患者坐在床边，双足平放于地面上。轮椅置于患者健侧，与床成 45°角，制动，卸下近床侧扶手，移开近床侧脚踏板。

2）患者健手支撑于轮椅远侧扶手，患手支撑于床上，患足位于健足稍后方。

3）患者向前倾斜躯干，健手用力支撑，抬起臀部，以双足为支点旋转身体直至背靠轮椅。

4）确信双腿后侧贴近轮椅后正对轮椅坐下。

2. 辅助下床与轮椅的转移

1）患者坐在床边，双足平放于地面上。轮椅置于患者健侧，与床成 45°角，制动，卸下近床侧扶手，移开近床侧脚踏板。

2）护士面向患者站立，双膝微屈，腰背挺直，双足放于患足两侧，用自己的膝部在前面固定住患膝，防止患膝过伸。

3）护士一手从患者腋下穿过置于患者患侧肩胛上，另一手托住患者健侧上肢，使躯干向前倾。然后将患者的重心前移，直至患者的臀部离开床面。

4）引导患者以健腿为轴转身坐于轮椅上。

三、穴位拍打的应用

近几年，随着中医药技术的发展和大力推广，有专家指出，在脑梗死患者疾病康复过程中运用穴位拍打，可明显改善其肢体功能障碍。穴位拍起源于中医经络学说，与古代的"拍击功""排打功"一脉相承，穴位拍打主要是通过拍打患者的相应穴位而起到疏通经络、扶正祛邪的目的。通过按摩脑卒中患者患侧的各个关节，可以刺激患者的神经肌肉恢复，避免肌肉萎缩，并促进血液的循环。根据患者的疾病恢复情况，鼓励患者在积极康复训练的基础上添加穴位拍打加强其康复效果。

脑卒中偏瘫患者循经穴位拍打方法如下：①以循患肢的手阳明大肠经为主，自食指桡侧端（商阳）起始，沿食指桡侧上行，沿着前臂桡侧，向上进入肘弯外侧（曲池），再沿上臂后边外侧上行，至肩部（肩髃），从锁骨上窝走向颈部，通过面颊，进入下齿中，回过来挟着口唇两旁，在人中处左右交叉，上挟鼻孔两旁（迎香）。并配合其他的经脉穴（包括百会、太阳、风池、头维、上下关、肩俞、血海、手三里、合谷等穴位）进行按摩；按摩手法选择按揉、推拿、点按等方法相结合。②指导患者取仰卧位，护士双手从患者的患侧肩部推至足跟，促使肌肉逐渐放松，捏拿三角肌，拿揉、按压手臂，叩击伏兔、足三里以及冲阳穴，拍打患者的下肢。③按摩推拿活动要排除静脉血栓史，严格掌握力度及时间，每次 15～20 min，按照循序渐进的原则，逐日增量，由轻到重。

四、心理护理

1) 脑卒中后由于肢体运动功能障碍，患者对生活的完全或大部分依赖，往往消极悲观不能配合治疗，严重影响了患者的身心健康和生活质量，并且增加患者对治疗、护理的依从性。

2) 为使患者在精神放松下进行治疗，护理人员应及时给予有效的心理护理，以解除焦虑及压力源。设身处地理解患者，用真诚的态度取得患者的信任，建立良好的护患沟通关系。同时应创造安静舒适的环境，用温和平缓的语言和适当的体态姿势，给患者热情亲切感，取得患者信任。

3) 护士要适当地运用专科知识，用简单易懂的语言使患者明白康复治疗的必要性，同时介绍成功的病例以增强其信心，加强与患者的沟通，全面评估患者的心理、家庭和社会状况，鼓励他们勇敢面对现实，增强社会交往能力和生存的信心，提高生活质量。

第十二章　脑卒中运动障碍的社区康复

第一节　脑卒中社区康复概论

随着人们对社区康复（community based rehabilitation，CBR）认识和社区康复开展的不断深入，其定义也在不断更新、完善。

1981 年世界卫生组织（World Health Organization，WHO）康复专家委员会对社区康复所下的定义是"在社区的层次上采取的康复措施，这些措施是利用和依靠社区的人力资源而进行的，包括依靠有残损、残疾、残障的人员本身，以及他们的家庭和社会"。

1994 年世界卫生组织、联合国教科文组织（United Nations Educational Scientific and cultural Organization，UNESCO）、国际劳工组织（International Labor Organization，ILO）联合发表的《社区康复的联合意见书》对社区康复做了新的定义："社区康复是社区发展计划中的一项康复策略，其目的是使所有残疾人享有康复服务，实现机会均等、充分参与的目标。社区康复的实施，要依靠残疾人、残疾人亲友、残疾人所在的社区，以及卫生、教育、劳动就业、社会保障等相关部门的共同努力。"

2004 年，世界卫生组织、联合国教科文组织、国际劳工组织根据 2003 年赫尔辛基会议意见对 1994 年的《社区康复的联合意见书》进行了更新，更新后的意见书中社区康复的定义为"为残疾人康复、机会均等、减少贫困和社会包容的一种社区发展战略"，需要"通过残疾人自己、他们的家庭组织和社区，及相关的政府和非政府卫生，教育、职业、社会和其他服务的共同努力"，以促进社区康复项目的完成。

我国对社区康复的定义："社区康复是社区建设的重要组成部分，是指在政府领导下，相关部门密切配合，社会力量广泛支持，残疾人及其亲友积极参与，采取社会化方式，使广大残疾人得到全面康复服务，以实现机会对等、充分参与社会生活的目标。"

随着我国社会老龄化程度的增高，脑卒中的发病率、致残率逐年上升，它给个人带来痛苦，给家庭、国家和社会带来沉重的负担。医院早期对急性脑卒中的救治大大降低了脑卒中患者的病死率，但是由于受到医疗保险、病床使用率及经济水平的限制，脑卒中患者住院 2～4 周就需出院回家或转到社区继续治疗。多数患者由于缺乏连续性的康复治疗而导致功能障碍不能继续得到改善，日常生活能力下降，生活质量低下。国外资料证实，早期出院后在社区或家庭康复，与在医院住院康复的患者相比，在取得相同的康复效果下，社区康复费用低于医院康复费用，而且社区康复的患者满意度更高。

我国是一个人口众多的社会主义国家，脑卒中的社区康复任重而道远。由于大部分脑卒中患者在经过急性期的抢救和治疗后，需要回到家中或社区医院接受进一步治疗，能接受长期住院康复的患者并不多，这不仅是由于住院康复的病床很有限，周转慢、费用高，患者康复需要的时间长，而且是由于长时间住院不利于患者回归家庭和社会，影响全面康复的效果。因此，为脑卒中偏瘫患者提供立足于家庭和社区的、方便、连续、综合、价廉的社区康复服务，不仅能有效地解决患者多病床少、费用高的问题，而且能促进患者回归家庭和社会，充分满足广大脑卒中偏瘫患者的康复需求。

社区康复作为社区发展的一项战略，已进入了一个多元化、快速发展的新阶段，尽管各个国家的国情不同，但社区康复的发展具有以下几个方面的共同点。

（一）以社区为本

社区康复服务的生存与发展必须从社会实际出发，必须立足于社区内部的力量，充分利用当地社区的资源，实现资源利用一体化，把社区康复服务纳入当地经济与社会发展计划之中，使社区康复服务做到社区组织、社区参与、社区支持、社区受益。

（二）社会化的工作原则

社区康复是在社区范围内进行的，是社区经济和社会发展事业的一个组成部分。因此，应成立由政府领导负责，卫生、民政、教育等多个部门参加的社区康复服务协调组织，制定政策，编制规划，采取措施，统筹安排，督导检查，相关职能部门将社区康复服务的有关内容纳入本部门的业务领域之中，打破部门界限和行业界限，实现资源共享，共同承担社区康复服务计划的落实。使社区康复服务计划顺利、健康实施。

同时，广泛动员社会力量，充分利用传播媒介，宣传和动员社会团体、中介组织、慈善机构、民间组织、志愿者积极参与社区康复服务，在资金、技术、科研、服务等方面提供支持。

（三）康复对象和家属的主动参与

社区康复服务与传统的机构式康复服务的区别之一，是康复对象角色的改变，由被动参与、接受服务的角色，成为主动积极参与的一方。在社区，残疾人和他们的家属、残疾人组织代表参与康复计划的制订、目标的确定、训练的开展及回归社会等全部康复活动。只有充分发挥他们的作用，社区康复才能真正有针对性地做到"按需康复"，才能充分调动残疾人康复的积极性，使计划能很好地完成。成功的康复有赖于残疾人、康复专业人员和以社区为本的工作人员之间的紧密合作。

（四）低成本、广覆盖

加强康复资源的有效利用，提高康复服务质量，走低水平、广覆盖、低投入、高效益的道路。据国外统计，机构式康复人均费用约为 100 美元，仅覆盖了 20％的康复对象，而社区康复服务人均费用仅 9 美元，却覆盖了 80％的康复对象。

（五）提供全面的康复服务

社区康复的目标，是使残疾人获得有助于整体健康、融入和参与的康复服务。所以，社区康复应遵循全面康复的方针，为社区残疾人提供医疗、教育、职业、社会等方面的康复服务，促进残疾人回归社会，融入社会。

（六）技术实用，促进包容性健康

为了让大多数康复对象享有康复服务，必须使大多数康复人员、康复对象本人及其亲友掌握康复适宜技术，这就要求康复技术必须易懂、易学、易会，和本国传统康复技术相结合，以促进功能恢复。同时，必须与提供专业化的康复服务的转介中心保持密切联系，帮助他们获得及时和相适应的健康指导。

（七）因地制宜

社区康复服务既适合于发达国家，也适合于发展中国家，其目的是使大多数的康复对象享有全方位的康复服务。由于发达国家和发展中国家在经济发展水平、文化习俗、康复技术及资源、康复对象的康复需求等方面有很大的差异，即使是在欠发达国家和地区，也有很大的不同。因此，只有根据实际情况，因地制宜地采取适合本地区的社区康复服务模式，才能解决当地的康复问题。充分依靠社区原有的卫生保健、社会保障、社会服务网络，协力开展康复服务。

脑卒中社区康复的主要目标：使脑卒中患者获得有助于整体康复、融入和参与的康复服务。具体包括：

（1）通过因地制宜和经济有效的康复，尽可能改善身体功能，使其获得健康、教育、谋生及社会层面的机会，以提高脑卒中患者及其家庭的生活质量

（2）创建无障碍社区，促进全民参与，保护脑卒中患者的权利，促进社区康复作为社区包容性发展的策略

（3）促进脑卒中患者参与发展及决策过程，成为倡导者、决策者和公众意识改善者；促进残疾人及其家庭提高社会地位

社区康复在脑卒中三级预防工作中发挥重要作用。一级预防即预防脑卒中的发生，通过对高危因素的干预达到降低疾病发病率的目的。其方法是定期健康体检，早期发现卒中的内在危险因素，并对典型危险因素进行控制，同时戒烟、改变不健康饮食习惯、坚持体育锻炼、减肥等。

二级预防是指疾病发生后开展的治疗、早期和恢复期康复，以防止病情加重，预防残疾和功能障碍。干预内容包括对患者高危因素的控制，康复治疗和康复训练指导，卫生宣教和心理疏导等。

三级预防是指对疾病造成的残疾积极开展功能康复锻炼，同时避免原发病的复发。内容主要包括康复医疗、训练指导、心理疏导、知识普及等方面，以尽可能恢复或补偿患者缺损的功能，增强其参与社会生活的能力，帮助患者全面康复。

因受目前医院康复科床位限制，多数脑卒中患者度过急性期后一般出院回到社区，以社区居家康复为主。因此，社区和家庭的康复训练逐步成为脑卒中出院后康复的重要内容。但脑卒中患者早期康复训练需要在专业人员指导下科学、规范的进行，否则易引起"误用综合征"。因此，社区康复人员的重要性日益得到广大患者及其家属认可。依托基层康复站点及家庭，社区康复运用各种康复护理技术，恢复或改善康复对象的功能障碍，最大限度地恢复康复对象的生活自理能力，使康复对象的器官功能或肢体功能恢复或改善，防止继发性残疾，包括生活自理训练、步行训练、家务活动训练等。对疑难的、复杂的病例需要及时转诊。

脑卒中社区康复的任务：在社区水平推广、支持和实施康复活动，并协助转介到更专业的康复服务机构，以保证脑卒中及其家庭能获得常规的康复服务和工作生活的机会，并推动社区朝向包容性社区发展。

通过区域性的三级医疗网络及时掌握脑卒中患者的信息，加强对患者的管理，使患者能在附近的社区中享受到基本卫生服务，并加强对社区全科医师的业务培训和质量监控工作，使患者在社区也能得到基本的康复治疗。

充分利用目前的三级医疗卫生保健网络，在社区中依托具有扎实基础的卫生服务中心，加强对广大居民进行康复医疗重要性的宣传，尤其对脑卒中后偏瘫及失语的患者，经过精心医护和及早康复训练，完全可以恢复其意识、语言和肢体功能，并恢复基本的生活能力，大大降低社会和家庭的负担。

建立规范的适合社区特点的脑血管病康复观察资料，包括病史、个人和家庭健康档案、生活量表、心理量表（忧郁、焦虑）和康复护理记录等；进行社区卫生服务网络建设，落实人员网络、工作网络、计算机网络的建设措施；加强信息化建设，通过社区网络数据库提供的信息，及时上门随访，了解脑卒中患者的信息，建立脑卒中患者家庭健康档案、疾病状况评定表和生活自理能力评定表，提供用药和康复指导等服务措施。

脑卒中患者的社区康复环境与医院康复环境不同，所采用的方法也有所差别。因此，必须遵循以实施各项康复计划。

（1）及早开始：一般病情稳定后 2～3 d 即可开始。

（2）主动性康复训练：患者主动参与康复性治疗，比被动性的吃药、打针、输液、针灸、按摩、理疗等效果要明显得多。

（3）预防性康复：应注意预防长期卧床不活动造成的"失用综合征"和不正确训练造成的"误用综合征"，预防系统并发症等。

（4）分阶段进行：脑卒中的发病是从发病初期的弛缓期逐渐过渡到痉挛期或正常。在社区康复过程中，要根据发病的阶段来采取不同的措施，分步骤、按阶段地进行康复训练。在脑卒中发病的不同时期，可以恢复和优先恢复的功能也不同，应针对不同的功能障碍，运用康复程序进行锻炼。

（5）必要的"强化性康复"：即每天康复训练时间不少于 3 h，训练量和强度中等或稍强。康复效果与训练时间长短及训练量大小有关，所以相对长的时间和适宜的强度可取得较好的康复效果。

（6）长期康复训练：大脑通过训练而恢复一定功能的能力是终生存在的，只要利用得好就可以不断改善大脑功能。而脑卒中功能障碍的恢复往往需要很长时间，因此，社区康复护员要鼓励患者及其家属树立长期康复训练，甚至终生训练的信心。

（7）进行全面的康复管理：对脑卒中患者的康复状况，不仅要看病情是否稳定，身体功能障碍是否稳定或好转，更要看患者是否能够生活自理，能否恢复正常的社会参与，最终要看患者的生活质量是否得到提高。

第二节　脑卒中运动障碍的社区康复的实施

一、脑卒中患者后遗症

脑卒中是一种致残率较高的疾病。在社区生活的脑卒中患者中，约 50％

留有不同程度的后遗症。

1. 身体结构和功能方面

1）运动障碍。

患者肢体瘫痪。脑卒中初期瘫痪肢体多为弛缓性瘫痪，表现为肌肉松弛、肌张力降低、腱反射减低或消失、不能进行自主性活动。经过数天或数周后，大多数患者瘫痪肢体出现异常的姿势反射、痉挛和腱反射亢进，发展成为痉挛性瘫痪。此时，患者肢体因受到痉挛和原始反射的影响，出现异常运动模式。在此阶段，如不能有效地抑制原始反射和痉挛的发展，患者的运动功能将成为不可逆转的障碍。

2）感觉障碍。

偏瘫患者的感觉障碍主要表现为痛觉、温度觉、触觉、压觉、本体觉和视觉障碍，患肢多有沉重、酸、麻木和胀痛感，少数患者有感觉丧失。偏瘫患者若有严重、持久的感觉障碍，将会严重地影响运动功能的恢复。

3）语言-言语障碍。

偏瘫患者伴有言语障碍者占 40%～50%，其障碍有失语症和构音障碍等。由于病变部位、性质和程度的差别，失语症的表现可以多种多样，包括有运动性失语、感觉性失语、完全性失语、命名性失误、阅读障碍、书写障碍。构音障碍是一种语音形成的障碍，表现为发音不准、吐字不清、语调及速率异常、鼻音过重等。

4）认知障碍。

脑卒中患者常不同程度地伴有认知功能障碍，包括定向、注意、记忆、思维等方面的功能障碍，以及失用症和失认症等知觉障碍。

5）心理障碍。

脑卒中后心理障碍是一种持续时间较长的病理状态，直接影响患者的生活质量。如果不能有效地控制这些负性情绪，可以加重躯体疾病，形成恶性循环。脑卒中后常见的心理障碍是卒中后抑郁，其典型的症状是情绪低落、思维迟缓和意志活动减退。抑郁使患者表现为心情沮丧，缺乏康复欲望及主动性，少说懒动，有时哭泣，甚至有自杀的念头，一般来说抑郁越重，患者的各种功能状态越差，预后也越差。

2. 日常生活活动能力方面

有关社区调查资料证实，脑卒中患者在日常生活活动（activities of daily living，ADL）中均存在不同程度的障碍残疾率（不能完成或需辅助下完成）较高的 8 种日常生活动作依次为洗澡（71.16%）、穿衣（60.58%）、行走（58.10%）、排便（46.67%、洗漱（42.85%）、站立（41.35%）、吃饭

（33.66％）、坐（31.68％）。

3. 社会参与能力方面

在社交能力方面，由于脑卒中患者年龄和疾病的原因，社会角色趋向单一，社交范围缩小，相对社交能力降低；这也说明患者距离回归或重新参与社会的康复目标较远。

在训练前不仅要了解患者肢体运动功能障碍情况，还要了解日常生活活动能力的状况，这就要在康复治疗前、中、后进行康复评定。

在对脑卒中偏瘫患者进行社区康复过程中，主要有以下一些评定方法：

1）运动功能的评定。目前，临床上常用的一些评定方法可有选择地应用，如 Fugl-Meyer 评定量表、Brunnstrom 肢体功能恢复阶段、上田敏评定法等。

2）感觉障碍的评定。在对偏瘫患者进行评定时，不要忽略感觉障碍，要注意分辨感觉障碍的类型、所涉及的肢体部位、受损范围和受影响程度。

3）平衡协调功能的评定。有上田敏平衡反应试验、Berg 平衡量表等。

4）痉挛评定。可以采用改良 Ashworth 痉挛评定量表对脑卒中偏瘫患者的痉挛情况进行评定。

5）日常生活活动（ADL）能力评定。常用的评定量表有 Barthel 指数（BI）、Katz 指数、Kenny 指数、PULSES 评定、功能独立性测评（FIM）等，在社区康复中普遍采用 Barthel 指数的详细评分标准。

二、脑卒中患者社区康复的实施

功能训练是脑卒中社区康复的重要内容。依靠社区的力量，在家庭或在社区康复站，对有功能障碍的脑卒中患者，进行必要的、可行的功能训练。一般根据患者功能障碍程度，制定个体化的中期和远期社区和家庭康复计划。

社区康复的措施：生活自理指导和训练、步行训练和预防摔倒等安全活动指导、家务活动指导和训练、语言沟通和社交指导、心理辅导及指导使用轮椅矫形器和辅助器具，改善运动功能以提高日常生活自理能力。可以通过播放脑卒中运动分级引导训练的录像，制作康复宣教图文资料给患者、家属阅读等方式，使患者和家人（及保姆或陪护）有目的地模仿学习，理解功能训练目标，帮助患者完成代偿性日常生活动作。在社区，患者可在指导下定期开展适宜的群体性体育活动和个人的健身计划。

脑卒中的康复治疗，主要包括物理治疗（PT）、作业治疗（OT）、言语治疗（ST）等。在社区治疗师指导下进行，有家人和陪护人员的参与。

家庭成员应保持与患者进行日常的语言交流，最好用患者的第一语言（即患者从小长大的地方方言），帮助患者克服心理障碍，主动参与日常语言交流。

此外，还要注意心理障碍的康复治疗，社区心理康复治疗主要有支持性心理疗法，如采用疏导、劝说、解释、训练、调整环境、培养兴趣等方式来帮助患者承受与减轻残疾带来的压力与痛苦。

（一）健康教育

1）在社区定期举行健康教育讲座，请专家和高年资执业医师进行预防脑卒中和脑卒中后康复知识的教育宣传，普及预防脑卒中的措施和脑卒中后的康复知识。调查资料显示高血压、冠心病、糖尿病等与脑卒中密切相关，并随年龄增大，发病率呈上升趋势。这些并发症还可以影响患者的康复训练，如患者在康复训练中可出现胸闷、气急、体力下降、眩晕等心功能下降的表现而要暂停或中止康复训练治疗。如果并发症未得到很好控制，不仅影响康复进度，还易导致脑卒中的复发。

2）组织和开展脑卒中患者家属家庭护理的培训和交流，组织能外出活动的脑卒中患者交流康复体会，为不能外出者提供健康教育。应重视患者脑卒中后6个月内的积极康复治疗，使家属、社区都能在脑卒中的最佳康复期内主动向患者提供康复服务，减轻残疾程度和降低残疾率。

3）可组织患者和家属一对一的帮助小组，进行互相学习等。

4）示范和传授日常生活活动能力方面的康复内容，包括各种正确的体位摆放与调整、转移的安全与时机、僵硬关节牵伸及注意点、肌力的增强、平衡与协调的改善、各种助行器在行走时的应用，以及如何发挥代偿的功能来进食、穿衣、如厕和洗澡。

（二）社区康复适宜技术

1. 床上的体位处理

脑卒中初期或病情较重的患者大部分时间是在床上渡过的，所以，采取什么样的卧位姿势很重要。脑卒中患者常见的体位包括患侧卧位、健侧卧位、仰卧位。

体位处理的注意事项：

（1）床头应放平，任何时候都避免半屈位，防止患者滑到床下。

（2）患手中不应放置任何东西，以免增加患手的屈肌痉挛。

（3）枕头要足够大并填满柔软的材料。

（4）患者卧床时，使其身体与床边平行，避免斜卧。

（5）足底不放置任何东西。坚硬的物体压在足底可增加伸肌模式的反射活动。

（6）避免被褥过重或过紧。

2．十指交叉握手（Bobath 握手）

肩关节是易受损伤的关节，长期制动将产生不良后果。从脑卒中初期就应教会患者充分保持肩关节的被动上举、进行被动活动。上举时，双手握在一起，十指交叉，患侧拇指位于最上面，并稍外展。

在任何体位都应鼓励患者以 Bobath 握手充分向前伸并开始运动。在抬上肢前保证肩胛骨前伸肘关节伸直，双手叉握在一起，然后上举直至过头。

3．床上转移

对于意识模糊或不能进行主动活动的患者，要帮助其进行体位转换。转换时，患者的双下肢屈曲，脚放在床上，双膝转向一侧，然后再将肩和躯干转过去。也可采用澳大利亚提升法。患者由两人帮助，被动地转为直立坐位；两人位于患者的两边，靠近患者一侧的手放在患者大腿下面，两人相互抓握对方的手腕；两人各一侧肩置于患者肩的下方，并相互向中间靠；他们的另一只手在床上作为支撑；然后膝部用力站直，将患者从床上提起。

4．床上桥式运动

1）双桥运动。患者仰卧，两腿屈曲，双足平放在床上。治疗师站在患侧，一手放在患膝上向下压膝关节，另一手放在患侧臀下，辅助并提示患者抬臀伸髋。患臀抬起后骨盆保持水平，双膝并拢。

2）单桥运动。体位同前，双桥运动熟练完成后，可将健侧下肢抬起或健侧下肢交叉搭在患腿上，然后抬高患臀并保持骨盆水平。

5．床上或垫上四点跪位及跪立位

四点俯跪位时，治疗师可协助患者重心前移以加强伸肘并抑制上肢伸肌痉挛，亦可重心后移以加强屈膝、屈髋。必要时，治疗师可在患者背后用膝部顶住患者的腰骶以帮助患者伸髋。跪立位时，患者需挺胸抬头、平视前方，双肩在同一水平面。

6．翻身

翻身运动有助于抑制躯干肌的痉挛进而减轻偏瘫肢体增高的肌张力。翻身时，上肢可采用双上肢抱拢或十指交叉握手式（Bobath 握手）。

1）向患侧翻身。翻身时要保护好容易受伤的患肩。患者抬起健腿伸向患侧，健侧上肢带动患侧上肢向患侧摆动。如需辅助时，治疗师一手辅助患侧上肢伸直，另一手推健侧的臀部。

2）向健侧翻身。患者先用健侧下肢勾住患侧下肢，健侧上肢带动患侧上肢向患侧摆动，并带动躯干旋转。辅助时，治疗师辅助患侧上肢伸直的同时推拉患侧的臀部。

7. 双手抱膝运动

患者仰卧，用叉握的双手（Bobath握手）抱住屈曲的双膝，将头抬起轻轻地前后摆动使下肢和躯干更加屈曲。

8. 坐—立转移

患者在坐位时双脚平放两脚平行或一前一后（健侧在前患侧在后）。双手叉握并带动躯干前倾，屈髋、微屈膝，至膝向前超过脚趾，头部大约超过脚趾，使身体重心转移到双脚上如需帮助时，治疗师站在患侧，一手放在患膝、一手置于患侧臀部帮助患者患膝前移和身体重心转移。站立时要预防患者向后和向患侧倾倒并保证站立后双腿均匀负重。

9. 站立位训练

训练时，要求患者挺胸、抬头、平视前方、收臀，保持双下肢均匀负重。

1）患侧腿负重站立活动。

（1）髋伸展外旋。

（2）膝关节屈伸。

（3）抑制足趾跖屈。

（4）患侧腿负重、健侧腿上下台阶。

2）健侧腿负重的站立活动。

（1）放松患侧腿的伸肌。

（2）原地抬患侧腿。

（3）患侧腿伸髋、屈膝。

（4）患侧腿向后迈步。

10. 侧方交叉步训练

1）向患侧迈步。患者用健腿在前面交叉向患侧迈步，脚平放在地上。注意避免膝过伸。

2）向健侧迈步。患者用患腿从前面向健腿侧方迈步，脚平放在地上。注意预防膝屈曲。

11. 上、下楼梯

上下楼梯是目前我国社区及家庭脑卒中患者适应生活环境的重要组成部分。在学上下楼梯前要充分评定患者摔倒的风险。对大多数患者来说，下楼梯比上楼梯更困难，尤其是用患腿下楼。所以日常上下楼梯的原则是"健腿先上，患腿先下"。

12. 上肢活动

1）患者坐在治疗床上，双上臂伸直外旋置于身后。重心由一侧向另一侧反复转移治疗师帮助必要的肩胛运动，使身体的一侧缩短而对侧拉长。同时使缩短的一侧肩胛带降低。注意使患者的患侧上肢保持伸直。

2）将患者的患侧手臂摆放在体侧，并保持外旋和手指伸展。治疗师使用前臂支撑保持患肢的肘关节伸直并使患者的重心移至该手臂上。

3）患者坐位，Bobath 握手放于身前的桌子或治疗床上，保持双肘伸直，从一侧移至另一侧，以抑制手的痉挛。双手尽量向健侧转，使患侧的肩胛骨前伸，然后双手沿桌面转向另一侧时使重心落于偏瘫侧。

13. ADL 训练

脑卒中治疗的目的是最大限度地提高患者的肢体运动功能，改善生活自理能力，重新参加社会活动。

尽早开始利用患者健肢功能及患肢的剩余功能，通过进行日常生活再学习训练，使用适当的自助具完成翻身、进食、转移等活动，使患者尽早获得部分生活自理能力，可避免产性肌肉萎缩及失用综合征。同时，这种部分生活自理能力的获得可使患者进一步认识疾病，增强全面康复的信心，积极、主动地接受治疗，以取得更好的功能结局。

1）床-轮椅转移。将轮椅锁紧，放置在患者患侧约成 45°角；患者坐在床边，双足着地，相距约 15 cm，双手在双膝之后交叠放在身前；家人（或陪护人员）站在患者面前，双膝挟着患者双膝，双手从患者腋下穿过托着患者肩胛骨；将患者转至背部向着轮椅（家人应保持背部挺直）；轮椅位置正确时便可将患者缓缓放下，放下时患者身体也要向前弯；由轮椅向床转移的方法基本一样。

2）洗脸。毛巾在水盆内清洁后把毛巾绕在水龙头上单手拧干。

3）穿衣裤。

（1）穿套头衣服。先把衫袖套进患手；健手随即穿上另一衫袖；头垂下向前弯腰，健手将领口撑开，将衣服拉下整理好。

（2）脱套头衣服。弯腰，健手从背后将衣服领子拉过头部，脱衣服时头垂下向前。

（3）穿衬衫。①先把衬衫套进患手及拉进手肘位置；②健手拉着衣领，沿肩膀把衬衫拉至健侧；③健手随即穿进另一衫袖；④扣好纽扣。

（4）脱衬衫。先脱健手再脱患手。

（5）穿长裤。①将患脚交搭在健脚上，把裤管套进患脚；②将裤管拉高直至脚掌露出；③健脚穿进另一裤管，将裤腰拉高至大腿；④弯腰向前站起；⑤把裤子拉过臀部，然后坐下拉上裤链；⑥身体较差不能站起的患者可躺下，翘起臀部把裤拉过。需要注意的是：站起时要拉着裤腰，以免裤管下滑；若拉拉链有困难，可改用魔术带。

（6）穿袜。①将患脚交搭在健脚上穿；②将患脚放在矮椅上穿。

（7）穿鞋子。①把患脚架在健腿上穿；②把患腿放在小凳上用鞋拔穿。

4）如厕及沐浴。一般建议采用坐沐浴椅淋浴的方式，在厕所旁和浴室里都应装扶手并延续到门口，防止患者在走出浴室时跌倒。

14．自助具的应用

在患者经过较积极的 ADL 训练后仍不能自理，可使用自助具完成日常生活活动。

1）饮食类自助具。①筷子上加装弹簧或支架：适用于手指伸肌无力或力弱不能自行释放筷子的患者；②加长叉、匙、把手：适用于上肢活动受限，达不到碟或碗的患者；③加粗叉、匙、刀把手：适用于指屈肌受限或握力不足的患者；④匙、叉把向一方弯曲的成角叉匙：适用于患者手功能受限的患者⑤分隔凹陷式碟子：可将碟子中间的菜分开，其边缘深陷而接近垂直，这样用匙取物时，食物不易被弄出碟外；⑥配有碟档的碟子；⑦有"C"形把手的杯；⑧防滑垫子。⑨厨房刀、板类包括倒"T"形锯刀、摇切刀、锯刀、带钉砧板等，帮助切割食物。

2）梳洗修饰类自助器。延长和加粗梳子、镜子、牙刷的把手；用有吸附盘的刷子；带有 C 型把手的剃须刀。

3）穿着类自助器有穿衣棒、扣纽扣器、拉锁环、穿袜自助器、穿鞋辅助器等。

4）洗澡自助器如双环毛巾、长臂洗澡刷、肥皂网袋、沐浴轮椅等。

15．环境设施及工具改造

1）居住处所的选择。对有条件的患者建议尽量选择有电梯的楼房，或选择一楼居住。

2）楼梯的改造。将患者进出的台阶改为平滑升高的坡道，便于轮椅转移。

3）厨房设施的改造。使用防滑地板；橱柜改为落地式，就低摆放；水龙头改为按压式；切菜板进行底端固定改造等

4）厕所的改建。使用坐式马桶并安装扶手。

5）指甲刀改造。将指甲刀的一侧固定。

6）手指分指板及关节吊带的制作。自制手指分指板及防止肩关节脱位的关节吊带。

16．拐杖及矫形器的使用

1）使用拐杖的方法。平地步行时，健侧手伸出拐杖，接着迈出患肢，然后再迈出健肢。借助拐杖上下楼时，健侧手先伸出拐杖，遵循"健腿先上、患腿先下"的原则。

2）矫形器踝足矫形器。建议将踝足矫形器应用作为脑卒中社区康复的基本技术。在使用时，要注意随时检查皮肤以免引起皮肤破损。要仔细观察患者踝关节背伸情况，如出现较为明显的踝关节主动背屈，可逐渐减少穿着踝足矫形器的时间，或不再使用。

（三）心理康复

脑卒中患者存在的心理问题主要包括抑郁、焦虑、恐惧和悲观情绪，而且患者患病以后容易情感脆弱，对家人和朋友的言行很敏感，同时也会使行为变得依赖、被动而且意志力变差。由于患者病后遗留有残疾，家属长期处于压力和躯体疲劳状态中，患者常有自卑、寂寞、孤独、忧郁、无所作为或被社会遗弃的心理，甚至有轻生念头。医护人员在进行康复技术指导的同时，要密切注意患者的心理活动，加强交流，了解其心理需求给予患者充分和必要的心理疏导，帮助他们建立有利于康复治疗的最佳心理状态树立与疾病斗争的信心，从中认识到自我存在的价值。如心理异常比较严重，干扰日常生活和基本的康复治疗，可经医生诊视后给予药物治疗。

第十三章　脑卒中运动障碍康复指南共识摘编与解读

第一节　脑卒中运动障碍现代康复指南与专家共识

一、脑卒中的三级康复

目前国内适合推广应用三级康复网。"一级康复"是指患者早期在医院急诊室或神经内科的常规治疗及早期康复治疗；"二级康复"是指患者在康复病房或康复中心进行的康复治疗；"三级康复"是指在社区或家中的继续康复治疗。

（一）脑卒中的一级康复——脑卒中的早期康复

一级康复多在发病后 14 d 以内开始。此阶段多为卧床期，主要进行良肢位摆放，关节被动活动，早期坐位平衡训练。如果患者能够痊愈，或者只需康复指导，就可以直接出院在家庭或社区进行康复训练。如果患者日常生活大部分需要他人帮助，或者出院后得不到康复指导或社区康复训练，建议患者转移至康复医学科或专门的康复中心继续进行康复。

（二）脑卒中的二级康复——脑卒中恢复期的康复

此阶段的训练内容主要是坐位平衡、移乘、站立、重心转移、跨步、进食、更衣、排泄等，以及全身协调性训练、立位平衡、实用步行、手杖使用及上下楼梯等。经过一段时间的训练，再对患者康复效果进行评价。如果效果不好，需要查找无效原因，以便决定下一步措施。如果患者治疗有效且为进入社区康复做好了准备，就可以进入社区进行康复。如果不能回归社区生活，建议继续住院康复治疗。

（三）脑卒中的三级康复——脑卒中的社区康复

患者经过一段时间专业康复后，如果可以进行社区生活，就可以考虑让患者出院。康复医生应当准备一份患者诊治经过的总结，明确出院后的康复治疗计划。社区康复医生在二级康复的基础上，根据患者居住环境制定康复计划并负责实施训练。如果患者功能恢复达到平台期，应对患者及其家属进行康复宣教，使患者可以在家中进行常规的锻炼以维持功能。如果患者功能仍有改善的空间，建议重新评价患者的功能，制订新的康复计划并继续康复治疗。

推荐意见：

（1）各级医疗机构与卫生行政主管部门共同参与建立完整的脑卒中三级康复网络，脑卒中急性期患者应尽可能首先收入卒中单元进行治疗，再经过康复医学科或康复中心，以及社区康复，接受全面系统的康复治疗（Ⅰ级推荐，A级证据）。

（2）建议在发病后起初 24 h 内应用 NIHSS 评价脑卒中的严重情况（Ⅰ级推荐，A级证据）。

（3）建议应用有效、标准的筛选工具，并由有经验的临床人员对患者总体情况、运动、感觉、认知、交流和吞咽障碍等进行筛选，根据结果来判断可能的疗效，决定护理级别，制订治疗方案，并将评价结果和预期结果告知患者及其家属（Ⅲ级推荐，C级证据）。

第二节　脑卒中后康复治疗机构

一、医院及康复中心

卒中单元为脑卒中患者提供药物治疗、肢体功能训练、语言训练、生活活动训练、认知训练、心理治疗和健康教育，既是脑卒中住院患者医疗管理的模式，又是提高康复疗效的系统。

推荐意见：

所有需要康复治疗的脑卒中患者都应进入多学科团队组成的卒中单元（综合卒中单元或卒中康复单元）进行正规治疗（Ⅰ级推荐，A级证据）。急救中心可以选择建立急性卒中单元，大型综合医院或大型康复中心应该选择建立综合卒中单元，基层医院和中小型康复中心选择建立卒中康复单元（Ⅰ级推荐）。

二、社区康复机构

国家"十五"课题关于急性脑血管病三级康复治疗的前瞻性多中心随机对照研究表明，三级康复可以使患者获得更好的运动功能、日常生活能力和生活质量、减少并发症。即使是在社区康复或家庭康复过程中，患者的运动功能、日常生活能力和生活质量方面仍有显著改善。

推荐意见：

脑卒中患者出院后在社区内进行康复治疗同样具有康复疗效（Ⅰ级推荐，A级证据）。要充分考虑患者和看护者的愿望和要求，在专业机构康复治疗结束之后，与患者居住地的对口康复机构衔接，实现三级康复的系统服务，使患者享有终身康复（Ⅰ级推荐，A级证据）。

第三节　运动功能障碍

一、脑卒中康复运动干预开始时间

国内外研究表明，最佳的康复运动干预时机是发病后前3个月内，但对早期或超早期的定义、锻炼开始时间（24 h内、24～48 h、48～72 h或72 h后开始）尚有争议。美国、中国及苏格兰的指南仅提到应在患者病情稳定后尽早开始康复运动，以期获得最佳的功能水平，减少并发症；但也有指南认为卒中发作24 h内不应进行早期、大量的运动，且24 h内进行运动康复锻炼对3个月后的疗效差异无统计学意义；此外，英国、加拿大、澳大利亚的指南则建议所有卒中患者应在发病后48 h内开始床外活动，除非另有禁忌。而临床上针对这一问题尚未达成一致。国内一项回顾性调查发现，患者接受运动康复锻炼的时间最早为发病48 h后，最晚为6个月，超过88%的患者发病7d后才开始接受运动康复锻炼。虽然此研究存在一定的地域局限性，但也可见国内临床实际开始运动康复锻炼的时间并不乐观。因此，基于指南意见汇总和证据强度，建议卒中患者在病情稳定的基础上，发病24～48 h可开始早期动员，鼓励患者早期活动，从低强度开始，循序渐进。

（1）WHO提出，当患者生命体征平稳，神经系统症状不再进展48 h以后开始介入康复治疗。

（2）研究表明，急性脑卒中患者进行早期的活动可以防止深静脉血栓、皮肤病变、关节挛缩、便秘和肺炎等并发症。

（3）脑卒中发病后开始康复得越早，功能恢复越好。

推荐意见：

脑卒中患者应尽早接受全面的康复治疗，在病情稳定后即可介入康复评价和康复护理措施，以期获得最佳的功能水平，减少并发症（Ⅰ级推荐）。

二、脑卒中康复运动干预频率

英国和日本指南均建议每周训练频率应≥3 d，在基于自愿和有益的原则下，每天锻炼时间大于 45 min，频率应达到能实现自己的康复目标为准。此外，英国指南还建议每周应不少于 150 min，即若每天锻炼时间为 30 min，则每周至少锻炼 5d。但很多年老体弱的患者在早期无法耐受如此频率，因此有指南建议缩短锻炼时间，增加每天锻炼的次数，但需要确保每周能够参加 5d，持续进行直到能独立或在他人帮助下生活。日本指南则建议应加大下肢的训练频率，平均每周 3～5 次，每次 20～60 min。

推荐意见：

建议卒中患者在个体耐受的情况下，每天 1 次，每周训练 3～5 次，每周不少于 150 min，特别增加下肢训练频率；若患者不耐受，可减少每次训练时长，增加每天训练次数（Ⅱ级推荐，B 级证据）。

三、脑卒中康复运动治疗强度

强度是指康复锻炼对人体生理刺激的程度，常用心率和耗氧量等指标来衡量。增加运动康复锻炼的强度是否有益目前尚存在分歧。中国指南指出接受较大强度的物理治疗是有益的，可以使死亡或病情恶化的发生率减少，同时还能增加痊愈率，特别是卒中后 2 个月内，较高强度比低强度的运动康复锻炼在步行等功能恢复上效果更明显。日本指南建议每次 45 min 的训练比每次 15 min 的训练对步行能力的改善效果更好。英国和加拿大卒中指南也建议卒中患者每天最好应至少持续 45 min 的康复，降低运动强度可通过增加训练频率、持续时间或两者来补偿。此外，英国指南建议卒中患者应争取达到每周 150 min 以上，后期可将频率调整至患者的需要。基于指南意见，卒中患者的康复训练强度应考虑到患者的体力、耐力和心肺功能情况，可适当增加训练强度。建议从低强度开始训练，逐渐到中等强度及以上。需注意的是，高强度的锻炼可以被高龄老年人接受，但从低强度到高强度运动过渡期间，应注意保护患者骨骼肌肉等不受伤害，同时也应注意患者的病情变化。

两项 Meta 分析认为较大的强度对良好的预后影响不大。Lanhorne 等认为，接受较大强度的物理治疗可以使死亡或病情恶化的发生率减少，同时还能增加痊愈率。Karges 等关于训练时间、频率等方面的分析认为，多接受训练治疗或许是有益的，尤其是在提高 ADL 方面更明显。

临床试验提供的功能预后—强度反应曲线的证据不足，有必要谨慎解释这些研究结果。有些患者不能耐受高强度的治疗，还有一些预后不良的患者不会因增加训练强度而受益。由于各项研究的特异性，目前没有现成的有关康复强度或持续时间的准则。

推荐意见：

脑卒中患者病情稳定（生命体征稳定，症状体征不再进展）后应尽早介入康复治疗（Ⅰ级推荐）。脑卒中患者的康复训练强度要考虑到患者的体力、耐力和心肺功能情况，在条件许可的情况下，适当增加训练强度是有益的（Ⅱ级推荐，B级证据）。

四、脑卒中康复运动治疗形式

力量训练结合有氧训练，可增强卒中后患者的躯体功能、肌肉力量，并减少心血管事件的风险；高强度渐进式抗阻训练，可明显提高双侧肢体的肌肉力量。但目前尚没有基于实验研究的指南明确卒中后抗阻训练的开始时间和强度，且高血压是影响卒中后3个月内进行渐进抗阻训练的危险因素之一。多数指南建议上肢和下肢活动障碍的患者应尽可能地进行重复任务导向训练，此方法也已经被临床大量使用，证据质量较高。

推荐意见：

建议四肢肌力差的患者，可进行适当的渐进性抗阻训练结合有氧训练；但对于有高血压的患者在卒中后3个月内应降低训练强度，并在康复过程中监测血压（Ⅱ级推荐，B级证据）。

五、肌力训练

脑卒中患者的下肢肌力增强与步行速度呈正相关，而与老年人跌倒风险发生率呈负相关。Morris等的研究表明，对脑卒中患者进行高强度渐进式抗阻训练能明显提高患侧和健侧的下肢髋、膝关节周围肌肉力量，提高运动功能。

推荐意见：

对于脑卒中肌力差的患者，在康复过程中应当针对相应的肌肉给予以下康复训练方法：

（1）给予适当的渐进式抗阻训练，进行肌力强化训练（Ⅱ级推荐，B级证据）。

（2）肌电生物反馈疗法与常规康复治疗相结合（Ⅱ级推荐，B级证据）。

（3）功能电刺激治疗（Ⅰ级推荐，A级证据）。

六、痉挛的防治

痉挛是速度依赖的紧张性牵张反射过度活跃的表现。痉挛可以导致肌肉短缩、姿势异常、疼痛和关节挛缩。早期治疗是关键，公认的治疗措施包括被动扩大关节活动度，促进关节主动运动，联合应用抗痉挛药物治疗。如果不进行运动治疗，单纯应用抗痉挛药物只能暂时降低肌张力，而不能改善肢体功能。

非药物治疗：痉挛的治疗目的是提高功能，要考虑痉挛发生是局部性还是全身性，治疗方法是有创还是无创。典型的治疗痉挛的方法是阶梯式的，开始采用保守的疗法，逐渐过渡到侵入式的疗法。体位摆放、被动伸展和关节活动度训练可以缓解痉挛，而且每天应该进行数次训练。目前还没有不同运动疗法疗效之间比较、是否应用抗痉挛药物疗效比较的可靠证据。现在普遍认为运动疗法可以单独应用，与其他抗痉挛治疗比较，运动疗法可以使患者在功能改善方面获得更大的益处。

推荐意见：

治疗痉挛首选无创的治疗方法，如抗痉挛肢位的摆放、关节活动度训练、痉挛肌肉的牵拉和伸展、夹板疗法等治疗方法（Ⅱ级推荐，B级证据）。运动功能训练疗效不好，特别是全身性肌肉痉挛的患者，建议使用口服抗痉挛药物如巴氯芬、替扎尼定等治疗（Ⅱ级推荐，B级证据）。

七、运动功能障碍康复训练方法的选择

运动功能的康复训练方法包括传统的肌力增强训练、关节活动度训练、神经生理学方法（如Bobath方法、本体感觉神经肌肉促进技术等）及新兴的康复训练技术（如强制性运动疗法、减重步行训练、运动再学习方案等）。

推荐意见：

建议根据脑卒中患者具体的功能障碍特点，综合应用上述多种理论和技术，制定个体化的治疗方案来提高康复治疗效果（Ⅱ级推荐，B级证据）。建议以具体任务为导向的训练手段，提高实际的功能和能力（Ⅱ级推荐，B级证据）。功能电刺激和常规训练相结合可以更好地改善上肢运动功能和步行能力（Ⅱ级推荐，B级证据）。

1. 强制性运动疗法

适用于卒中亚急性期和慢性期的上肢锻炼，也可用于卒中后急性期早期神经功能恢复。Liu等对16篇随机对照试验进行Meta分析发现，低强度的强制性运动疗法可能比高强度的强制性运动疗法更为有益。但是临床上患者主观依从性差，是否可以转化为日常生活活动的改善目前尚不清楚，介入的最佳时间、最佳强度也尚待进一步研究。高强度的强制性运动疗法是否可用于卒中后第1个月也尚缺乏循证证据。

推荐意见：

符合强制性运动疗法基本标准的亚急性期和慢性期脑卒中患者，推荐使用标准的强制性运动疗法治疗，每天 6 h，每周训练 5 d，连续 2 周（Ⅰ级推荐，A 级证据）。符合强制性运动疗法最低标准（患侧腕伸展达到 10°，每个手指伸展达到 10°，没有感觉和认知功能的缺损）的亚急性期和慢性期脑卒中患者，可使用标准的强制性运动疗法治疗或改良的强制性运动疗法治疗方案。两种方案主要在强制训练持续时间和限制健手使用时间方面有差异（Ⅱ级推荐，B 级证据）。

2. 减重步行训练

对卒中后 3 个月有轻、中度步行障碍的患者有益且已被证实。可用来提高步行速度，但不建议作为常规步态训练。目前相关的基础理论研究尚浅，对于何时开始减重、减重多少等均没有一致界定，适用人群也较为局限，还有待进一步循证优化，以确定最佳训练方案。

推荐意见：

推荐减重步行训练用于脑卒中 3 个月后有轻到中度步行障碍的患者，可以作为传统康复治疗的一个辅助方法（Ⅰ级推荐，A 级证据）。若脑卒中早期病情稳定，轻到中度步行障碍的患者在严密监护下可以试用减重步行训练作为传统治疗的一个辅助方法（Ⅱ级推荐，B 级证据）。

3. 运动再学习方案

该方法认为，脑卒中患者的功能恢复主要依靠脑的可塑性，重新获得运动能力是一个再学习的过程，注重把训练内容转移到日常生活中去。在促进脑卒中后运动功能障碍的恢复训练方面，运动再学习方案显示出一定的潜力。

推荐意见：

有条件的机构可以在脑卒中早期阶段应用运动再学习方案来促进脑卒中后运动功能的恢复（Ⅰ级推荐，A 级证据）。

八、脑卒中后继发障碍的康复

1. 骨质疏松

脑卒中偏瘫后长期卧床，负重减少会造成继发性骨质疏松。骨质疏松易导致骨折，且预后较差。骨折通常发生在偏瘫侧，这主要是因为患者更易向偏瘫侧跌倒且偏瘫侧骨质疏松更为严重的缘故。脑卒中后定期进行骨密度检查，早期康复训练和必要的药物是预防和治疗骨质疏松的有效手段。

推荐意见：

脑卒中患者定期进行骨密度测定，对骨质疏松的预防及治疗有很大帮助，早期床边康复训练 4 周以上的骨质疏松患者在进行负重练习前，应再次评价骨密度（Ⅱ级推荐，B 级证据）。建议脑卒中后减少卧床时间，早期进行康复干预，预防和治疗脑卒中后骨质疏松（Ⅰ级推荐，A 级证据）。建议采取环境调整或环境改造的方式，预防跌倒及由此造成的骨折（Ⅱ级推荐，B 级证据）。可考虑应用减少骨质流失的药物改善骨质疏松，对维生素 D 水平降低的患者进行药物补充（Ⅱ级推荐，B 级证据）。

2. 深静脉血栓

深静脉血栓和与之相关的并发症肺栓塞，是脑卒中后数周内非常严重的危险状况。当前应用的几种预防脑卒中患者深静脉血栓的方法包括早期运动、抗凝、间歇气压、弹力袜等。有/无他人辅助下每天步行至少 15.24 m 可使脑卒中后深静脉血栓的发生率明显下降。组织化卒中机构均认为，早期运动可能对防止深静脉血栓非常重要。

推荐意见：

所有脑卒中的患者均应评价深静脉血栓的风险。患者运动功能障碍，并发充血性心衰、肥胖、既往有深静脉血栓或肺栓塞病史、肢体外伤或长骨骨折，其发生深静脉血栓的风险较大，早期运动是预防深静脉血栓的有效方法（Ⅰ级推荐）。

3. 心肺功能障碍

心脏疾病是脑卒中患者常见的合并症，尤其是冠状动脉粥样硬化性心脏病与脑卒中有许多相同的危险因素，所以应对这些危险因素进行控制治疗。脑卒中早期卧床不动可导致严重的心血管调节失常。Meta 分析表明，脑卒中后适应性训练，尤其活动平板步行训练、水疗训练及家庭干预方法等对脑卒中患者是有益的。另一项 Meta 分析支持脑卒中后适应性训练促进提高作业负荷、步行速度以及步行距离，然而提高有氧代谢能力方面的证据不是非常充分。社区内步行不足以提高心血管的适应性。据报道，根据适应性训练指导原则对患者进行训练，心脏病的发作没有降低也没有增加。但对于近期发作或严重的冠状动脉粥样硬化性心脏病患者，在训练时应注意患者心血管系统的负荷。

推荐意见：

对于合并冠状动脉粥样硬化性心脏病的脑卒中患者进行运动疗法干预时，应进行重要的心肺功能指标检测。当患者在训练时出现心率、血压、血氧饱和度的明显变化，或出现明显胸闷气短、晕厥、胸痛时应停止或调整训练强度（Ⅲ级推荐，C 级证据）。下肢肌力好的脑卒中患者，建议进行增强心血管适应性方面的训练，如活动平板训练、水疗等（Ⅱ级推荐，B 级证据）。对脑卒中后呼吸睡眠暂停的患者推荐使用持续气道正压通气（CPAP）作为一线治疗方法（Ⅱ级推荐，B级证据）。对不愿意使用CPAP的患者建议使用口部装置或者调整体位（Ⅲ级推荐，C级证据）。

九、高龄脑卒中患者康复治疗

为高龄脑卒中老年人制订运动处方的目的是提升他们的运动功能和体力，减少卧床及并发症，增强平衡功能，预防跌倒，提升步行等ADL能力，提高生活质量，同时要特别考虑认知功能和药物的影响。运动方案：在急性期以保持关节活动度和刺激运动感觉；亚急性期或慢性期可以进行助力运动训练或主动训练。根据患者情况运动时间可以少量多次累加；运动频率为3～5次/周，取决于患者患病时期、体力耐受情况和康复目标。持续训练可以显著增加中轻度卒中患者步速、步行耐力、有氧适能（VO_2peak）和体力活动水平。研究提示，12～18周的有氧耐力运动联合力量训练对轻度认知障碍的高龄老人（包括卒中所致）执行力有一定效果，有氧运动联合认知教育活动也可改善轻度认知障碍高龄老人的记忆力。

大肌群肌肉力量训练和快速力量训练也适用于慢性期高龄老年中风患者，中低负荷，每周2～3次，可以改善肌肉力量和肌肉协调性。防跌倒训练如悬吊训练、快速反应训练等是高龄脑卒中患者最重要的运动训练内容。

推荐意见：

高龄患者活动能力降低，心肺功能减退，训练时需关注能量消耗，以有氧运动为主，合理安排训练内容，治疗方法要灵活运用，简便易行（Ⅰ级推荐）。老年人短期记忆及伴随的学习能力下降，功能恢复也相对缓慢，训练内容要多重复，通过多重复和易化，达到巩固的疗效。高龄老年脑卒中患者运动训练应该遵循个体化、循序渐进、持之以恒的原则（Ⅱ级证据，B级推荐）。

第四节　脑卒中运动障碍传统康复指南与专家共识

卒中，中医又称"中风"，病位在脑，与心、肾、肝、脾密切相关，病性为本虚标实、上盛下虚。病机虽较复杂，概而论之有虚（气虚，阴虚，阳虚）、火（肝火，心火）、风（肝风，外风）、痰（风痰，湿痰）、气（气逆）、血（血虚、血瘀）六端，其中又以肝肾阴虚为根本。中药针对脑卒中的治疗，即是基于中风的病因病机，针对不同证型的病情特点，进行辨证论治。

参照《中风病诊断与疗效评定标准》，可将中风病分为以下几个证型：

（1）肝阳暴亢、风火上扰证。辨证要点为眩晕头痛，面红目赤，口苦咽干，心烦易怒，尿赤便干，舌质红或红绛，脉弦有力。常用羚角钩藤汤或镇肝熄风汤等进行治疗。

（2）风痰瘀血、痹阻脉络证。辨证要点为舌质暗淡，脉弦滑。常用方剂：半夏白术天麻汤。

（3）痰热腑实、风痰上扰证。辨证要点为头晕目眩，偏身麻木，腹胀便干便秘，咳痰或痰多，舌质暗红或暗淡、苔黄或黄腻，脉弦滑或偏瘫侧弦滑而大。常用方剂：大黄栝楼汤加减。

（4）气虚血瘀证。辨证要点为面色㿠白，气短乏力，口流涎，自汗出，心悸便溏，手足肿胀，舌质黯淡，舌苔薄白或白腻，脉沉细、细缓或细弦。常用方剂：补阳还五汤加减。

（5）阴虚风动证。辨证要点为眩晕耳鸣，烦躁失眠，手足心热，舌质红绛或暗红，少苔或无苔，脉细弦或细弦数。常用方剂：滋营养液膏。

（6）风火上扰清窍证。平素多有眩晕、麻木之症，情志相激病势突变，神志恍惚、迷蒙，半身不遂而肢体强痉拘急，便干便秘，舌质红绛，舌苔白腻，脉沉滑或沉缓。常用方剂：羚角钩藤汤、镇肝熄风汤。

（7）痰湿蒙塞心神证。素体多是阳虚湿痰内蕴，病发神昏，半身不遂，肢体瘫软不温，甚则肢体逆冷，面白唇暗，痰涎壅盛，舌质黯淡，舌苔白腻，脉沉缓或沉滑。常用方剂：涤痰汤、参附汤。

（8）痰热内闭心转证。起病急骤，神昏昏聩，鼻鼾痰鸣，半身不遂而肢体强痉拘急，项强身热，烦扰不宁，甚则手足厥冷，频繁抽搐，偶见呕血，舌质红绛，舌苔褐黄干腻，脉弦滑数。常用方剂：菖蒲郁金汤加减，配合安宫牛黄丸、紫雪丹。

（9）元气败脱、心神散乱证。突然神昏、昏聩，肢体瘫软，手撒肢冷，汗多，重则周身湿冷，二便自遗。舌瘦，舌质紫暗，苔白腻，脉沉缓、沉微。常用方剂：参附汤、生脉散、独参汤。

据统计，我国平均每年约有 200 万人罹患脑卒中。脑卒中发病率逐年升高，更是跃居我国病死率第一位的疾病，其发病疾、进展快，且病死率、致残率高，严重影响患者的生活质量，甚至危及生命，对家庭、社会造成了极大的负担。中医在脑卒中的临床治疗中发挥着重要作用。中医治疗脑卒中的手段丰富，除了中药内治外，针刺、艾灸、耳穴压豆、放血疗法（包括刮痧、火罐）、中药熏洗、穴位贴敷等中医外治法均能在治疗中发挥作用，在减缓疾病进展、改善症状及后遗症、减少并发症、提高患者生活质量等方面，有其独特的优势。正所谓"良丁不废外治"，中医外治法是中医突出的一项诊治手段，能够直接作用在患病部位，具有简、便、廉、验的特点，与内治方法相比，具有

"异曲同工、殊途同归"之妙，并且对于不适合内治法的患者，一定程度上同样能够起到较好的临床疗效。

一、针刺治疗

针刺治疗以"疏经通络"理论为基础，可对脏腑气血进行调整，均衡阴阳状态，研究表明，针刺治疗脑卒中临床疗效显著。其操作方法及取穴部位变化较多，突显了针刺治疗本病的优势及特色，临床应用时可以根据患者的具体分期及临床症状选择合适的针刺方法及穴位。

（一）分型论治

临床多数医家从八纲、气血津液、脏腑辨证等多个角度对脑卒中变进行分型治疗，常见分型有风痰上扰、肝阳上亢、肝风内动、痰热闭窍、气虚血瘀等。辨证论治是中医学认识疾病、治疗疾病的基本原则，同一个疾病可以表现出不同的舌脉与症状，即不同的证型，其治疗方法也应该有所不同，此所谓"同病异治"，是辨证论治的一个重要体现。

（二）分期治疗

根据脑卒中不同阶段病情轻重、病机特点，将本病分为超急性期、急性期、恢复期三期进行治疗，超急性期多以邪实为主，急性期多为邪盛、正渐虚，恢复期多以正虚为主，不同分期遣方用药各有不同。疾病从发生、发展，到预后、转归，可以表现为邪实、邪盛、正不虚、正渐虚、正虚等多种证候特点，根据正邪虚实的症候表现，治疗方法也应该有所调整变化，或是祛邪，或是扶正，或是同时祛邪扶正。

（三）分症治疗

中风病常见的症状有意识障碍、肢体偏瘫、言语不利、偏身麻木、口眼㖞斜、吞咽障碍等，根据脑卒中不同的主要症状，结合中医辨证理论，予以不同中医治疗手段。分症论治并非同一个症状死守一样的治疗方法，而是在某个疾病的大前提下，抓住某个主要症状，针对该症状出现的具体病因病机，既遵循辨证论治的大原则，又体现了整体观念。

（四）针刺方法及取穴部位

1. 体针

针刺可以刺激脑组织血液循环，调节其周围循环状态，改善患者血液的黏凝状态，改善脑动脉的弹性，增加血流量，提高脑灌注，进而对大脑神经细胞兴奋性进行调节，提高大脑皮层电活动；促进神经功能的恢复。针刺也有醒脑开窍、疏通经络、调和阴阳的作用。

2. 腹针

现代研究认为，腹部的针刺，可以刺激小肠的蠕动，而小肠的蠕动又可以推动门脉的血液循环，其与心的协同活动，可以维持全身包括大脑的血流。传统中医理论来看，腹针是对经络以及局部脏腑进行治疗，又因为十二募穴均在腹部，因此腹针可以起到调节经络及脏腑的双重作用。

3. 头针

头针是在传统的针刺理论上，结合现代医学解剖理论为依据的，头针的选穴与大脑皮层各功能区投影相一致，头针可以活跃大脑皮层，促进轴突再生，加快神经功能恢复。

4. 电针

传统的针刺可以促进局部的血液循环，将其通电之后，形成一种新的治疗方式，即电针，是以低频的脉冲电流，来加强传统针刺的针刺感应，使局部肌纤维收缩，促进细胞新陈代谢，达到气血充，经络通的目的。

5. 火针

在古代又称为焠刺、烧针，是将针从针体到针尖均烧红后，快速刺入穴位，再快速拔出的一种治疗方法，其机制是通过火针灼伤腧穴、腠理，引邪外出。火针的火力，可以激发经气，温经散寒，活血散瘀。现代研究发现，经过火针的治疗，红外热像图上可观察到针刺局部温度明显升高，血流加快。由此发现，火针治疗中风后痉挛性偏瘫疗效比常规针刺更好，火针的刺激强烈，使局部微循环明显改善，加快了患者局部代谢，降低神经兴奋，缓解肌肉痉挛，从而促使肢体功能得到更好的恢复。

通过临床总结，发现针刺治疗本病具有以下特点：①神志不清者可予醒神开窍手法、滞针法，多取阴经穴、井穴等；②肢体活动不利较重者可用全经针刺，并予平衡针刺及透穴等；③左升右降针刺法、分期针刺法及夹脊穴、背俞穴在改善肢体功能方面较好；④针刺神经干对于改善中风偏瘫肢体痉挛状态具有优势；⑤取督脉穴，采用通督调神针法在改善神经功能缺损症状方面具有优势。

二、灸法

在中国远古时代人类掌握用火之后，灸法就慢慢诞生。灸疗的原料经实践至今，已有多种选择，其中属艾叶熏灸疗效最著。《名医别录》中载："艾味苦，微温，无毒，主灸百病。"艾叶有温通之功，逐阴冷，理气血，能灸百病。"灸者，灼也，从火"，艾灸即艾热刺激体表腧穴或特定部位，通过激发人体经气的活动来平调阴阳，从而达到防病治病的目的。艾灸有温经散寒、扶阳固脱、消瘀散结及防病保健之功，脑卒中乃属气血失调，血脉不畅之经络形证，艾灸通过燃烧产生的温热效应同针法一样直接或间接作用于人体体表腧穴，使其温热效应直达深部，通过经络的传导可达到同经远隔部位。

《灵枢·刺节真邪》曰："火气已通，血脉乃行。"艾灸对脑卒中患者机体功能的恢复具有独特优势，作为辅助疗法对卒中后诸多后遗症的治疗在临床上的应用愈加广泛。《灵枢·刺节真邪》篇中说："脉中之血，凝而留止，弗之火调，弗能取之。"艾灸腧穴对机体器官、内环境有显著的良性、整体、双向调节作用即"平治于权衡，去菀陈莝"，从而达到"阴阳平和"，艾灸治病是温热效应与光辐射效应等作用机制产生的综合反应。临床研究表明艾灸的温热效应可改善血流动力学，调节血管收缩功能。艾叶化学成分中的桉油精、樟脑、龙脑等成分具有一定的抗炎作用，对抑制血小板聚集有显著作用，因此艾灸在增强患者免疫力的同时改善卒中患者的血管条件以及凝血功能，从而促进血液循环，改善脑供血，增强脑代谢，从根本上解决患病基础，达到有效的治疗效果。另外，有研究发现艾灸的温通作用可明显改善高脂血症患者的血脂水平，艾灸疗法既能使卒中患者达到良好的预后，又能降低患者二次脑卒中复发的可能。在临床操作上即可采用单纯灸法，也能针灸并举，或者艾灸结合其他疗法共同治疗本病。

三、中药熏洗

中药熏洗是以中医理论知识为指导，将中药煎煮后，通过熏、洗、蒸等方式作用于机体，"其有邪者，渍行以为汗"，在温热作用下，药物经皮肤、腧穴等进入经脉血络，输布全身，疏通经脉，达到治病的目的。中药熏洗能直达病所，避免了大量内服此类药物的不良反应，具有安全可靠、简便易行等优点，是中医治疗脑卒中的一种重要外治法。

从古便有中药擦、洗、渍等方法治疗脑卒中的记载，清代吴尚先的《理瀹骈文》的认为"外治之理，即内治之理"，中药熏洗疗法的机理是"枢也，在中兼表里者也，可以转运阴阳之气也，可以折五郁之气而资化源。营卫气通，九窍皆顺，并达于腠理，行于四肢也"。温热可疏松腠理、温经止痛、疏通经脉，而中药具有调节脏腑阴阳、通经活络、柔筋止痛等作用。有研究证实中药熏蒸、泡洗等方式作用于机体，可通过药力和热力的结合，促进皮肤对药物有效成分的吸收，改善血液和淋巴循环，放松痉挛肌肉，改善细胞内环境，削弱酸性物质对神经末梢的刺激，促进体内无菌性炎症的吸收，减少组织粘连和促进损伤的愈合。中药熏洗本身产生温热蒸汽，直接刺激患侧皮肤，扩张局部血管，促进新陈代谢，减少炎症反应，熏洗时皮肤毛孔开放，表皮的微循环加快，有利于中药透皮吸收。中药的有效成分直接透过皮肤、黏膜进入组织、肌肉，到达局部组织肌肉中的药物浓度较口服更高，可提高生物利用度，发挥抗炎、增加脑血流、改善微循环、神经保护等作用，从而促进神经功能恢复。而熏洗常用中药如桂枝、细辛等具有抗炎、抗凝血、扩血管、神经保护等药理活性，熏洗组方中常选用的活血化瘀类中药有改善血流动力学、改善微循环、促血管再生、抗血栓形成、抗血小板聚集等作用。故熏洗的温热作用和中药的有效成分共同促成了中药熏洗的治疗作用。因此中药熏洗不但起到局部温通经脉的作用，还可以透皮吸收，起到调节脏腑、寒热、虚实等整体调节作用，可以减少脑卒中的并发症，缓解本病肢体水肿、肩手综合征、患肢疼痛痉挛症状促进患者神经功能恢复，降低致残率。

四、放血疗法

放血疗法作为一种古老的疗法，是中医学的重要组成部分，是用针具或刀具在身体的特定部位或者穴位刺破并挤出一定血液从而达到治病目的的疗法，广泛用于高热、癫狂、疼痛及皮肤病等多种病症，在治疗脑卒中方面，放血疗法也有独特的疗效。放血疗法治疗脑卒中具有丰富的中医理论基础。放血疗法首载于《黄帝内经》，《素问·调经论篇》云："刺留血奈何？岐伯曰：视其血络，刺出其血，无令恶血得入于经，以成其疾。"《素问·血气形志篇》中指出："凡治病必先去其血。"《灵枢·九针十二原篇》载："凡用针者，虚则实之，满则泄之，菀陈则除之。"由此可见放血疗法在先秦时期已是治病的一个重要方法。《针灸大成》中有云："凡中风跌倒卒暴昏沉……急以三棱针刺手十二井穴，当去恶血。"《古今医鉴》中指出："一切初中风，中气，昏倒不知人事，牙关紧闭，痰潮壅塞，口呐，半身不遂……急以三棱针刺手中指夹角十二井穴，将去恶血。"《十一师秘要》也指出卒中，若足心呈紫黑色，挑破出血即好。中风之后恶血蓄积，通过放血疗法能够达到"菀陈则除之"及"邪去则正安"的目的。《素问·痹论篇》曰"痹……在于脉则血凝而不流"，脑卒中后肢体痉挛、肩手综合征等属中医学"痹证""偏瘫痛"的范畴，"不通则痛"，《黄帝内经》认为刺络放血疗法的作用是调整阴阳、疏通经络、调和气血，故而通过放血疗法能够起到"通则不痛"的作用。放血疗法治疗脑卒中亦具有可靠的西医理论支持。放血疗法可通过以下几个机制对急性脑卒中起到治疗作用。①稳定缺血区脑细胞内外游离钙离子浓度，有效抑制神经元内钙超载，保护脑细胞功能和结构；②提高超氧化物歧化酶活性、降低缺血脑组织中丙二醛含量，清除自由基、减轻脂质过氧化反应；③增强 c-fos 蛋白表达，提高神经细胞的应激能力，从而提高缺血区脑组织的抗损伤修复能力，减缓脑细胞凋亡，进而产生有效的脑保护作用；④升高患者的收缩期血压，加快心率，增加大脑的血液供应，改善患者的意识状态；⑤显著降低脑梗死患者的血浆内皮素水平，显著降低脑梗死患者 FIB 的含量，延长脑梗死患者的 PT、APTT；⑥能够降低抑郁大鼠的白细胞介素-1、白细胞介素-6 的含量，发挥抗抑郁作用。

通过临床实践总结，放血疗法可以用于脑卒中后的功能障碍及部分合并症。即可单用常用穴位（如十二井穴、十宣穴、曲泽、尺泽、曲池、外关、委中、阳陵泉、委阳、八风、太阳、百会、耳尖、金津、玉液、舌尖、风府、耳后三焦经青筋处），在急性期起到救命的关键作用，也能改善脑卒中患者的预后，预防后遗症的发生；若配合拔罐、刮痧等方法，能够进一步增强临床疗效。

五、刮痧疗法

刮痧疗法和放血疗法一样源远流长，是用边缘光滑的嫩竹板、瓷器片、小汤匙、铜钱、硬币、玻璃，或头发、苎麻等工具，蘸食油或清水在体表部位进行由上而下、由内向外反复刮动，用以治疗有关的疾病。刮痧疗法可以扩张毛细血管，调节人体血液循环，促进机体新陈代谢，增加机体免疫力，促使机体毒素加快排泄等作用。现代医学研究证明，皮下瘀血形成的痧痕可使机体刺激部位表皮温度迅速上升，病灶组织血流量增加，有效调节机体循环功能。通过出痧，行气活血，疏经通络，令五脏调和，有效缓解机体受限功能，加快本病的康复。

六、拔罐法

拔罐法又名"火罐气""吸筒疗法"，古称"角法"，是一种以杯罐作工具，借热力排去其中的空气产生负压，使吸着于皮肤，造成瘀血现象的一种疗法。拔罐疗法通过排气造成罐内负压，罐缘得以紧紧附着于皮肤表面，牵拉了神经、肌肉、血管及皮下的腺体，可引起一系列神经内分泌反应，调节血管舒、缩功能和血管的通透性从而改善局部血液循环；拔罐的负压作用使局部迅速充血、淤血，小毛细血管甚至破裂，红细胞破坏，发生溶血现象。红细胞中血红蛋白的释放对机体是一种良性刺激，它可通过神经系统对组织器官的功能进行双向调节，同时促进白细胞的吞噬作用，提高皮肤对外界变化的敏感性及耐受力，从而增强机体的免疫力。此外，负压的强大吸拔力可使汗毛孔充分张开，汗腺和皮脂腺的功能受到刺激而加强，皮肤表层衰老细胞脱落，从而使体内的毒素、废物加速排出；拔罐局部的温热作用不仅使血管扩张、血流量增加，而且可增强血管壁的通透性和细胞的吞噬能力。拔罐处血管紧张度及黏膜渗透性的改变，淋巴循环加速，吞噬作用加强，对感染性病灶，无疑形成了一个抗生物性病因的良好环境。另外，溶血现象的慢性刺激对人体起到了保健功能；有研究表明拔罐可以改善脑卒中肢体功能障碍患者的脑血流动力学水平，降低血液稠度并帮助大脑皮质脑神经细胞功能恢复。

七、耳穴压豆

耳穴压豆疗法是通过在耳郭穴位上贴压各种药豆，使局部产生酸、麻、胀、痛等刺激的反应，从而达到防治疾病的目的，是一种重要的中医外治法。中医学认为，耳与脏腑的联系密切。《灵枢·口问》："耳者，宗脉之所聚也。"《卫生宝鉴》："五脏六腑，十二经脉有络于耳者。"现代医学发现，耳部有全身各脏器的投射点，并与大脑皮层的运动区、言语区相对应。可见分布于耳郭的各穴通过经络与全身相联，各脏腑病症均可在耳郭上找到相应的反应点，耳穴压豆可通过刺激穴位和经络系统起到平衡阴阳、调和气血、调理脏腑、扶正祛邪、宣通经络、疏畅气血的功效，达到改善症状和治愈疾病的目的。

八、穴位敷贴

穴位贴敷疗法，是以中医经络学说为理论依据，把药物研成细末，用水、醋、酒、蛋清、蜂蜜、植物油、清凉油、药液调成糊状，或用呈凝固状的油脂（如凡士林等）、黄醋、米饭、枣泥制成软膏、丸剂或饼剂，或将中药汤剂熬成膏，或将药末散于膏药上，再直接贴敷穴位、患处（阿是穴），用来治疗疾病的一种中医外治法。吴师机的《理瀹骈文》中指出："外治之理即内治之理，外治之药即内治之药，所异者，法耳。"选择药物穴位贴敷治疗，虽然与口服用药给药途径不同，但其用药机理完全相同。《素问·皮部论》曰："皮者脉之部也。邪客于皮则腠理开，开则邪入客于络脉，络脉满则注于经脉，经脉满则入舍于府藏也。"依据"内属脏腑、外络肢节"的经络特点，穴位贴敷可使机体局部血管扩张，加快血液循环，对机体局部起到刺激作用，同时可通过神经反射，激发机体的调节功能。现代药理学表明，当药物作用于人体穴位后，该穴位的血管、组织结构、淋巴、神经及皮肤等均产生相应的变化，通过刺激穴位，促进机体局部血管扩张，提高局部温度，使药物能够穿过毛孔深入到患者的血液及淋巴液中，从而发挥相应的药效，取得一定的疗效。中药穴位贴敷可通过人体穴位，刺激机体局部，提高血管温度，促进血液循环，加快药物的吸收，提高药效。用中药贴敷于肢体的相关穴位，刺激穴位，激发经气，同时利用经络传导，使相关的中药能够充分发挥其药效，调节脏腑，维持阴阳平衡，改善经络气血的运行，缓解肢体痉挛症状，减少肢体疼痛，药物通过贴敷渗透，对特定穴位产生刺激，可调整脏腑经络、气血阴阳，提高机体免疫能力，稳定机体内环境，从而起到治病防病的目的。现代药理学认为，经穴对药物具有放大效应及外敏感性，经络系统是低电阻的运行通道，当药物贴敷于肢体的特殊经穴，可在较短时间内作用于相应的组织器官，从而发挥较强的药理作用，起到一定的调节作用。中药贴敷作用于肢体相应的穴位后，经皮肤渗透吸收，之后再通过血液循环的作用，到达脏腑经气失调的病所，充分发挥中药药效，最终达到治疗疾病的目的。中药穴位贴敷治疗将中药经皮给药与穴位功能进行有机结合，既发挥了中药经皮给药的优点，又发挥穴位功能的作用。

参 考 文 献

[1] 安美花.艾灸联合加减补阳还五汤治疗中风后痉挛性偏瘫的疗效观察[J].中西医结合心血管病电子杂志,2017,5(36):160-162.

[2] 毕胜,燕铁斌,王宁华.运动控制原理与实践[M].3版.北京:人民卫生出版社,2009.

[3] 蔡业峰,张新春,郭建文,等.灯盏细辛注射液治疗缺血性中风急性期随机对照试验的Meta分析[J].广东医学,2007,28(8):1335-1337.

[4] 曾海辉,伍少玲,强超,等.影响脑卒中患者康复治疗预后的多因素分析[J].中国康复医学杂志,2006,21:536-537.

[5] 曾颖鑫,徐勤勇,李倩,等.艾灸疗法在中风后遗症康复护理中的应用进展[J].中西医结合护理(中英文),2018,4(12):88-90.

[6] 曾颖鑫,徐勤勇.艾灸疗法在中风后遗症康复护理中的应用进展[J].中西医结合护理(中英文),2018,4(12):88-91.

[7] 陈丹,俞竹青,钱玲琳,等.隔物灸发展历程探析[J].江苏中医药,2017,49(1):15-17.

[8] 陈飞玲,和智娟,张惠云,等.艾灸配合拔罐在中风偏瘫护理中的应用探讨[J].云南中医中药杂志,2020,41(6):89-90.

[9] 陈均凤,杨非衡.规范社区康复治疗在脑卒中患者中的应用效果[J].临床合理用药杂志,2020,13(15):158-160.

[10] 陈佩顺,黄臻,陈家凤,等.基于运动控制的运动疗法对脑卒中后平衡共济失调的影响[J].中国康复医学杂志,2011,26(11):1078-1079.

[11] 陈芊妤,廖若夷.中医特色护理技术在中风后偏瘫患者康复护理中的应用进展[J].护理研究,2018,3(32):677-679.

[12] 陈小梅.临床作业疗法学[M].2版.北京:2013.

[13] 陈晓丽.穴位按摩联合穴位敷贴对中风患者肢体偏瘫的疗效观察[J],临床医药文献电子杂志,2020,7(13):63.

[14] 成凯,艾长山.灸疗法对中风再发的影响[J].中国老年学,2012,32(15):3297-3298.

[15] 成鹏,马诚.实用社区康复指南[M].上海:第二军医大学出版社,2007.

[16] 邓倩.临床康复学[M].2版.北京:人民卫生出版社,2017.

[17] 窦祖林,姜志梅.作业治疗学[M].2版.北京:人民卫生出版社,2013.

[18] 窦祖林.痉挛评估与治疗[M].北京:人民卫生出版社,2004.

[19] 付克礼.社区康复学[M].2版北京:华夏出版社,2013.

[20] 付奕,窦祖林,丘卫红,等.脑卒中患者姿势控制能力的量化评价[J].中国康复医学杂志,2010,25(10):947-952.

[21] 傅勤慧,裴建,惠建荣.电针治疗中风后偏瘫患者中医症征疗效评价[J].上海针灸杂志,2018,37(8):863-868.

[22] 富斌,袁尚华,于化君,等.中医刺络放血疗法在治未病领域的应用[J].中华中医药杂志(原中国医药学报),2020,35(9):4533-4535.

[23] 高维,郭蓉娟,王建伟,等.丹溪学派中风病诊治规律文献研究[J].中医杂志,2018,59(6):523-526+529.

[24] 高樱,杨龙飞,翟阳,等.具有活血化瘀功效的中药药理作用及机制研究进展[J].中华中医药杂志,2018,33(11):5053-5056.

[25] 高长玉,吴成翰,赵建国,等.中国脑梗死中西医结合诊治指南(2017)[J].中国中西医结合杂志,2018,38(2):136-144.

[26] 古泽正道,李建军.康复治疗——新 Bobath 治疗[M].北京:人民军医出版社,2013.

[27] 古澤正道,陈立嘉.针对脑卒中患者的 Bobath 治疗方法[J].中国康复理论与实践,2011,9:805-809.

[28] 顾严严.真方白丸子加减方治疗风痰阻络型中风的效果探究[J].当代医药论丛,2019,17(23):185-187.

[29] 关骅.临床康复学[M].1 版.北京:华夏出版社,2005.

[30] 郭凯锋,韩佩洁,黄臻,等.速肌力训练联合有氧运动对脑卒中患者下肢运动功能及耐力的影响[J].医学理论与实践,2019,32(11):1676-1678.

[31] 郭向阳.高血糖对脑卒中预后影响初探[J].中原医刊,2007,34(10):76-77.

[32] 国家中医药管理局脑病急症协作组.中风病诊断与疗效评定标准(试行)[J].北京中医药大学学报,1996,19(1):55.

[33] 何成奇.神经康复物理治疗技能操作手册[M].北京:人民卫生出版社,2017.

[34] 何静杰,张通,朱镛连,等.踝足矫形器对偏瘫患者异常步态模式的影响[J].中华神经科杂志,2003(2):45-48.

[35] 何昕,舒丹.早期针灸对急性脑卒中偏瘫患者肢体运动功能和生活活动能力影响[J].陕西中医,2019,40(6):799-802.

[36] 侯静,胡利娟,谢琰.耳穴压豆对脑卒中患者生存质量及睡眠质量的影响[J].中国当代医药,2017,24(30):111-113.

[37] 黄晓琳,燕铁斌.康复医学[M].5 版.北京:人民卫生出版社,2013.

[38] 黄晓琳.人体运动学[M].北京:人民卫生出版社,2013.

[39] 黄雄峰,李炜娟,杨天富,等.社区康复治疗脑卒中偏瘫疗效的系统评价和 Meta 分析[J].中医临床研究,2019,11(29):133-136.

[40] 黄旭明,张明兴,石艺华,等.脑卒中后的早期康复治疗现状分析[J].中国卫生标准管理,2015,6(20):31-33.

[41] 霍新慧,赵百孝,周钰,等.艾灸结合康复治疗对中风后痉挛性偏瘫患者生存质量的影响[J].辽宁中医杂志,2013,40(12):2566-2567.

[42] 纪秋露,关风光.艾灸对脑卒中后偏瘫患者肢体运动功能影响的 Meta 分析[J].中国医药科学,2020,10(7):28-35.

[43] 纪树荣.实用偏瘫康复训练技术图解[M].北京:人民军医出版社,2005.

[44] 纪树荣.运动疗法技术学[M].北京:华夏出版社,2011.

[45] 蒋梦蝶,戴付敏,徐娟娟,等.老年人移动辅助器具的使用现状及影响因素[J].护理学杂志,2019,34(1):23-27.

[46] 金灵青,郎伯旭,李星辰.腹针联合运动疗法治疗中风后痉挛性偏瘫的临床疗效观察[J].中国现代医生,2018,56(13):94-96.

[47] 雷小宁,乔路敏.清热豁痰通腑方治疗脑出血急性期痰热腑实证临床观察[J].新中医,2017,49(9):24-27.

[48] 雷亚玲.中医药治疗急性缺血性脑卒中(AIS)的文献计量分析及临床研究[D].广州:广州中医药大学,2014.

[49] 李超然,孙忠人,刘德柱.中风病古代文献探析[J].江苏中医药,2017,49(7):70-72.

[50] 李峰,蔡光先.脑缺血后神经再生及其治疗的研究进展[J].中华中医药杂志,2016,31(02):578-581.

[51] 李可建.补阳还五汤治疗不同类型中风疗效的系统评价研究[J].天津中医药,2006,23(5):372-376.

[52] 李可建.不同水蛭制剂治疗急性期缺血性脑卒中临床疗效比较[J].现代医药卫生,2006,22(12):1757-1760.

[53] 李可建.缺血性卒中急性期中医优势治法方药研究[D].济南:山东中医药大学,2007.

[54] 李可建.生脉注射液治疗缺血性中风急性期随机对照试验的系统评价[J].辽宁中医杂志,2006,33(8):936-937.

[55] 李蒙蒙,曹铁民,李玉堂.艾灸温通法治疗脑卒中后遗症的研究进展[J].临床与病理杂志,2019,39(3),668-672.

[56] 李文,万应昌.中风阳闭(脑出血昏迷)35例的抢救与体会[J].新中医,1998(6):42-43.

[57] 李文颢.基于数据挖掘的7707例脑卒中后遗症中药应用规律研究[D].广州:广州中医药大学,2019.

[58] 李晓宁,孙蕾.肩三针配合手三阳经腧穴贴敷治疗中风后肩手综合征临床观察[J],河北中医,2017,12(39):1877-1879.

[59] 李艳,宋亚刚,白明,等.基于调控肠道菌群探讨中药防治脑卒中[J].中国实验方剂学杂志,2019,25(1):228-234.

[60] 李一平,谢宁,王素,等.地黄饮子加减治疗中风后遗症的研究进展[J].辽宁中医杂志,2019,46(8):1786-1788.

[61] 李佐军,钟历勇,赵性泉,等.高血糖对急性缺血性卒中早期预后影响的初步研究[J].中国卒中杂志,2009,4(4):293-297.

[62] 励建安,黄晓琳.康复医学[M].1版.北京:人民卫生出版社,2016.

[63] 励建安.康复医学[M].1版.北京:人民卫生出版社,2016.

[64] 梁天佳,吴小平,黄福才.脑卒中偏瘫患者两种阶梯训练方法对比研究[J].广西医科大学学报,2012,29(2):256-258.

[65] 林森,吴波,刘鸣.醒脑静注射液治疗脑出血的系统评价[J].中国循证医学杂志,2008,8

(2):93-96.

[66] 林子涵,曾丽蓉,阮传亮.艾灸在中风后痉挛性瘫痪中的应用规律研究[J].光明中医,2020,35(3):308-311.

[67] 刘刚翠,阳军,周伟.中药联合康复训练及针灸治疗中风后偏瘫肩痛临床观察[J].陕西中医,2017,38(7):850-851.

[68] 刘红丽.桃仁承气汤加减治疗痰热腑实型急性缺血性中风52例[J].中医临床研究,2017,9(17):70-71.

[69] 刘鹏程,张珺,邓恒.中医药治疗脑卒中偏瘫研究进展,中医药临床杂志[J].2019,31(96),1191-1193.

[70] 刘四维,关敏,高强.任务导向性训练在脑卒中后偏瘫康复中的应用进展[J].中国康复医学杂志,2020,35(3):374-378.

[71] 刘现锋.中药熏洗药浴与穴位按摩联合辨证分型治疗中风随机平行对照研究[J].实用中医内科杂志,2016,30(7):92-94.

[72] 刘雪珂,李梦,祝金豹,等.针灸治疗缺血性脑卒中研究进展[J].山西中医学院学报,2018,19(4):76-79.

[73] 卢巧喜,杨云华,李欣.涤痰汤对中风急性期患者脑损伤及炎症因子的影响[J].中国中医急症,2017,26(3):490-492.

[74] 罗银河,葛金文,刘林.补阳还五汤治疗缺血性中风临床应用进展[J].中西医结合心脑血管病杂志,2016,14(3):278-281.

[75] 吕静,尤路,万小雪,等.解语丹加减配合言语训练治疗中风后失语风痰瘀阻证临床观察[J].陕西中医,2019,40(11):1531-1533.

[76] 缪鸿石.康复医学理论与实践[M].上海:上海科学技术出版社,2000.

[77] 南登昆,郭正成.康复医学临床指南[M].北京:科学出版社,1999.

[79] 南登昆,郭正成.康复医学理论与实践[M].西安:世界图书出版西安公司,2003.

[80] 南登昆,黄晓琳.实用康复医学[M].北京:人民卫生出版社,2009.

[81] 南登葭.康复医学[M].4版.北京:人民卫生出版社,2008.

[82] 南登崑,郭正成.康复医学临床指南[M].北京:科学出版社,1999.

[83] 南登崑,黄晓琳.实用康复医学[M].北京:人民卫生出版社,2009.

[84] 倪朝民,张通,史长青.神经康复学[M].2版.北京:人民军医出版社,2013.

[85] 倪朝民.脑卒中的临床康复[M].合肥:安徽科学技术出版社,2013.

[86] 倪朝民.神经康复学[M].3版.北京:人民卫生出版社,2018.

[87] 倪建俐,黄姝,袁晴.中医特色疗法治疗中风后肢体功能障碍研究进展[J].陕西中医,2020,41(9),1339-1341.

[88] 牛学霞,孙国权.醒脑开窍针法联合牵伸训练治疗中风偏瘫43例临床观察[J].中国民族民间医药,2018,27(7):82-83.

[89] 裴彩利,俞梦盈,王芸,等.基于指南的卒中患者运动康复推荐意见总结[J].护理学杂志,2019,18:95-98.

［90］ 盛广勇,赵秋岭.火针在中风后痉挛性偏瘫治疗中的应用[J].内蒙古中医药,,2017,36(14):115.

［91］ 师昉,王龙,李鹏征,等.肢体残障者辅助器具的临床应用与发展现状[J].中国康复,2013,28(3):234-237.

［92］ 宋洋,陈瑶,周德生.20位国医大师治疗缺血性脑卒中用药规律分析[J].中国中医急症,2019,28(11):1908-1910.

［93］ 苏锦华.补阳还五汤结合穴位贴敷治疗中风后偏瘫30例,中国中医药现代远程教育[J],2018,16(11):102-103.

［94］ 孙玉萍.热敏灸配合居家康复训练治疗脑中风偏瘫实用性研究[J].中医临床研究,2018,10(11):66-67.

［95］ 唐强,张安仁.临床康复学[M].北京:人民卫生出版社,2012.

［96］ 万青,吴伟,刘慧华,等.脑卒中患者偏瘫步态的时空及关节运动学参数分析[J].中国康复医学杂志,2014,29(11):1026-1030.

［97］ 王安安,李文娟.脑梗死恢复期中西医治疗进展[J].中西医结合心脑血管病杂志,2016,14(24):2900-2902.

［98］ 王承惠.针灸阴经穴治疗中风偏瘫临床研究[J].亚太传统医药,2018,14(1):149-150.

［99］ 王刚,陈文华.社区康复学[M].2版.北京:人民卫生出版社,2018.

［100］ 王刚.社区康复学[M].2版.北京:人民卫生出版社,2018.

［101］ 王家艳,许玉皎.中药熏洗泡洗法治疗中风病临床研究进展[J].中医临床研究,2020,12(6):42-44.

［102］ 王家艳,许玉皎.中药熏洗在缺血性中风病恢复期应用研究进展,[J].中国中医急症,2019,28(12):2246-2249.

［103］ 王剑波,施建华,周剑峰,等.社区脑卒中康复服务模式构建探索[J].中国初级卫生保健,2020,34(5):26-30.

［104］ 王茂斌,高谦,黄松波.脑卒中的康复医疗[M].北京:中国科学技术出版社,2006.

［105］ 王茂斌.康复医学[M].北京:人民卫生出版社,2009.

［106］ 王茂斌.神经康复学[M].北京:人民卫生出版社,2009.

［107］ 王清.超早期活动在急性脑梗死患者早期康复中的应用及效果评价[D].南京:南京中医药大学,2015.

［108］ 王维治.神经病学[M].2版.北京:人民卫生出版社,2013.

［109］ 王艳辉,于艳馥.脑卒中康复预后的影响因素[J].中国康复理论与实践,2010,16(5):439-442.

［110］ 王英,龙纳,王凤英,等.脑卒中患者社区康复现状及我国实践探索[J].实用医院临床杂志,2019,16(4):276-279.

［111］ 韦殷,何荷,龙威力.补阳还五汤及镇肝熄风汤在中风后康复中的临床应用进展[J].按摩与康复医学,2018,9(2):1-3.

［112］ 魏莉娜,马领松.MiRNA与脑卒中相关性研究进展[J].世界最新医学信息文摘,

2019,19(12):54-55.

[113] 吴江,贾建平,崔丽英.神经病学[M].2 版.北京:人民卫生出版社,2010.

[114] 吴江,贾建平.神经病学[M].3 版.北京:人民卫生出版社,2015.

[115] 吴殷夏,孔雪倩,唐元如.穴位贴敷治疗气虚血瘀型中风疗效观察[J].上海针灸杂志,
2016,35(5):504-506.

[116] 吴殷夏,孔雪倩.穴位贴敷治疗气虚血瘀型中风疗效观察[J].上海针灸杂志,2016,5
(35):504-506.

[117] 夏秋蓉,顾志娥,凡国华.运动想象训练对脑卒中偏瘫患者上肢促分离运动的影响[J].
中国康复,2016,31(1):35-38.

[118] 肖晓鸿,方新.康复工程技术[M].武汉:华中科技大学出版社,2011.

[119] 谢颖桢,邹忆怀,任晋婷.益气回阳法防治中风后热厥欲蜕变证病案 1 则[J].北京中医
药大学学报(中医临床版),2010,17(3):19-20.

[120] 邢晓红,田泽丽.综合康复治疗脑卒中偏瘫痉挛的疗效分析[J].中华物理医学与康复
杂志,2005,8:512.

[121] 徐国崇,李俐俐.脑卒中运动功能评价[J].中国临床康复,2002,9:1233-1235.

[122] 徐静,成泽东.针刺治疗中风偏瘫临床研究概况[J].甘肃中医药大学学报,2019,36
(3),84-89.

[123] 燕铁斌.物理治疗学[M].北京:人民卫生出版社,2018.

[124] 杨媛,和智娟,赵亚丽,等.艾灸治疗中风后痉挛性偏瘫的研究进展[J].中西医结合护
理(中英文),2019,5(11),45-48.

[125] 杨坚,沈玉芹,李擎.脑卒中合并稳定性冠心病运动康复专家共识[J].中国康复医学杂
志,2018,4:379-384.

[126] 杨建,高莹,王敏,等.放血疗法在卒中的应用探析[J].中华针灸电子杂志,2019,8(4):
158-159.

[127] 杨颐,王雪飞,王麟鹏.神经可塑性与脑卒中后运动功能恢复[J].中国医刊,2016,51
(6):15-19.

[128] 杨志新,石学敏.中医药治疗中风的系统评价综述[J].上海中医药杂志,2009,43(7):
82-84.

[129] 杨仲义.熄风化痰祛瘀治疗脑出血的机制研究[D].北京:北京中医药大学,2007.

[130] 易泳鑫,陈梨花,刘云珠,等.中医内服外治在脑卒中的治疗进展[J].实用中医内科杂
志,2020,34(8),85-89.

[131] 尹晟.化痰解语汤对卒中后失语症评分的影响[J].实用中医药杂志,2016,32(1):1-2.

[132] 袁清洁,王嘉麟,贺立娟,等.补阳还五汤治疗缺血性中风疗效机制研究进展[J].环球
中医药,2017,10(12):1537-1542.

[133] 袁媛,段登海,周再华,等.头针结合体针治疗脑卒中后痉挛性偏瘫 25 例疗效观察[J].
云南中医中药杂志,2019,40(6):68-69.

[134] 张彬彬,陈莉秋,朱勋兵.综合康复治疗脑卒中后上肢肌张力增高的疗效观察[J].蚌埠

医学院学报,2017,42(5):667-669.

[135] 张德珍,梁武乔.中药穴位贴敷治疗脑卒中患者肢体痉挛的研究进展[J].中国处方药,17(4):31-32.

[136] 张晶晶,李艳,茅慧雯,等.下肢强化负重运动训练对脑卒中后偏瘫患者骨质疏松的影响[J].中国老年学杂志,2017,21:5382-5383.

[137] 张晶晶,李艳.脑卒中偏瘫步态特点及康复策略[J].中国老年学杂志,2019,39(5):1044-1047.

[138] 张填,马涤辉,孙龙.脑卒中患者预后影响因素的分析[J].医学综述,2007,13(5):385-386.

[139] 张通,李丽林,崔丽英,等.急性脑血管病三级康复治疗的前瞻性多中心随机对照研究[J].中华医学杂志,2004,84(23):1948-1954.

[140] 张通,赵军.中国脑卒中早期康复治疗指南[J].中华神经科杂志,2017,6:405-412.

[141] 张通.脑卒中的功能障碍与康复[M].北京:科学技术文献出版社,2006.

[142] 张通.运动控制理论简介[J].中国康复理论与实践,2001,1:48-49.

[143] 张通.中国脑卒中康复治疗指南(2011完全版)[J].中国康复理论与实践,2012,18(4):301-318.

[144] 张微峰,姜冬蕾,马跃文.核心稳定性训练对脑卒中偏瘫患者上肢联合反应的效果[J].中国康复理论与实践,2016,22(12):1375-1379.

[145] 张文福,徐守宇,饶高峰,等.踝足矫形器改善偏瘫患者步行能力的研究进展[J].中国康复医学杂志,2019,34(2):234-237.

[146] 张先卓,吕蒙,罗旭飞,等.脑卒中康复临床实践指南推荐意见研究[J].中国康复理论与实践,2020,26(2):170-180.

[147] 张琰,赵海音."放血疗法"临床应用体悟[J].上海中医药杂志,2015,49(5):78-80,89.

[148] 张勇.辨证分型汤剂内服与针刺联合西药治疗急性缺血型脑梗死随机平行对照研究[J].实用中医内科杂志,2013,27(24):58-60.

[149] 张兆星,张保平,王瑞辉.针刺拮抗肌联合温针灸肌筋膜触发点治疗卒中后上肢痉挛临床观察[J].河北中医,2018,40(1):568-569.

[150] 张振香.社区脑卒中患者康复护理技术[M].北京:人民卫生出版社,2013.

[151] 张仲景.金匮要略[M].北京:人民卫生出版社,2005.

[152] 赵震,张昌江.外治疗法治疗中风恢复期患者疗效观察[J].中医外治杂志,2019,28(3):14-16.

[153] 赵正孝.中医中风病的诊治思想及源流研究[D].长沙:湖南中医学院,2003.

[154] 郑雪梅,张虔.基于运动程序的感觉输入治疗对脑卒中偏瘫患者日常生活活动能力的影响[J].江苏医药,2017,43(8):566-569.

[155] 中国高龄脑卒中患者康复治疗技术专家共识[J].中国老年保健医学,2019,1:3-16.

[156] 中华人民共和国民政部,康复辅助器具分类和术语(GB/T16432－2016)[M].北京:中国标准出版社,2016.

[157] 中华医学会.临床指南·物理医学与康复分册[M].北京:人民卫生出版社,2005.

[158] 中华医学会神经病学分会神经康复学组,中华医学会神经病学分会脑血管病学组,卫生部脑卒中筛查与防治工程委员会办公室.中国脑卒中康复治疗指南(2011完全版)[J].中国康复理论与实践,2012,18(4):301-318.

[159] 钟达源,李兰,蒋成婷,等.6种活血化瘀中药复方联合西药治疗缺血性脑卒中的网状Meta分析[J].湖南中医药大学学报,2019,39(9):1114-1119.

[160] 周胜强.补阳还五汤调控Cav1/mTOR/ULK1通路介导的自噬抗脑缺血损伤机制研究[D].长沙:湖南中医药大学,2017.

[161] 周仲瑛,薛博瑜.周仲瑛实用中医内科学[M].北京:中国中医药出版社,2012.

[162] 朱镛连,张皓,何静杰.神经康复学[M].2版.北京:人民军医出版社,2010.

[163] 朱镛连.神经康复学[M].北京:人民军医出版社,2001.

[164] ALFIERI FM,RIBERTO M,GATZ LS,et al.2010.Func-tional mobility and balance in community-dwelling elderly submitted to multisensory versus strength ex-ercises published correction appears in Clin InterAging,5:363.Santarem,Jose Maria removed[J].Chin Interv Aging,2010,5:181-185.

[165] CARDA S,CISARII C,INVERIZZI M,et al.Osteoporosis after stroke:a review of the causes and potential treatments[J].Cerebrovasc Dis,2009,28(2):191-200.

[166] DAIPRATHAM P,KUPTNIRATSAIKULl V,KOVINDHA A,et al.Preva-lence and management of poststroke spasticity in Thai stroke patients:a multicenter study[J].J Med Assoc Thai,2009,92(10):1354-1360.

[167] DARCY AU.Neurological Rehabilitation.5th ed[M].America:Mosby Elsevier,2007.

[168] FUKUDAS,FINI C A,MABUCHI T,et al.Focal cerebral ischemia induces active pro-teases that degrade microvascular matrix[J].Stroke,2004,35(4):998-1004.

[169] GRAY LJ,S PRIi GG N,BATH PM,et al.TAIST Investig ors.S ex differen ces in qualit y of lif e in stroke s urvi vors:data from the Tinza-parin in Acut e Ischaemi c Stroke Trial(TAIST)[J].Stroke,2007,38:2960-2964.

[170] HANKE GJ.Long-term outcome aft er ischaemic stroke transient ischaemic attack[J].Cerebrovase Dis,2003,16(Suppl 1):14-19.

[171] HEBERT D,LINDSAY M P,MCLNTYRE A,et al.Canadian stroke best practice rec-ommendations:stroke rehabilitation guidelines,update 2015[J].Int J Stroke,2016,11(4):459-484.

[172] HERISSON F,GODARD S,VOLTEAU C,et al.Early sitting in ischemic stroke pa-tients(SEVEL):a randomized controlled trial[J].PLoS One,2016,11(3):e149466.

[173] KAMPHUIS JF,DE KAM D,GRURTS AC,et al.Is weight-bearing asymmetry asso-ciated with postural instability after stroke? A systematic review[J].Stroke Res Treat,2013,2013:692137.

[174] KARGES J,SMALLFIED S.A description of the outcomes,frequen-cy,duration,and

intensity of occupational, physical, and speech therapy in inpatient stroke rehabilitation [J].J Allied Health,2009,38（1）:E1-E10.

[175] LAI SM,DUNCAN PW,DEW P,et al.Sex differences in strokerecovery[J].Prev Ch roni c Dis,2005,2:A13.

[176] LANGHORNE .The effect of different types of organised inpatient (stroke unit)care: an updated systematic review and Meta-analysis[J].Cerebrovasc Dis,2005,19:17.

[177] MAKI BE,MCLLLROY WE.The role of limb move-ments in maintaining upright stance:the"change-in-support"strategy.[J]Phys Ther,1997,77(5):488-507.

[178] MANSFIELD A,INNESS EL,WONG JS,et a.Is im-paired control of reactive stepping related to fallsduring inpatient stroke reha bilitation? [J] Neurorehabil Neural Repair,2013,27(6):526-533.

[179] MORRIS SL,DODD KJ,MORRIS ME.Outcomes of progressive re-sistance strength training following stroke:A systematic re-view[J].Clin Rehabil,2004,18（1）:27-39.

[180] NATIONAL CLINICALl GUIDELINE CENTRE.Stroke rehabilitation:long-term re-habilitation after stroke[M].London:National Institute for Health and Care Excellence （NICE）,2013:45.

[181] NATIONAL STROKE FOUNDATION.DRAFT clinical guidelines for stroke man-agement 2017[EB/OL].[2018-10-10].https://informme.org.au/.

[182] NELSON LA.The role of biofeedback in stroke rehabilitation:past and future directions[J].Top StrokeRehabil,2007,14（4）:59-66.

[183] POWER W J,RABINSTEIN A A,ACKERSON T,et al.2018 guidelines for the early management of patients with acute ischemic stroke:a guideline for healthcare profes-sionals from the American Heart Association/American Stroke Association [J]. Stroke,2018,49(3):46-110.

[184] ROYAL COLLEGE OF PHYSICIANS.National clinical guideline for stroke[M].5th ed.London:The Intercollegiate Stroke Working Party,2016:108-109.

[185] SABUT SK,SIKDAR C,KUMAR R,et al.Functional electrical stim-ulation of dorsi-flexor muscle:effects on dorsiflexor strength,plantarflexor spasticity,and motor re-covery in stroke pa-tients[J].NeuroRehabilitation,2011,29（4）:393-400.

[186] SANTONS MJ,ARUIN AS.Effects of lateral perturba-tions and changing stance con-ditions on anticipatory postural adjustment[J].J Electromyogr Kinesiol, 19（3）: 532-541.

[187] SAUNDERS DH,GREIG CA,YOUNG A,et al.Physical fitness train-ing for stroke patients[J].Cochrane Database Syst Rev,2004,1:CD003316.

[188] SCHEPENS B,DREW T.Independent and conver-gent signals from the pontomedullary re-ticular for-mation contribute to the control of posture and movement during reaching in the cat[J].J Neurophysi-ol,2004,92(4):2217-2238.

［189］ SUSAN B O,SULLIVAN THOMAS J,SCHMITZ.物理康复治疗［M］.励建安,毕胜主译.北京:人民卫生出版社,2018.

［190］ TING LH.Dimensional reduction in sensorimotor systems:a framework for understanding muscle co-ordination of posture.Prog Brain Res,165:299-321.

［191］ TYSON SF,HANLEY M,CHILLALA J,et al［J］.Balance disability after stroke.Phys Ther,2006,86(1):30-38.

［192］ WINSTEIN C J,STEIN J,ARENAN R,et al.Guidelines for adult stroke rehabilitation and recovery:a guideline for healthcare professionals from the American Heart Association/American Stroke Association［J］.Stroke,2016,47(6):e98-e169.

［193］ YIOU E,HAMAOUIi A,LE BOZEC S.Influence of base of support size on arm pointing performance and associated anticipatory postural adjustments.Neurosci Lett,2007,423(1):29-34.

［194］ ZHOUM,WANGH,ZHUJ,et al.Global,regional,andnationalage-sexspecificall-cause-andcause-specificmortalityfor240causesofdeath,1990-2013:asystematicanalysisfortheGlobalBurdenofDiseaseStudy2013［J］.TheLancet,2015,385(9963):117-171.